HÉPATO-GASTRO-ENTÉROLOGIE

LES DOSSIERS DE l'iecn

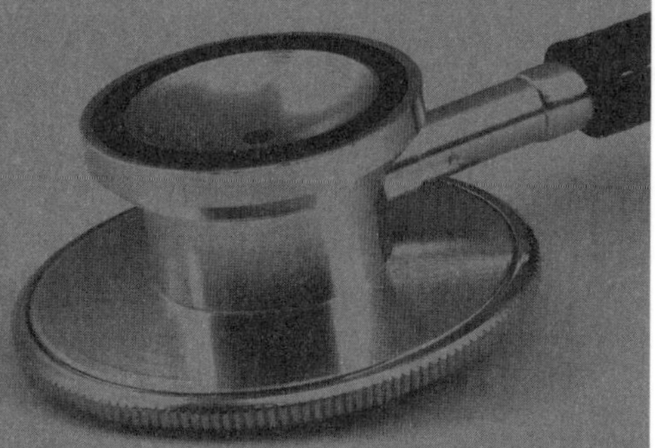

Collection dirigée par le Dr Joe-Elie Salem

HÉPATO-GASTRO-ENTÉROLOGIE

- Dossiers format iECN (QRM, QRU)
- Tous les items du nouveau programme de la spécialité
- Commentaires et rappels de cours de spécialistes
- En accord avec les recommandations et conférences de consensus

Images en couleur à télécharger

avien Dautrecque
erne du CHRU de Lille
cien externe du CHU de Reims
S Hépato-Gastro-Entérologie
férencier à la Faculté de Médecine Lille 2

rre Mayer
rne en hépato-gastro-entérologie au CHRU de Lille
en externe au CHU de Strasbourg
nbre de l'AFIHGE (Association Française des Internes
pato-Gastro-Entérologie)

Nicolas Chapelle
de Clinique – Assistant des Hôpitaux
ut des Maladies de l'Appareil Digestif - CHU de Nantes
to-Gastroentérologie et Assistance Nutritionnelle

ellipses

ISBN : 9782340-016262
©Ellipses Édition Marketing S.A., 2017
32, rue Bargue 75740 Paris cedex 15

DANGER
LE
PHOTOCOPILLAGE
TUE LE LIVRE

www.editions-ellipses.fr

Avant-propos/mode d'emploi

Ces ouvrages ont été conçus pour aider les étudiants de DFGSM à préparer le nouvel iECN qui sera mis en application à partir de 2016. La majorité des cas cliniques traités dans ces ouvrages et les examens paracliniques s'y attachant, représentent des cas réels. Ces dossiers cliniques ont été rédigés par des spécialistes de la discipline, informés précisément des détails de la réforme de l'iECN et préparant le plus souvent des cas pour leur banque locale SIDES. Une attention particulière a été attribuée à l'iconographie.

Les questions sont indépendantes les unes des autres pour permettre à l'étudiant d'y répondre sans avoir à relire ce qui précède ou lire ce qui suit. Faites bien attention à faire les questions les unes après les autres en cachant la question suivante. Éventuellement, prenez quelques notes des données de l'énoncé initial, pour ne pas avoir besoin de revenir dessus. Afin de ne pas vous livrer le diagnostic d'emblée lors de la lecture de l'énoncé, les iconos sont dans un cahier séparé en désordre ou disponible en couleur sur le site d'Ellipses à partir de flashcode. N'hésitez pas à la consulter au fil de l'eau, lorsque vous ferez vos cas !!

La raison d'être de cet ouvrage a été d'offrir aux étudiants préparant l'iECN, le moyen de s'entraîner à l'aide de Questions à Réponse Unique (QRU), Questions à Réponses Multiples (QRM) et marginalement de Questions à Réponse Ouverte et Courte (QROC, un seul mot autorisé, modalité de question toujours discutée pour l'iECN) au traitement de dossiers cliniques de chaque spécialité.

Les réponses aux questions s'appuient sur des conférences de consensus récentes et les recommandations d'experts issues de la Haute Autorité de Santé et des sociétés savantes françaises et européennes de chaque spécialité.

Bon courage à vous tous !

Table des matières

Dossier 1	*Merci papa, merci tonton*	11
Dossier 2	*Toux, toux, toux… Vous saurez tout sur l'œsophage !*	21
Dossier 3	*Avoir de la veine*	31
Dossier 4	*Le dire c'est bien, le fer c'est mieux !*	39
Dossier 5	*À grosse consommation, grosse complication*	47
Dossier 6	*Une rupture grave de conséquences*	57
Dossier 7	*L'appendice : avec ou sans lui*	67
Dossier 8	*Il n'est jamais trop tard pour bien faire*	77
Dossier 9	*Engagez-vous, rengagez-vous…*	85
Dossier 10	*Cracheur de feu*	93
Dossier 11	*Un calcul pas si simple*	101
Dossier 12	*Le bon calcul*	115
Dossier 13	*Le dernier verre ?*	125
Dossier 14	*Diverticule-Verticule !*	139
Dossier 15	*Un whisky et au lit*	147
Dossier 16	*Un séjour inoubliable*	157
Dossier 17	*Le pays des merveilles d'Alice*	167
Dossier 18	*Les chutes du Niagara*	177
Dossier 19	*Boire ou conduire… Fallait choisir*	189
Dossier 20	*L'alcool : de la tête aux pieds !*	197
Dossier 21	*Que c'est compliqué !*	207
Dossier 22	*Tout le monde peut se tromper*	217
Dossier 23	*Et pan ! Le créas*	227
Dossier 24	*Jaune citron*	235
Dossier 25	*Cirrhose & Co*	243
Dossier 26	*Ulcérée par ses études*	253
Dossier 27	*Un régime sévère*	267
Dossier 28	*Dépistez-vous !*	275
Dossier 29	*Un teint hâlé*	283
Dossier 30	*Recto Chimio Radio*	293
Dossier 31	*Sain de cœur et d'esprit*	303
Dossier 32	*Mais pourtant je ne bois pas !*	313
Dossier 33	*On joue aux billes ?*	321
Dossier 34	*Quand manger devient un problème !*	329
Dossier 35	*Un transit bien capricieux*	339
Dossier 36	*Petit ulcère deviendra grand*	349

Glossaire

18 FDG : 18 fluoro desoxyglucose

ACE : antigène carcino-embryonnaire

ADN : acide desoxyribonucléique

AINS : anti-inflammatoire non stéroïdien

AOMI : artériopathie oblitérante des membres inférieurs

ARN : acide ribonucléique

ALAT : alanine aminotransférase

ARA2 : antagoniste des récepteurs de l'angiotensine 2

ASAT : aspartate aminotransférase

ASP : abdomen sans préparation

AVK : anti-vitamine K

AVP : accident de la voie publique

BCG : bacille de Calmette et Guérin

BGN : bacille Gram négatif

C3G : céphalosporine de 3e génération

CHC : carcinome hépato-cellulaire

CMV : cyto-mégalo-virus

CPRE : cholangio-pancréatographie-retrograde-endoscopique

CRP : C-reactive protein

CST : coefficient de saturation de la transferine

DDAS : direction départementale des affaires sanitaires et sociales

DOA : décompensation œdemato-ascitique

ECBU : examen cyto-bactériologique des urines

ECG : électrocardiogramme

EFR : épreuves fonctionnelles respiratoires

EP : embolie pulmonaire

EVA : échelle visuelle analogique

FC : fréquence cardiaque

FOGD : fibroscopie œso-gastro-duodénale

G/l : giga par litre

GB : globules blancs

Hb : hemoglobine

HNF : hyperplasie Nodulaire focale

HP : helicobacter Pylori

HTA : hypertension artérielle

HTP : hypertension portale

IDM : infarctus du myocarde

IDR : intradermo-reaction

IHC : insuffisance hépato-cellulaire

IMC : indice de masse corporelle

IM : intramusculaire

IPP : inhibiteur de la pompe à protons

IRA : insuffisance rénale aiguë

IRC : insuffisance rénale chronique

IV : intra-veineux

IRM : imagerie par résonance magnétique

LDH : lacto-deshydrogénase

MICI : maladie inflammatoire chronique de l'intestin

MSI : microsatellite instability

NEM : néoplasie endocrinienne multiple

NFS P : numération formule sanguine plaquettes

PA : paquet-année

PAL : phosphatases alcalines

PAD : pression artérielle diastolique

PAM : pression artérielle moyenne

PAS : pression artérielle systolique

PC : pancréatite chronique

PCA : patient control anesthesia

PCC : pancréatite chronique calcifiante

PO : *per os*

RCP : réunion de concertation pluridisciplinaire

RGO : reflux gastro-œsophagien

ROR : rougeole Oreillons Rubéole

RP : radiographie pulmonaire

SC : sous cutané

SII : syndrome de l'intestin irritable

SII C : syndrome de l'intestin irritable constipation prédominante

SII D : syndrome de l'intestin irritable diarrhée prédominante

SII M : syndrome de l'intestin irritable mixte

TA : tension artérielle

TAP : thoraco-abdomino-pelvienne

TCA : temps de céphalée activée

TIAC : toxi-infection alimentaire collective

TEP : tomographie par émission de positons

TDM : tomodensitométrie

TP : taux de prothrombine

VBP : voie biliaire principale

VGM : volume globulaire moyen

VHB : virus de l'hépatite B

VHC : virus de l'hépatite C

VHA : virus de l'hépatite A

VHD : virus de l'hépatite D

VHE : virus de l'hépatite E

VIH : virus de l'immunodéficience humaine

VZV : varicelle zona virus

Dossier 1 *Merci papa, merci tonton*

Faculté	LILLE 2 – Droit & Santé
Nom et prénom du rédacteur	Dautrecque Flavien
Nom et prénom du relecteur	Chapelle Nicolas

1 **Monsieur H., 52 ans, consulte aux urgences pour des douleurs abdominales apparues il y a 12 heures. À l'examen, vous retrouvez une sensibilité abdominale diffuse avec douleur prédominant en fosse iliaque gauche, associée à une température de 38,2 °C. Vous suspectez une diverticulite sigmoïdienne. Quel bilan prescrivez-vous ?**

a. Colo-TDM
b. Entéro-IRM
c. Échographie abdominale
d. Rectosigmoïdoscopie
e. Bilan biologique incluant une CRP

2 **Que recherchez-vous à la TDM abdominopelvienne ?**

☛ *Voir photo dossier, p. XV*

a. Présence de diverticule
b. Épaississement de la paroi colique > 6 mm
c. Infiltration de la graisse péricolique
d. Pneumopéritoine
e. Présence d'une stercolithe

3 **Quelle(s) proposition(s) est (sont) vraie(s) concernant la classification de Hinchley ?**

a. Stade I : absence de complications
b. Stade I : abcès péricolique
c. Stade II : phlegmon
d. Stade III : péritonite purulente
e. Stade IV : péritonite purulente

4 **Aucune complication n'est présente dans le cas de Monsieur H. Un traitement chirurgical est réfuté. Devant les fortes douleurs, vous proposez de le garder quelques heures en hospitalisation. Quel(s) traitement(s) antalgique(s) pouvez-vous instaurer ?**

a. TRAMADOL *per os* à la dose maximale de 600 mg/j.
b. IBUPROFÈNE IV à la dose maximale de 1 200 mg/j.
c. PARACÉTAMOL IM à la dose maximale de 4 g/j.
d. NEFOPAM IM à la dose maximale de 1 g/j.
e. PARACÉTAMOL *per os* à la dose maximale de 1 000 mg/6 heures

5 **Quel(s) traitement(s) de la diverticulite prescrivez-vous ?**

a. Régime sans gluten
b. Régime sans résidu
c. Antibiothérapie par Ofloxacine + Sulfaméthoxazole *per os*
d. Antibiothérapie par Amoxicilline + Acide clavulanique *per os*
e. Antibiothérapie par Céfotaxime + Métronidazole *per os*

6 **Le patient est guéri de cette affection et quelles mesures pourrait-il prendre pour éviter une récidive. Quelle(s) proposition(s) est (sont) vraie(s) ?**

a. Une antibioprophylaxie au long cours n'est pas indiquée
b. Un traitement par 5-amino-salicylés diminue le risque de récidive
c. Un traitement par probiotique est utilisable pour diminuer ce risque
d. Un régime riche en fibre n'est pas indiqué
e. Une colectomie segmentaire doit être proposée au patient

7 **L'épisode est totalement résolutif sans séquelles. À l'interrogatoire le patient vous avez précisé les antécédents familiaux suivants : cancer du rectum chez son père à l'âge de 49 ans, cancer du côlon droit chez son oncle à l'âge de 58 ans, cancer de l'intestin grêle chez la fille de ce dernier à l'âge de 64 ans. Que pensez-vous de ces antécédents ?**

a. Possible polypose adénomateuse familiale
b. Possible syndrome de Lynch
c. Possible mutation BRCa
d. Possible mutation du gène HFE1
e. Possible NEM de type 2b

8 **Vous suspectez fortement le diagnostic de syndrome de Lynch. Quel(s) autre(s) cancer(s) faisant parti du spectre étroit devez-vous rechercher dans les antécédents de votre patient ?**

a. Cancer des voies urinaires
b. Cancer du pancréas
c. Cancer des ovaires
d. Cancer de l'endomètre
e. Cancer de l'estomac

9 **Vous proposez la réalisation d'une coloscopie du fait de ces antécédents. Quelle(s) information(s) donnez-vous à votre patient ?**

a. Réalisation sous anesthésie générale
b. Préparation colique par 3 lavements rectaux la veille de l'examen
c. Régime sans fibre dans les 3 jours précédents l'examen
d. Informations sur les risques de perforation digestive
e. Nécessité d'une antibioprophylaxie

10 **À la coloscopie, vous retrouvez quatre polypes du colon droit. Quelle(s) proposition(s) est (sont) vraie(s) sur les tumeurs colorectales ?**

a. Sur 1 000 adénomes, 5 deviendront des cancers
b. Le risque de dégénérescence est d'autant plus important que l'adénome contient un contingent villeux
c. La polypose adénomateuse familiale est due à une mutation du gène MLSH
d. Seuls les polypes supérieurs à 1 cm doivent faire l'objet d'une exérèse
e. Les pseudo-polypes inflammatoires sont des séquelles d'ulcérations de MICI

11 **Parallèlement est réalisé le dépistage du syndrome de Lynch. Comment effectuez-vous ce dépistage ?**

a. Recherche de mutation du gène APC
b. Recherche de mutation des gènes hMSH2 et hMLH1
c. Recherche du phénotype MSI
d. Dosage sanguin de l'ACE
e. Immunohistochimie sur les lames d'anatomopathologie des polypes

12 **Le syndrome de Lynch est confirmé. À l'interrogatoire le patient vous a précisé ses antécédents familiaux : cancer du rectum chez son père à l'âge de 49 ans. Concernant la surveillance de la maladie de Lynch, quelle(s) proposition(s) est (sont) vraie(s) ?**

a. Le patient aurait dû commencer la surveillance coloscopique à l'âge de 44 ans
b. Il faudra effectuer une coloscopie au moins annuelle
c. La recherche du phénotype MSI doit être réalisée tous les 2 ans
d. La surveillance après 50 ans s'effectue par un test Hemoccult II de dépistage
e. Une colectomie préventive est nécessaire

13 **Quelques années plus tard, alors que le patient est perdu de vue, vous le retrouvez aux urgences lors d'une garde où il consulte pour dyspnée d'apparition progressive s'étant récemment majorée. Il n'a pas d'autres antécédents que le syndrome de Lynch et un épisode de diverticulite aiguë. Le bilan biologique retrouve les éléments suivants :**

– hémoglobine : 7,2 g/dl ;

– VGM : 76 fl ;

– plaquettes : 172 g/l.

Comment explorez-vous cette anémie ?

a. Réticulocytes
b. Dosage de la vitamine B12
c. Ferritinémie
d. Créatininémie
e. Médullogramme

14 **Quelle(s) étiologie(s) est (sont) compatibles avec une anémie microcytaire ?**

a. Syndrome inflammatoire
b. Anémie par hémolyse sur prothèse valvulaire cardiaque
c. Lymphome digestif
d. Béta-thalassémie
e. Carence martiale

15 **Vous suspectez une tumeur colo-rectale. Quel(s) autre(s) symptôme(s) recherchez-vous en faveur de cette étiologie ?**

a. Perforation intestinale
b. Hépatomégalie
c. Douleurs abdominales
d. Occlusion intestinale
e. Diarrhée

■ **Question 1** (10 points)
Réponse EXACTE : E
Inacceptables : A-D

Commentaires Biologie standard retrouvant :
- syndrome inflammatoire (augmentation de la CRP et des neutrophiles).

Iconographie :
- TDM abdomino-pelvienne avec injection de produit de contraste ;
- autres examens non recommandés.

Examens contre indiqués : risque de perforation colique :
- lavement baryté, coloscopie, coloscopie virtuelle.

■ **Question 2** (5 points)
Réponses EXACTES : A-C-D

Commentaires Signes directs :
- infiltration péricolique, présence de diverticules.

Signes indirects :
- élimination des diagnostics différentiels.

Recherche de complications :
- phlegmon, abcès, pneumopéritoine/perforation.

Signes d'appendicite : épaississement de la paroi > 3 mm, Présence d'une stercolithe, Diamètre appendiculaire > 8 mm.

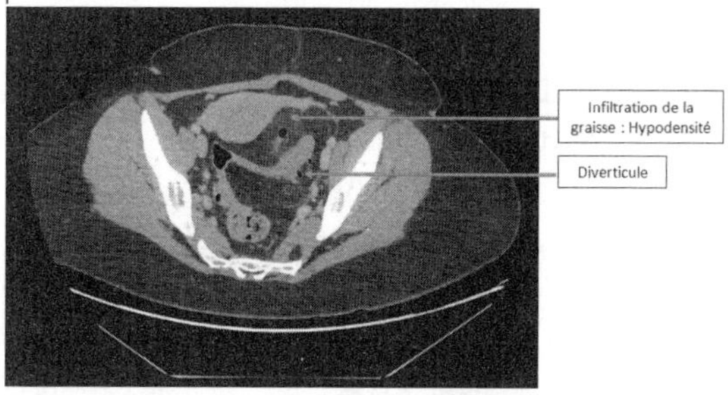

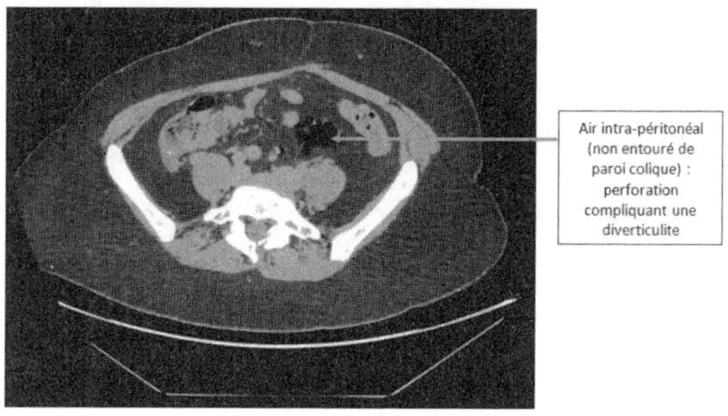

■ **Question 3** (5 points)
Réponses EXACTES : B-D

Commentaires Classification de Hinchley de la diverticulite sigmoïdienne :
- stade I : phlegmon, abcès péricolique ;
- stade II : abcès pelvien, abdominal ou rétropéritonéal ;
- stade III : péritonite généralisée purulente ;
- stade IV : péritonite fécale.

■ **Question 4** (5 points)
Réponses EXACTES : A-E

Commentaires Antalgie de palier I :
- PARACÉTAMOL 1 gramme toutes les 4 heures PO ou IV ;
- NEFOPAM 120 mg/j. IV (donner PO hors AMM).

Antalgie de palier II :
- TRAMADOL 600 mg/j. PO ou IV ;
- CODÉINE (toujours associé au PARACÉTAMOL et à un laxatif) 180 mg/j. POμ.

Antalgique de palier III :
- MORPHINE et ses dérivés PO, SC, IM, sublinguale, IV, patch : dose maximale en fonction de la tolérance.

Co-analgésique :
- IBUPROFÈNE PO ou IV 1 600 mg/j. maximum ;
- attention toutefois, les AINS ne doivent pas être utilisés dans un contexte septique digestif.

■ **Question 5** (10 points)
Réponses EXACTES : B-D
Indispensable : D

Commentaires Traitement de la diverticulite sigmoïdienne :
- hospitalisation selon la gravité clinique, prise en charge ambulatoire possible ;
- traitement médical à la phase aiguë :
  - antalgiques adaptés à la douleur (objectif : EVA < 4) ;
  - antibiothérapie :
    - objectif : visée les BGN et les anaérobies ;
    - amoxicilline + Acide clavulanique *per os* ou IV ;
    - C3G + Nitro-imidazolé *per os* ou IV ;
    - fluoroquinolones + Nitro-imidazolé *per os* ;
  - régime sans résidu :
    - objectif : diminuer volume des selles et l'irritation de la muqueuse intestinale
  - surveillance clinique (± biologique) ;
- traitement chirurgical :
  - abcès si échec du traitement antibiotique seul ± drainage ;
  - péritonite : résection colique + lavage péritonéal ;
  - fistule.

Régime sans gluten : maladie cœliaque.
Antibiotiques :
- sulfaméthoxazole + triméthoprime = cotrimoxazole → non indiqué ;
- céfotaxime = C3G mais administration *per os* impossible.

■ **Question 6** (5 points)
Réponses EXACTES : A-D

Commentaires Aucun traitement médical ne permet de prévenir une récidive de diverticulite sigmoïdienne.

La colectomie préventive doit être discuté au cas par cas si épisodes multiples.

■ **Question 7** (10 points)
Réponses EXACTES : A-B
Indispensable : B

Commentaires Polypose adénomateuse familiale : association de polype colique avec risque de cancérisation élevé et de tumeur du grêle (adénomes duodénaux, tumeurs desmoïdes).

Syndrome de Lynch : association de différents cancers (cf. question 8 & 11).

Mutation BRCa : cancer du sein + des ovaires.

Mutation HFE1 : hémochromatose génétique.

NEM de type 2b : mutation du gène RET (Association de phéochromocytome, cancer médullaire de la thyroïde et profil marphanoïde).

■ **Question 8** (5 points)
Réponses EXACTES : A-D

Commentaires Tumeur faisant partie du spectre étroit :
- côlon et rectum ;
- endomètre ;
- voies urinaires ;
- intestin grêle.

Tumeur faisant partie du spectre large :
- estomac ;
- voies biliaires ;
- ovaires ;
- pancréas ;
- tumeurs cérébrales ;
- tumeurs sébacées & kératoacanthomes.

■ **Question 9** (10 points)
Réponses EXACTES : C-D
Indispensable : D

Commentaires Coloscopie :
- sous anesthésie générale le plus souvent et en ambulatoire si possible, c'est le cas le plus souvent en France mais une coloscopie peut être réalisée si nécessaire sous sédation ou chez un patient vigile ;
- consentement du patient dûment informé ;
- préparation colique par voie orale :
  - objectif : aucun résidu de selles dans le côlon ;
  - polyéthylèneglycol le plus souvent :
    - peu de contre-indications et d'effets indésirables ;
    - à boire la veille de la coloscopie, environ 4 l, à adapter au gabarit ;
  - régime sans résidu complétant la préparation colique, dans les 3 jours précédents ;
- risques :
  - perforation au cours une coloscopie sur 1 000 ;
  - hémorragie digestive ;
- pas d'antibioprophylaxie : intervention en milieu septique sans traversée de la paroi.

Indication de la coloscopie :

- symptômes abdominaux chroniques : douleurs, constipation, diarrhée ; surtout si âge supérieur à 50 ans ;
- rectorragies ou méléna ;
- endocardite à *Streptococcus bovis* ;
- avant transplantation d'organe ;
- après une diverticulite si suspicion de cause secondaire ;
- surveillance de MICI.

Biopsies indiquées :

- diarrhée chronique : recherche de colite microscopique ;
- recherche MICI ;
- lésions coliques évidentes.

Question 10 (5 points)

Réponses EXACTES : B-E

Inacceptable : D

Commentaires Histoire naturelle d'un adénome :

- sur 1 000 adénomes, 100 deviendront supracentimétriques et 25 adénocarcinomes ;
- présence de foyers cancéreux dans les adénomes :
  - 1 % si adénome tubuleux ;
  - 12 % si adénome tubulo-villeux ;
  - 15 % si adénome villeux ;
- retrait systématique de tout polype quelle que soit sa taille.

La polypose adénomateuse familiale est due à une mutation du gène APC.

Question 11 (5 points)

Réponse EXACTE : C

Commentaires Dépistage par phénotypage MSI (MicroSatellite Instable).

- Les microsatellites sont les zones de répétition de l'ADN.
- Grandes vulnérabilités de ces zones avec délétion de base et nécessité de réparation.
- Syndrome de Lynch lié à une mutation des gènes du système MisMatchRepair (MMR) impliqués dans la synthèse de protéine de réparation de l'ADN et donc effet suppresseur de tumeur.
- Si dépistage positif, indication à une recherche de la mutation génique.

Syndrome de Lynch :

- 4 % des cancers colorectaux ;
- transmission autosomique dominante ;
- pénétrance : 70 % de cancer colorectal, 40 % de cancer de l'endomètre ;
- critères d'Amsterdam :
  - 3 cancers du spectre ;
  - 1 lié au premier degré avec les deux autres ;
  - 2 générations successives touchées ;
  - 1 cas < 50 ans.

- **Question 12** (10 points)
Réponses EXACTES : A-B
Inacceptable : D

Commentaires Surveillance :

- coloscopie au moins annuelle chez les patients à risque avéré.

Dépistage du cancer colorectal :

- patients à risque moyen (population générale) : Hemoccult II et coloscopie si positif puis ensuite coloscopie à 3 ans puis tous les 5 ans ;
- patients à risque élevé :
  - antécédent d'adénome > 1 cm ou à contingent villeux : coloscopie à 3 ans puis tous les 5 ans ;
  - parent du 1er degré avec cancer colorectal < 60 ans ou deux parents du 1er degré quel que soit leur âge : coloscopie à partir 45 ans ou 5 ans avant le cas index ;
  - maladie de Crohn ou RCH évoluant depuis 10 ans : coloscopie annuelle ;
- patients à risque très élevés :
  - PAF : colectomie totale vers 20 ans, sinon coloscopie annuelle ou biennale ;
  - syndrome de Lynch.

- **Question 13** (5 points)
Réponse EXACTE : C

Commentaires Recherche étiologique devant une anémie microcytaire :

- clinique :
  - identification d'un saignement actif chronique :
    - gynécologique : ménorragies, métrorragies, hyperménorrhée ;
    - digestif : hématémèse, rectorragies, méléna ;
  - identification d'un syndrome inflammatoire chroniques :
    - infection chronique ;
    - inflammation chronique : MICI, rhumatisme inflammatoire, tumeur, sarcoïdose... ;
- paraclinique : cf. question 14
  - ferritinémie en 1re intentionv
  - CRP ;
  - électrophorèse de l'hémoglobine ;
  - médullogramme.

■ **Question 14** (5 points)
Réponses EXACTES : A-D-E

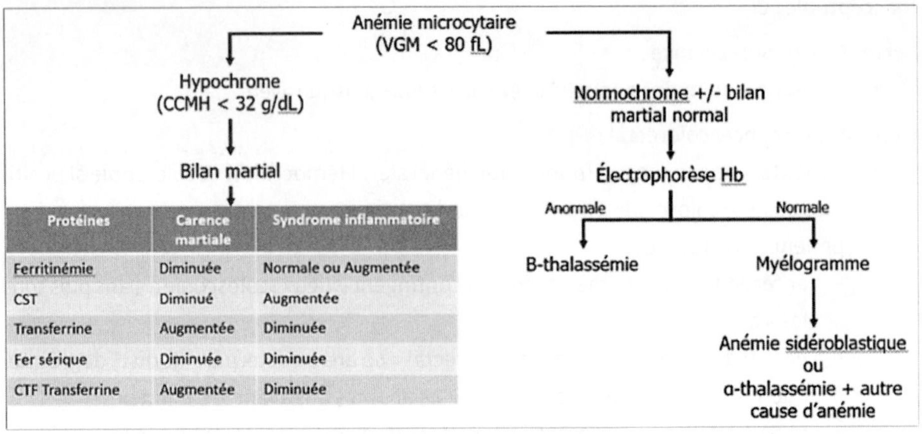

Protéines	Carence martiale	Syndrome inflammatoire
Ferritinémie	Diminuée	Normale ou Augmentée
CST	Diminué	Augmentée
Transferrine	Augmentée	Diminuée
Fer sérique	Diminuée	Diminuée
CTF Transferrine	Augmentée	Diminuée

■ **Question 15** (5 points)
Réponses EXACTES : A-B-C-D-E

Commentaires Signes faisant suspecter une tumeur colique :
- douleurs abdominales d'apparition récente ou récemment modifiées ;
- anémie ferriprive sur saignement occulte ;
- méléna ou rectorragies ;
- altération de l'état général ;
- masse abdominale ;
- métastase à distance : pulmonaire, ganglion de Troisier, nodule de carcinose péritonéale ;
- complication à type d'occlusion ou de perforation.

ITEMS TRAITÉS

N° 298 UE 9 Tumeurs du colon et du rectum
2005 Dossier 7
2007 Dossier 2
Dépistage et prévention du cancer colorectal
http://www.has-sante.fr/portail/jcms/c_1623732/fr/depistage-et-prevention-du-cancer-colorectal
N° 284 UE 8 Diverticulose colique et diverticulite aiguë du sigmoïde
Complications de la diverticulose colique
http://www.has-sante.fr/portail/jcms/c_684792/fr/complications-de-la-diverticulose-colique

Dossier 2

Toux, toux, toux… Vous saurez tout sur l'œsophage !

Faculté	LILLE 2 – Droit & Santé
Nom et prénom du rédacteur	Dautrecque Flavien
Nom et prénom du relecteur	Chapelle Nicolas et Mayer Pierre

1 **Un patient âgé de 42 ans vous consulte pour une toux évoluant maintenant depuis 10 semaines. Il s'agit d'un patient en surpoids (IMC = 29), tabagique (15 paquets/année), ayant pour antécédents : fracture ulnaire droite 20 ans plus tôt, hypertension artérielle traitée par LISINOPRIL, intolérance au lactose. Quel(s) est (sont) votre (vos) trois hypothèses diagnostique(s) principales ?**

a. Asthme de l'adulte – Tabagisme – Rhinite postérieure
b. Tabagisme – Utilisation d'antagoniste des récepteurs de l'angiotensine de type II – Allergie
c. Insuffisance cardiaque gauche – Fibrose pulmonaire – Tabagisme
d. Inhibiteur de l'enzyme de conversion de l'angiotensine – Coqueluche – Tabagisme
e. Reflux œso-gastro-oesophagien – Coqueluche – Inhibiteur de l'enzyme de conversion de l'angiotensine

2 **Quel bilan complémentaire devez-vous prescrire ?**

a. Aucun bilan n'est nécessaire
b. Sérologie *Bordetella pertussis*
c. Radiographie thoracique de face
d. Explorations fonctionnelles respiratoires
e. TDM thoracique

3 **À cette occasion, vous interroge le patient sur son calendrier vaccinal. Quelle(s) proposition(s) est (sont) juste(s) ?**

a. La prochaine vaccination du patient a lieu dans 3 ans
b. La prochaine vaccination comprend un rappel contre la coqueluche
c. Sa dernière vaccination devait comprendre la diphtérie, la poliomyélite, le tétanos, la coqueluche, l'Haemophilus *b*, l'hépatite B
d. Le vaccin anti-coquelucheux est un vaccin inactivé
e. Son dernier fils âgé de 14 mois doit être totalement vacciné contre le méninocoque C, la rubéole, la rougeole, les oreillons

4 **Le ou les examens demandés ne retrouvent aucune anomalie. Vous reprenez l'interrogatoire à la recherche de signes d'orientation vers une cause ORL, cardiologique, digestive, broncho-pulmonaire ou neurologique. Quelle(s) proposition(s) est (sont) vraie(s) concernant la prochaine étape de votre prise en charge diagnostique ?**

a. Vous devez suspecter un asthme et devez réaliser des EFR
b. Vous devez tenter un traitement d'épreuve du syndrome Rhinorrhée postérieure – Toux chronique et devez prescrire de la BRONPHÉNIRAMINE et de l'ÉPINÉPHRINE durant 3 semaines
c. Vous pensez à une toux psychogène et dirigez votre patient vers une consultation psychiatrique
d. La cause idiopathique semble la plus probable et un traitement symptomatique est nécessaire
e. Une mucoviscidose doit être envisagée

5 **QROC – Toutes les causes ont été éliminées, y compris le syndrome Rhinorrhée postérieure – Toux chronique et l'asthme. Vous suspectez un reflux gastro-œsophagien. Quelle association de symptôme pathognomonique du RGO avez-vous recherché au début de votre démarche clinique à la recherche de cette pathologie ?**

....

6 **Quel(s) symptôme(s) extra-digestif(s) du RGO devez-vous recherché ?**

a. Troubles du sommeil
b. Orthopnée
c. Douleurs dorsales
d. Caries dentaires
e. Pneumopathie de déglutition

7 **Quel(s) critère(s) doit (doivent) faire réaliser une FOGD ?**

a. Âge supérieur à 50 ans
b. Signes extra-digestifs
c. Dysphonie
d. Anémie
e. Hémoptysies

8 **À tort ou à raison, vous réalisez une FOGD. Celle-ci ne retrouve aucune lésion ? Quel(s) examen(s) doit (doivent) être réalisé(s) en seconde intention pour objectiver le RGO ?**

a. Transit baryté
b. PHmétrie des 24 heures
c. Impédancemétrie œsophagienne
d. Écho-endoscopie œso-gastrique
e. Manométrie œsophagienne

9 **Quelques années sont passées. Le patient se plaint désormais de méléna depuis 3 semaines. Il n'a jamais présenté d'hématémèse ou de rectorragies. Vous décidez de réaliser de nouveau une FOGD et retrouvez la lésion ci-contre.**

☛ *Voir photo dossier, p. XIV*

Quel(s) diagnostic(s) portez-vous ?

a. Œsophagite sévère
b. Œsophagite grade III de la classification de Los Angeles
c. Œsophagite grade D de la classification de Los Angeles
d. Œsophagite circonférentielle
e. Sténose peptique

10 **Quelle(s) est (sont) la (les) autre(s) complication(s) possible(s) de cette pathologie ?**

a. Sténose
b. Exobrachyœsophage
c. Infection à *Helicobacter pylori*
d. Ulcère œsophagien
e. Syndrome de Plummer-Vinson

11 **Vous avez donc fait le diagnostic d'œsophagite sévère. Le bilan biologique était le suivant :**

- **hémoglobine : 11 g/dl ;**
- **VGM 78 fl ;**
- **ferritinémie basse.**

Quel traitement mettez-vous en place ?

a. Supplémentation martiale
b. Anti-acides pendant 6 semaines
c. Inhibiteur de la pompe à protons (IPP) pleine dose 4 semaines
d. Inhibiteur de la pompe à protons (IPP) pleine dose 8 semaines
e. Traitement au long cours à pleine dose

12 **Vous avez réalisé le contrôle endoscopique de cette pathologie et la cicatrisation était confirmée. Vous retrouvez cependant le patient aux urgences un beau lundi soir d'été quelques années plus tard. Sa femme l'amène pour malaise et troubles de la conscience. À l'examen, vous retrouvez un patient marbrés, hypotendus, dont la vigilance est altérée. Vous vous apprêtez à réaliser un examen cardio-vasculaire rapide quand le patient vomit sur vos chaussures toutes neuves. Il s'agit d'une hématémèse. Quelle doit être votre prise en charge immédiate ?**

a. Remplissage vasculaire
b. Injection IV d'ÉRYTHROMYCINE
c. Transfusion de culot globulaire avec une cible d'hémoglobine de 7 g/dl
d. Poses de deux voies veineuses périphériques de bon calibre
e. SANDOSTATINE et d'inhibiteurs de la pompe à protons IV

13 **L'épisode précédent est totalement résolutif après un traitement endoscopique. Le diagnostic d'ulcère œsophagien hémorragique compliquant une récidive de l'œsophagite peptique est posé. Vous prescrivez un traitement par IPP au long cours et vos contrôles endoscopiques montrent une cicatrisation de la pathologie. Vous constatez pourtant la lésion ci-contre.**

☛ *Voir photo dossier, p. VIII*

Quelle(s) proposition(s) est (sont) exacte(s) ?

a. Cancer de l'œsophage
b. Endobrachyœsophage
c. Le diagnostic est clinique et les biopsies sont inutiles
d. Le traitement de cette lésion n'est pas obligatoire
e. La surveillance doit être poursuivie

14 **Quelque temps plus tard (votre patient désormais âgé de 66 ans), vous réalisez une FOGD de contrôle à 3 ans de l'endobrachyœsophage non dysplasique que présente le patient. Vous observez l'image ci-contre.**

☛ *Voir photo dossier, p. III*

D'après ce que vous savez de votre patient, quel résultat attendez-vous de l'anatomopathologie de cette lésion ?

a. Dysplasie de haut grade
b. Adénocarcinome
c. Carcinome épidermoïde
d. Tumeur à petites cellules
e. Linite œsophagienne

15 **QROC – Alors que la RCP a eu lieu après un bilan d'extension approprié, vous revoyez votre patient pour envisager le traitement approprié. Le patient signale alors l'apparition d'une toux depuis une dizaine de jours. Celle-ci se produit après au moment des repas et s'accompagne d'expectorations. Le patient signale que du fait de cette symptomatologie il a réduit la quantité de nourriture ingérée. Quelle étiologie redoutez-vous ?**

....

■ **Question 1** (5 points)

Réponse EXACTE : D

Commentaires Toux chronique : toux évoluant depuis au moins 8 semaines sans amélioration et sans contexte évocateur.

Les trois premiers diagnostics à évoquer devant une toux chronique :

- médicamentse ;
- coqueluchee ;
- tabac.

■ **Question 2** (5 points)

Réponse EXACTE : C

Commentaires Bilan minimal devant une toux chronique :

- radio de thorax de face.

Objectif :

- recherche d'une lésion pulmonaire ;
- notamment quand le patient est fumeur : recherche de lésion tumorale.

■ **Question 3** (5 points)

Réponses EXACTES : A-D

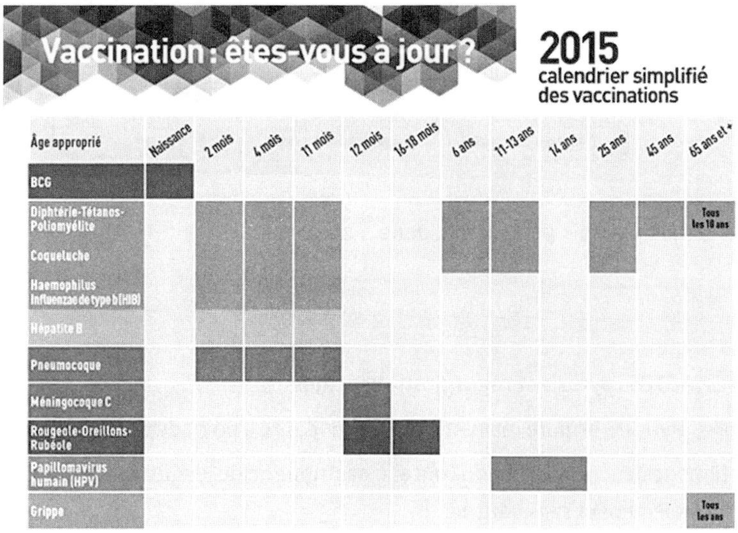

Commentaires Liste des vaccins vivants :

- BCG ;
- ROR ;
- VZV ;
- rotavirus ;
- fièvre jaune ;
- poliomyélite par voie orale.

■ **Question 4** (5 points)

Réponses EXACTES : B

Commentaires Une fois éliminer toutes les causes spécifiques d'organe, il faut suivre l'algorithme suivant (Collège des Enseignants de Pneumologie).

2 Algorithme désisionnel en cas de toux chronique en l'absence de signe d'orientation

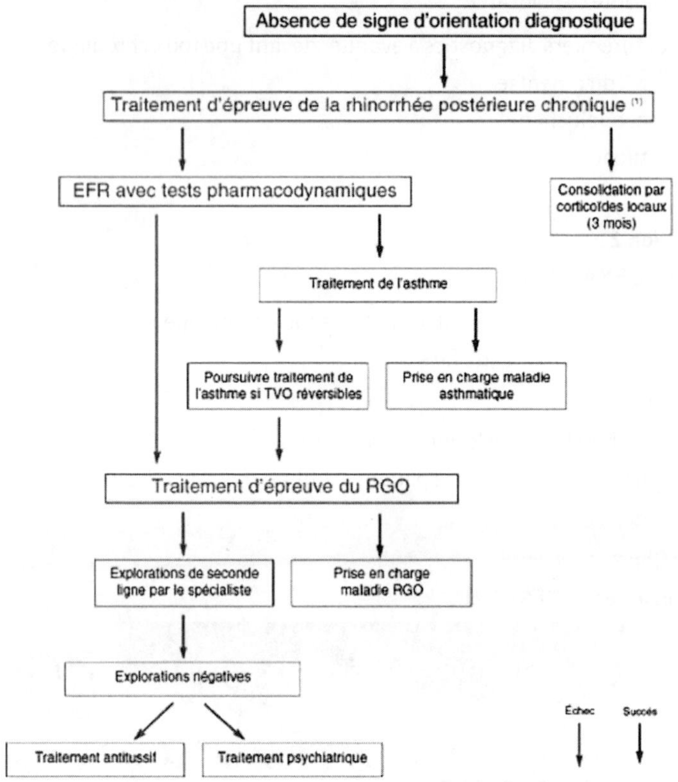

1 Bromphéniramine + pseudoéphédrine 3 semaines

- **Question 5** (10 points)

Réponses EXACTES : pyrosis et régurgitations acides

Commentaires Pyrosis : brûlure rétro-sternale ascendante à point de départ épigastrique.

Régurgitations acides : remontées du contenu gastrique acide jusqu'au niveau pharyngé sans effort de vomissement et sans nausée.

L'association permet le diagnostic de RGO sans réalisation d'examen complémentaire.

- **Question 6** (5 points)

Réponses EXACTES : A-D

Commentaires Signes extra-digestifs du RGO :

- accès de toux ;
- dyspnée asthmatiforme ;
- enrouement ;
- dysesthésies bucco-pharyngées ;
- otalgie inexpliquée ;
- laryngite postérieure ;
- douleurs précordiales pouvant simuler un angor ;
- gingivites ou caries dentaires ;
- troubles du sommeil à type de micro-réveil.

■ **Question 7** (5 points)
Réponses EXACTES : A-B-D

Commentaires Indications FOGD :

- âge > 50 ans ;
- signes d'alarme : amaigrissement, dysphagie, hémorragie digestive, anémie, douleurs nocturnes ;
- signes atypiques ;
- signes extra-digestifs ;
- échec d'un traitement bien conduit ;
- RGO supérieur à 5 ans non exploré.

■ **Question 8** (5 points)
Réponses EXACTES : B

Commentaires La pHmétrie des 24 heures est l'examen le plus sensible pour recherche un RGO. Il permet de rechercher une exposition acide œsophagienne.

Elle est indiquée quand la FOGD est normale et s'il existe des manifestations extra-digestives de RGO, s'il persiste des symptômes sous traitement bien conduit ou avant chirurgie anti-reflux.

L'impédancemétrie œsophagienne est indiquée en cas d'échec du traitement du RGO acide.

La manométrie œsophagienne peut être prescrite avant chirurgie anti-reflux pour objectiver les facteurs aggravant le RGO.

L'écho-endoscopie n'est indiquée que pour l'exploration d'anomalie pariétale œsophagienne ou à la recherche de ganglions médiastinaux.

■ **Question 9** (10 points)
Réponses EXACTES : A-C-D
Inacceptable : E

Commentaires Classification de Los Angeles :

- grade A : une ou plusieurs lésions muqueuses (perte de substance) de moins de 5 mm ;
- grade B : une ou plusieurs lésions muqueuses (perte de substance) de plus de 5 mm, ne s'étendant pas entre les sommets de deux plis muqueux adjacents ;
- grade C : une ou plusieurs lésions muqueuses se prolongeant en continuité entre les sommets de 2 ou plusieurs plis muqueux, mais qui occupent moins de 75 % de la circonférence ;
- grade D (= sévère) : une ou plusieurs lésions muqueuses occupant plus de 75 % de la circonférence.

■ **Question 10** (5 points)
Réponses EXACTES : A-D

Commentaires Complications de l'œsophagite :

- sténose peptique ;
- endobrachyoesophage ;
- ulcère œsophagien ;
- hémorragie digestive : méléna, hématémèse.

Le syndrome de Plummer-Vinson :

- dysphagie ;
- anémie ;
- membranes œsophagiennes.

■ **Question 11** (10 points)
Réponses EXACTES : A-D
Inacceptable : B

Commentaires

Traitement symptomatique du RGO sans œsophagite	
Traitement initial	
En cas de symptômes typiques et espacés (fréquence < 1/semaine)	Traitement d'action rapide : – anti-acides – alginates – anti-H2 Pas d'IPP en 1re intention
En cas de symptômes typiques et rapprochés (fréquence > 1/semaine)	IPP demi-dose (sauf OMÉPRAZOLE pleine dose) pendant 4 semaines
Traitement à long terme	
Initialement	Essai de traitement par IPP à la demande
Si rechutes fréquentes ou précoces	Traitement d'entretien par IPP en recherchant la dose minimale efficace

Le RGO avec manifestations extra-digestives (telle la toux) ne nécessite pas de traitement anti-sécrétoire.

Traitement symptomatique du RGO compliqué d'œsophagite	
Œsophagite peu sévère	
Traitement de cicatrisation	IPP demi-dose pendant 4 semaines Si persistance des symptômes, IPP pleine dose
Traitement des récidives	IPP à dose minimale efficace si rechutes fréquentes
Œsophagite sévère	
Traitement de cicatrisation	IPP pleine dose 8 semaines
Traitement des récidives	IPP au long cours à dose minimale efficace

Le saignement chronique entraîne une carence martiale qu'il faut supplémenter.

L'anémie va se corriger par traitement de la cause.

■ **Question 12** (10 points)
Réponses EXACTES : A-B-D-E

Commentaires Prise en charge d'une hémorragie digestive haute :

- prise en charge en urgence ;
- mesures de réanimation :
  - pose de deux voies veineuses périphériques de bon calibre ;
  - bilan biologique : NFS, Double détermination du groupe sanguin, Recherche d'agglutinines irrégulières, Coagulation ;
  - remplissage vasculaire rapide ;
  - transfusion de culots globulaires si nécessaire :
    - objectifs : FC < 100/min, PAS > 100 mmHg, Hb > 8 g/dl ;
  - surveillance des paramètres vitaux ;
- mesures spécifiques :
  - traitement endoscopique ;
  - traitement médicamenteux ;

    - IPP IV en traitement probabiliste d'un ulcère hémorragique ;
    - SANDOSTATINE en traitement probabiliste d'hémorragie sur varices œsophagiennes ;
- injection d'ÉRYTHROMYCINE indispensable pour réaliser une vidange gastrique avant endoscopie.

Question 13 (10 points)
Réponses EXACTES : B-D-E
Inacceptable : C

Commentaires L'endobrachyœsophage est le remplacement de l'épithélium malpighien de l'œsophage par l'épithélium glandulaire (= métaplasie).

En endoscopie, il est constaté par une ligne Z trop proche des arcades dentaires.

Il est une complication du reflux gastro-œsophagien.

Schéma surveillance des EBO :

EBO non dysplasique	• EBO court < 3 cm : endoscopie + biopsies tous les 5 ans • EBO long > 3 cm < 6 cm : endoscopie + biopsies tous les 3 ans • EBO long > 6 cm : endoscopie + biopsies tous les 2 ans
Dysplasie de bas grade douteuse ou probable	IPP double dose pendant 2 à 3 mois avant nouvelle endoscopie + biopsies
Dysplasie de bas grade certaine	Endoscopie + biopsies tous les 6 mois (double lecture anatomopathologique) la première année puis tous les ans
Dysplasie de haut grade	IPP double dose pendant 1 à 2 mois avant nouvelle endoscopie + protocole planimétrique
Dysplasie de haut grade confirmée (double lecture anatomopathologique)	• Bilan pré thérapeutique sous anesthésie (Endoscopie grossissante + Ac. acétique ou Bleu de méthylène et/ou NBI ou FICE) • Protocole planimétrique + biopsies ciblées • Echoendoscopie si adénocarcinome associé

Question 14 (5 points)
Réponse EXACTE : B

Commentaires L'endobrachyœsophage est la condition pré-cancéreuse au développement d'un adénocarcinome œsophagien.

Le carcinome épidermoïde survient sur terrain alcoolo-tabagique.

■ **Question 15** (5 points)

Réponses EXACTES : fistule œso-trachéale ou œso-bronchique

Commentaires Autres complications :

- compression des organes de voisinage : dysphonie, syndrome cave supérieur ;
- sténose : dysphagie ;
- hémorragie digestive haute.

ITEMS TRAITÉS

N° 268 UE 8 RGO chez le nourrisson chez l'enfant et chez l'adulte. Hernie hiatale

2011 Dossier 4

Prescription des examens complémentaires dans le reflux gastro-œsophagien chez l'adulte en gastro-entérologie

http://www.has-sante.fr/portail/jcms/c_272450/fr/prescription-des-examens-complementaires-dans-le-reflux-gastro-oesophagien-chez-l-adulte-en-gastro-enterologie

Prise en charge du reflux gastro-œsophagien

http://www.snfge.org/content/cp021-prise-en-charge-du-reflux-gastro-oesophagien-rgo

Diagnostic et surveillance de l'EBO

http://www.sfed.org/files/documents_sfed/files/recommandations/EBO_diagnosticsurveillance.pdf

N° 302 UE 9 Tumeurs de l'œsophage

N° 200 Toux chez l'enfant et chez l'adulte (avec le traitement)

Dossier 3 — *Avoir de la veine*

Faculté	Nantes
Nom et prénom du rédacteur	Chapelle Nicolas
Nom et prénom du relecteur	Mayer Pierre

Énoncé

Vous recevez en consultation une patiente de 56 ans, cadre dans une grande entreprise, qui souhaite votre avis sur des problèmes digestifs évoluant depuis plusieurs années. Elle n'a pas d'antécédent familial particulier, fume activement (40 Pa), et n'a comme seul antécédent qu'un épisode de « dépression passagère » liée à un surmenage dans son précédent emploi. Elle est mère de 4 enfants. Son poids est stable depuis la reprise du travail il y a 2 ans. Elle se plaint de douleurs abdominales mal systématisées, associées à une constipation fluctuante. Elle se présente à la selle environ 2 fois par semaine, avec des périodes d'amélioration fugace, et les différents médecins qu'elle a consulté depuis quelques mois ne lui ont remis que des laxatifs d'efficacité modérée. Quelle(s) est (sont) la (les) réponse(s) juste(s) ?

1 **Concernant les troubles décrits par la patiente, quel(s) argument(s) est (sont) en faveur d'un syndrome de l'intestin irritable ?**

a. L'inefficacité des laxatifs classiques
b. L'absence de retentissement sur l'état général
c. Le caractère ancien des troubles
d. Le tabagisme actif
e. Le caractère fluctuant de la symptomatologie

2 **Dans l'hypothèse d'un syndrome de l'intestin irritable, cochez la ou les réponse(s) fausse(s) ?**

a. Il impose un suivi régulier pour dépister le cancer colique
b. Il s'agit d'un syndrome de l'intestin irritable type SSI D
c. La symptomatologie fluctuante est un signe d'alarme
d. La résistance au traitement initial justifie une coloscopie
e. Une thérapie cognitivo-comportementale peut améliorer les symptômes

3 **Dans l'hypothèse d'un SII, quel(s) élément(s) vous ferait (ent) pratiquer une coloscopie ?**

a. L'âge de la patiente
b. L'absence d'amélioration avec un traitement symptomatique
c. Des douleurs à type de spasme
d. La modification récente de la symptomatologie
e. Un antécédent familial de cancer colique au 1er degré

4 **Vous évoquez avec elle ce diagnostic. Elle s'est déjà renseignée sur internet, sur lesquelles elle a lu beaucoup d'informations. La (les) equelle(s) est (sont) erronée(s) ?**

a. Il existe des troubles de sensibilité digestive chez plus de la moitié des patients atteints de SII
b. Il existe des troubles de la motricité digestive chez les patients atteints de SII
c. Le SII peut parfois engager le pronostic vital
d. Il n'existe pas d'argument somatique pour expliquer les troubles fonctionnels intestinaux
e. Le SII prédispose aux maladies inflammatoires chroniques de l'intestin

Lors de l'examen clinique, vous constatez ceci :

Voir photo dossier, p. XII

5 **Quelle(s) est (sont) la (les) réponse(s) juste(s) ?**

a. L'aspect est celui d'un cancer du canal anal
b. L'aspect est celui d'une fissure anale
c. L'aspect est celui d'une fistule anale
d. La lésion peut être responsable de la symptomatologie
e. La symptomatologie est dissocié de cette lésion

6 **Lors des efforts de poussée, et lorsqu'elle reste longtemps à la selle, la patiente signale une « boule » sortant de l'anus, et qu'elle doit parfois réintégrer manuellement, de quoi peut-il s'agir ?**

a. D'un cancer du rectum prolabé
b. D'une fistule anale
c. D'une thrombose hémorroïdaire externe
d. D'un prolapsus hémorroïdaire interne de grade 2
e. D'un prolapsus hémorroïdaire interne de grade 3

7 **Quels facteurs de risque de maladie hémorroïdaire retrouvez-vous chez cette patiente ?**

a. La constipation chronique
b. L'âge
c. La multiparité
d. Le tabagisme
e. La fissure anale

8 **Dans le cas présent, quel(s) élément(s) proposez-vous à la patiente pour améliorer ses symptômes dans un premier temps ?**

a. L'augmentation de la ration alimentaire en fibres
b. L'utilisation de veinotoniques
c. L'utilisation de laxatifs type mucilages en cure courte
d. Traitement instrumental
e. Traitement chirurgical

Vous la revoyez deux mois plus tard. La symptomatologie proctologique s'est d'abord améliorée avec les mesures hygiéno-diététiques et un traitement d'appoint. Par la suite la constipation est réapparue. Elle n'est pas allée à la selle depuis 4 jours, et une violente douleur anale est apparue, empêchant toute tentative d'exonération. La présentation est celle-ci.

☛ *Voir photo dossier, p. XVII*

9 **Quel est votre diagnostic ?**

a. Abcès de la marge anale
b. Maladie de Verneuil
c. Thrombose hémorroïdaire externe
d. Condylome acuminé
e. Cancer du canal anal

10 **Quel traitement permet de soulager immédiatement la patiente ?**

a. Incision sous anesthésie locale
b. Traitement chirurgical type anopexie
c. Traitement topique (vasotonique + antalgique + anti-inflammatoire)
d. Antalgiques de pallier III
e. Ligature élastique

Le traitement est efficace, et vous revoyez la patiente, qui souhaite se « débarrasser de ses hémorroïdes. Elle vous pose des questions sur les différents types de traitements.

11 **Quelle(s) est (sont) la (les) réponse(s) juste(s) ?**

a. Le traitement instrumental (ligature) est le plus efficace
b. Le traitement chirurgical règle définitivement le problème hémorroïdaire
c. Le traitement chirurgical est le plus efficace
d. La régulation du transit réduit les récidives de thrombose
e. Il n'y a aucun traitement radical des hémorroïdes efficace à 100 %

Par la suite et malgré vos conseils, la symptomatologie de la patiente ne s'améliore pas au contraire : elle présente plusieurs épisodes de thrombose. De plus elle signale des rectorragies intermittentes après la selle.

12 **Elle vous questionne sur la conduite à tenir. quelle(s) est (sont) la (les) réponse(s) juste(s) ?**

a. Les rectorragies sont liées à la pathologie hémorroïdaire, et nécessitent un traitement instrumental
b. Les rectorragies peuvent avoir une autre origine, qu'il faudra explorer par une rectosigmoïdoscopie
c. Les rectorragies peuvent avoir une autre origine, qu'il faudra explorer par une coloscopie totale
d. Seul le traitement chirurgical traite les rectorragies hémorroïdaires
e. L'échec du traitement instrumental doit faire discuter un traitement chirurgical

Après réflexion, elle opte pour un traitement chirurgical de sa pathologie hémorroïdaire. L'opération se déroule sans soucis en ambulatoire, mais la patiente vous appelle pour des violentes douleurs abdominales 12 heures après l'acte chirurgical. Vous la voyez, très douloureuse, contractée. L'abdomen est très douloureux dans la région pelvienne. Vous suspectez une rétention aiguë d'urines, la patiente vous signalant de grandes difficultés pour uriner depuis la chirurgie.

13 **Quelle(s) est (sont) la (les) réponse(s) juste(s) ?**

a. Il s'agit d'une complication connue de la chirurgie hémorroïdaire
b. Vous demandez un blader scan ou une échographie pelvienne pour confirmer
c. Vous demandez une TDM pelvienne pour confirmer et vérifier l'absence de complication autre
d. Vous ne demandez aucun autre examen pour confirmer, le diagnostic est clinique
e. Cette situation nécessite une prise en charge urgente

L'épisode est traité, et tout rentre dans l'ordre. La situation se régularise sur le plan proctologique. Sur vos conseils, elle se décide à réaliser la coloscopie dont vous lui parlez depuis quelque temps, d'autant que l'on a retiré 5 « polypes » chez l'un de ses frères.

14 **Quelle(s) est (sont) la (les) réponse(s) fausses(s) ?**

a. Elle appartient au groupe à risque moyen de cancer colo-rectal
b. Elle appartient au groupe à risque élevé de cancer colo-rectal
c. Elle appartient au groupe à risque très élevé de cancer colo-rectal
d. Ses antécédents proctologiques augmentent le risque de cancer du rectum
e. On peut parler de polypose chez son frère

Vous avez réalisé la coloscopie qui a permis l'exérèse de 4 polypes : 2 adénomateux en dysplasie de bas grade de 0,5 cm du colon gauche, et 2 hyperplasiques du rectum, dont l'un de 1,5 cm.

15 **Quelle(s) est (sont) la (les) réponse(s) juste(s) ?**

a. On peut parler de polypose familiale
b. Les polypes hyperplasiques sont plus à risque de transformation cancéreuse
c. Elle doit être surveillée annuellement devant le nombre et la taille des polypes
d. Elle doit être surveillée annuellement devant le degré de dysplasie des adénomes
e. La prochaine coloscopie peut être faite dans 5 ans

Question 1 (10 points)

Réponses EXACTES : B-C-E

Commentaires La condition sine qua non pour pouvoir parler d'un SII est l'absence de retentissement sur l'état général. L'ancienneté des troubles est quelque chose de spontanément rapportée par les patients. Le caractère fluctuant (amélioration pendant les vacances, aggravation lors d'épisode de stress) est un argument fort.

La douleur dans le SII est : chronique depuis plus de 3 mois ; diurne, matinale, à type de spasme, améliorée lors des périodes de repos ; majorée par le stress, soulagée par l'émission de selles, et localisée préférentiellement dans les fosses iliaques. Il y a 3 types de SII : diarrhée (SII D), constipation (SII C), et mixte.

Question 2 (5 points)

Réponses EXACTES : A-B

Commentaires Le syndrome de l'intestin irritable ne prédispose absolument pas au cancer colorectal. (heureusement, vu le nombre de personnes qui en souffre !) Ici il s'agit d'un syndrome mixte diarrhée et constipation (SSI D et C). Les nouveaux critères (de Rome IV) pour définir le SII sont : douleur abdominale chronique au moins un jour par semaine dans les 3 derniers mois avec modification de la fréquence ou de la consistance des selles.

Question 3 (5 points)

Réponses EXACTES : A-B-D-E

Commentaires les douleurs à type de spasme sont fréquentes chez les patients atteint de SI, et ne justifient pas la réalisation d'une coloscopie. Le principal piège dans ce genre de situation est d'imputer des symptômes à tord au SII et de méconnaître une pathologie sous jacente plus grave (ex-cancer...) Les indications de coloscopie doivent être connues pour s'assurer qu'il n'y ait « que » le SII comme responsable des symptômes.

Indications de la coloscopie : âge, antécédent familial ou personnel de polype/cancer, absence d'amélioration par le traitement symptomatique, Modification récente de la symptomatologie, altération de l'état général.

Question 4 (5 points)

Réponse EXACTE : C-D-E

Commentaires Le SII est une pathologie qui altère considérablement la qualité de vie, mais n'engage pas le pronostic vital.

Le SII, a, contrairement aux idées parfois reçues, un vrai subtratum physiopathologique et somatique, comme en témoignent les altérations de la sensibilité, de la motricité, et peut être du microbiote intestinal. Il s'agit d'une pathologie multifactorielle, non uniquement « psychologique ».

Question 5 (5 points)

Réponses EXACTES : B-D

Commentaires L'examen proctolologique est capital chez les patients qui se plaignent de constipation (ou de disarrhée d'ailleurs...). Une « petite » lésion comme une fissure anale peu gêner considérablement l'exonération, chez des patients, qui appréhendent d'aller à la selle à cause des douleurs, qu'ils ont parfois du mal à verbaliser, ce qui entretien leur trouble. Les petites fissures peuvent passer inaperçues en cas d'examen rapide...

■ **Question 6** (10 points)
Réponse EXACTE : A-E

Commentaires Le diagnostic ne peut s'effectuer sur la simple description des patients. Il ne faut pas se laisser aller à un diagnostic « de facilité » et penser à la pathologie hémorroïdaire, même si par ordre de fréquence cette pathologie est souvent en cause, des pathologies plus graves peuvent être sous-jacente... La vraie faute est de ne pas examiner le patient (vu en pratique, et pas qu'une fois...).

■ **Question 7** (10 points)
Réponses EXACTES : A-C

Commentaires La multiparité entraîne des troubles de la statique pelvienne qui favorisent les hémorroïdes. De même que la constipation chronique, avec des patients effectuant des efforts de poussée importants. Les mesures hygiéno-diététiques de régulation du transit sont capitaux dans cette pathologie.

■ **Question 8** (5 points)
Réponse EXACTE : A-B-C-D

Commentaires L'application de mesures hygiéno-diététiques, de traitements symptomatiques et des mesures instrumentales (ligature) peut régler la situation dans un bon nombre de cas, même si le niveau de preuve de leur efficacité (pour les veinotoniques notamment) est faible.

■ **Question 9** (5 points)
Réponse EXACTE : C

Commentaires Présentation typique, avec un caillot en cours d'expulsion. L'examen est souvent impossible à ce stade, seul un traitement rapide permet de soulager les douleurs.

■ **Question 10** (5 points)
Réponse EXACTE : A

Commentaires La gastro-entérologie est l'une des rares spécialités où les patients vous remercient d'avoir donné un coup de bistouri dans cette région... L'incision est contra indiquée en cas de thrombose œdémateuse (comme c'est le cas en post-partum...) où le traitement par anti-inflammatoires est le plus efficace.

■ **Question 11** (5 points)
Réponses EXACTES : C-D-E

Commentaires Malheureusement, même si la chirurgie apporte de très bons résultats, l'efficacité des traitements peut s'atténuer avec le temps, et il faut prévenir les patients que l'efficacité n'est pas 100 % au long cours.

■ **Question 12** (10 points)
Réponses EXACTES : C-E

Commentaires L'apparition de rectorragies ne doit pas être mise sur le compte d'hémorroïdes, surtout chez une patiente de plus de 56 ans. La coloscopie doit (aurait due) être faite pour vérifier l'absence d'autre lésion (cf. indication coloscopie dans le SII). En l'absence d'autre lésion suspecte, le traitement chirurgical peut se discuter.

- **Question 13** (5 points)
Réponse EXACTE : A-D-E

Commentaires Aucun examen complémentaire n'est nécessaire pour un tel diagnostic avec une présentation typique. (pensez à la sécu !) Le drainage des urines est urgent d'une part pour soulager la patiente, et d'autre part pour éviter une insuffisance rénale obstructive.

- **Question 14** (10 points)
Réponses EXACTES : B-C-D-E

Commentaires elle n'a pas d'antécédent personnel ou familial de cancer, et appartient donc au groupe à risque moyen. On ne parle de polypose qu'à partir de 10 polypes.

- **Question 15** (5 points)
Réponse EXACTE : E

Commentaires les polypes hyperplasiques ne sont pas à risque de dégénérescence cancéreuse. C'est donc sur l'analyse des adénomes que se fait la surveillance. Le rythme des coloscopies dépend de la taille, du nombre et du degré de dysplasie des adénomes réséqués.

ITEMS TRAITÉS

N° 281 UE 8 Colopathie fonctionnelle - Syndrome de l'intestin irritable
N° 282 UE 8 Diarrhée chronique chez l'enfant et chez l'adulte
N° 285 UE 8 Pathologie hémorroïdaire
N° 298 UE 9 Tumeurs du côlon et du rectum
Rechercher item RAU

RECOMMANDATIONS ET CONFÉRENCE DE CONSENSUS

Recommandations pour la pratique clinique du traitement de la maladie hémorroïdaire. SNCFCP 2011

Dossier 4

Le dire c'est bien, le fer c'est mieux !

Faculté	Nantes
Nom et prénom du rédacteur	Chapelle Nicolas
Nom et prénom du relecteur	Dautrecque Flavien

Énoncé

Vous recevez une patiente de 57 ans, pour un bilan d'anémie. Elle présente depuis quelques mois une fatigue croissante, et le bilan prescrit par son médecin généraliste retrouve : Hb 10,3 g/dl, VGM 89 fl, Pl 359 g/l, GB 8,4 g/l, Na+ 143 mmol/l, K+ 3,9 mmol/l. Elle n'a pas d'antécédent personnel particulier sur le plan gynécologique (G2P2, ménopausée depuis 5 ans) ou digestif. Elle est tabagique (34 Pa), en surpoids et « surveillée pour un diabète ». Elle signale plusieurs cas de cancers dans la famille, mais ne se souvient pas de leur origine exacte.

1 **Quel est (sont) le (les) examen(s) que vous réalisez en première intention pour le bilan de cette anémie ?**

a. Fer sérique + transferrine
b. Coloscopie
c. Ferritine
d. Vitamines B12 et B9
e. Réticulocytes

Le complément de bilan montre : ferritine 80 (N : 50-200), Réticulocytes 80 g/l, Vitamine B12 et Folates normaux.

2 **Que concluez-vous ?**

a. Il ne s'agit pas d'une anémie par carence martiale
b. Vous recherchez une cause centrale (myélogramme)
c. Vous complétez le bilan biologique : fer sérique + transferrine
d. Vous complétez le bilan biologique : créatinine, urée sanguine, CRP
e. Vous supplémentez la patiente oralement

Un bilan complémentaire (fer sérique et CST abaissé) affirme la carence martiale.

3 **Quel(s) élément(s) évoquant une carence martiale aviez-vous préalablement recherché(s) à l'examen clinique ?**

a. Une langue dépapillée
b. Une koïlonychie
c. Un hippocratisme digital
d. Une perlèche
e. Une xérose cutanée

Elle a réalisé un bilan gynécologique qui s'est avéré être normal il y a moins de deux mois, vous suspectez une cause digestive à la carence martiale.

4 **Hormis les signes de carence martiale, votre examen clinique est normal, vous étayez votre hypothèse diagnostique par :**

a. Un test à l'eau oxygénée dans les selles
b. Une recherche de saignement occulte dans les selles
c. L'interrogatoire et les prises médicamenteuses
d. Une coloscopie et une fibroscopie
e. Une coloscopie seule dans un premier temps

La patiente rapporte le compte rendu d'une échographie faite par son médecin traitant (pour des douleurs abdominales), dont elle n'a qu'une seule page et pas les images. Le compte rendu est le suivant : « foie d'aspect multinodulaire, dont les aspects sont les suivants : lobe IV et V : 2 nodules de 3 et 4 cm d'aspect anéchogène, sans paroi individualisable. Aspect similaire de la lésion du lobe II. Lobe VII : une lésion de 3 cm, hyperéchogène. Complément scanographique : réhaussement en motte.

5 **À quoi peuvent correspondre les nodules des segments II, IV et V ?**

a. Hyperplasie nodulaire focale
b. Carcinome hépato-cellulaire
c. Lésion secondaire
d. Angiome hépatique
e. Kyste biliaire

6 **À quoi peut correspondre l'aspect du nodule du segment VII ?**

a. Hyperplasie nodulaire focale
b. Carcinome Hépato-cellulaire
c. Kyste hépatique
d. Angiome hépatique
e. Kyste biliaire

7 **Concernant les lésions des segments II, IV et V, quel est l'élément qui permet de différencier en échographie un kyste biliaire simple d'une lésion secondaire ?**

a. Le caractère multiple
b. La taille < 5 cm
c. La présence d'une cicatrise centrale
d. L'absence de paroi individualisable
e. Aucun élément ne permet une différenciation claire, la biopsie est recommandée

Avant de poursuivre le bilan digestif, elle s'inquiète grandement de ces lésions du segment IV-V étiquetés « kyste biliaire ».

8 **Quelles informations fausses a-t-elle pu lire sur internet concernant ce type de lésion ?**

a. Il s'agit d'une tumeur rare
b. Il s'agit de la tumeur hépatique la plus fréquente
c. En présence de plus de 3 lésions il s'agit d'une polykystose hépatique
d. Il nécessite une surveillance annuelle
e. Il existe un sur-risque de développer un cholangio-carcinome

Après l'avoir informée des modalités et risques de l'examen, vous décidez de réaliser le bilan endoscopique pour l'exploration de l'anémie. Les biopsies réalisées lors de la gastroscopie montrent : « Gastrite modérée non atrophique avec présence d'hélicobacter pylori, pas d'anomalie focale ». La coloscopie n'a pu être réalisée en raison de la mauvaise préparation, la patiente n'ayant pas supporté la purge.

9 **Quelle(s) est (sont) la (les) réponse(s) vraie(s) ?**

a. La seule présence d'Helicobacter Pylori peut expliquer l'anémie
b. La coloscopie doit dans tous les cas être refaite dans de bonnes conditions
c. La coloscopie doit être refaite en l'absence d'amélioration de l'anémie après supplémentation
d. La coloscopie ne doit pas être systématique en présence d'une autre cause plausible comme HP
e. La coloscopie doit être refaite en l'absence de correction de l'anémie après éradication d'HP

Vous finissez par réaliser une nouvelle coloscopie qui montre cette lésion du colon gauche.

☛ *Voir photo dossier, p. X*

10 **Quel(s) élément(s) fait (font) suspecter une lésion maligne ?**

a. L'aspect en « lobe d'oreille »
b. Une lésion fixée
c. Une lésion saignant après biopsies
d. Une lésion dure sous la pince à biopsie
e. Une lésion saignant spontanément

L'analyse anatomo-pathologique de cette lésion montre un adénocarcinome Liberkhünien moyennement différencié de la charnière recto-sigmoïdienne. Vous avez par ailleurs réalisé l'exérèse complète de 4 polypes répartis sur tout le cadre colique, tous en dysplasie de bas grade, le plus volumineux mesurant 1 cm.

11 **Concernant ces polypes, quelle(s) est (sont) la (les) réponse(s) juste(s) ?**

a. Il s'agit probablement d'une polypose adénomateuse familiale
b. Il s'agit probablement d'une polypose atténuée
c. Il s'agit probablement d'un syndrome de Peutz-Jeghers
d. Il ne s'agit pas d'une polypose
e. La présence de la lésion néoplasique et de ces polypes impose une colectomie totale

12 **Quel est l'examen paraclinique que vous prescrivez pour le bilan d'extension de cette tumeur colique en première intention ?**

a. TEP TDM
b. TDM TAP
c. IRM hépatique + scanner thoracique
d. Échographie hépatique de contraste
e. Scintigraphie au Tc99m

L'examen du bilan d'extension montre une lésion hépatique qui n'avait pas été décrite sur les imageries antérieures, l'aspect est celui d'une lésion se réhaussant fortement au temps artériel, avec la présence d'une cicatrice centrale au temps portal.

13 **De quelle lésion s'agit-il ?**

a. Une métastase hépatique du cancer colique
b. Un autre kyste biliaire
c. Un angiome hépatique
d. Une hyperplasie nodulaire focale
e. Un abcès hépatique

Le bilan d'extension ne montre pas de lésion métastatique ni ganglionnaire, elle va donc être opérée à visée curative. Accompagnée de ses enfants, elle vous pose des questions sur le cancer colo-rectal.

14 **Quelle(s) est (sont) la (les) réponse(s) juste(s) ?**

a. Il s'agit du cancer le plus fréquent en France
b. L'incidence du cancer colo-rectal est en hausse en France
c. Le CCR est une cause rare de mortalité par cancer
d. Le sigmoïde est la localisation principale de cancer colique
e. La survie est bonne en cas de prise en charge précoce

15 **Quel type de surveillance proposez-vous pour l'avenir ?**

a. Recherche de sang occulte dans les selles tous les ans
b. Recherche de sang occulte dans les selles tous les 2 ans
c. Coloscanner annuel
d. Surveillance endoscopique et imagerie régulière
e. Dosage des marqueurs CA19.9

- **Question 1** (10 points)
Réponses EXACTES : C-D-E

Commentaires La première information dans l'exploration d'une anémie est de savoir si elle est régénérative ou non, ce qui oriente vers 2 cadres nosologiques bien distincts. Le dosage des réticulocytes (supérieurs ou inférieurs à 120 g/l) permet cette distinction.

Le dosage du fer sérique et de la transferrine (qui permet de calculer le coefficient de saturation de la transferrine) doit être utilisé en cas de suspicion de dosage faussement normal (inflammation, insuffisance rénale, cancer, etc.).

Le dosage de la ferritine et des vitamines B12 et B9 (folates) permettent de « débrouiller » un bon nombre d'anémies. Leur carence simultanée peut être responsable d'un VGM anormalement normal (présence d'un contingent micro et macrocytaire).

- **Question 2** (5 points)
Réponses EXACTES : C-D

Commentaires En cas de suspicion de carence martiale et après un dosage de ferritine normal, vous devez doser le fer sérique et la transferrine, et ce uniquement en 2e intention. La ferritine est un marqueur spécifique mais peu sensible, les faux négatifs (résultats normaux) sont fréquents.

- **Question 3** (10 points)
Réponses EXACTES : A-B-D

Commentaires Les signes cliniques de carence martiale sont nombreux... et plaisants à trouver avant le diagnostic biologique !

- **Question 4** (5 points)
Réponses EXACTES : C-D

Commentaires Le test à l'eau oxygénée dans les selles n'a AUCUNE valeur pour rechercher un saignement digestif. Si vous souhaitez documenter un saignement, faites un toucher rectal, et ensuite un bilan endoscopique, haut et bas. De même, l'analyse de l'ordonnance (et des médicaments pris en auto-prescription) est capitale (anti-inflammatoires, anticoagulants...).

- **Question 5** (5 points)
Réponse EXACTE : E

Commentaires L'absence de paroi individualisable avec un tel aspect permet de différencier un kyste biliaire simple d'une autre lésion (métastase par exemple).

- **Question 6** (5 points)
Réponse EXACTE : D

Commentaires Le réhaussement en motte est typique des angiomes hépatiques. La connaissance des caractéristiques des différentes tumeurs hépatiques est importante, étant donné leur fréquence et la circonstance de découverte (souvent fortuite).

- **Question 7** (5 points)
Réponse EXACTE : D

Commentaires C'est l'élément fondamental de différenciation que vous devez rechercher dans l'interprétation d'une lésion kystique hépatique, les implications n'étant pas exactement les mêmes...

- **Question 8** (5 points)
Réponses EXACTES : A-C-D-E

Commentaires Attention à l'énoncé de la question (réponses fausses). Il s'agit de la tumeur la plus fréquente, qui ne nécessite aucune autre exploration ou surveillance particulière, puisqu'elle ne présente aucun risque de dégénérescence maligne. La polykystose hépatique (ou hépato-rénale) est une maladie génétique, dans laquelle plusieurs dizaines voire centaines de kystes sont présents dans les parenchymes hépatiques et rénaux.

- **Question 9** (5 points)
Réponses EXACTES : A-B
Inacceptables : C-D-E

Commentaires L'infection chronique par HP empêche l'absorption du fer et peut être responsable d'une carence martiale. En revanche, dans le cas présent vous devez tout de même réaliser une coloscopie sans délai, pour ne pas méconnaître une autre cause.

- **Question 10** (5 points)
Réponses EXACTES : A-B-D-E

Commentaires Ces éléments font fortement suspecter une lésion maligne, mais la preuve définitive est bien sûr apportée par l'analyse anatomopathologique. Le saignement après biopsie n'est pas un caractère suspect (puisque le cas de quasi-toutes les lésions !)

Voici un aspect typique : lésion saignant spontanément, en lobe d'oreille, déprimée en son centre.

- **Question 11** (5 points)
Réponse EXACTE : D

Commentaires On ne parle de polypose qu'à partir de 10 polypes (polypes hyperplasiques exclus) pour une polypose atténuée et 100 pour une polykystose telle que la polypose adénomateuse familiale. Il est ici hors de question de réaliser une colectomie totale, puisque les polypes ont été retirés. La patiente sera dans tous les cas suivie sur le plan endoscopique.

- **Question 12** (10 points)
Réponse EXACTE : B

Commentaires La TDM TAP est l'examen de première intention pour rechercher une dissémination métastatique ganglionnaire ou à distance.

- **Question 13** (5 points)
Réponse EXACTE : D

Commentaires L'aspect de cicatrice centrale est typique de l'hyperplasie nodulaire focale, et qui correspond à l'artère vascularisant la lésion. Cette tumeur est bénigne, et correspond à un réarrangement du parenchyme hépatique du fait de la vascularisation uniquement artérielle de la lésion. Ci-dessous une IRM d'une très volumineuse HNF, où la cicatrice centrale est bien visible.

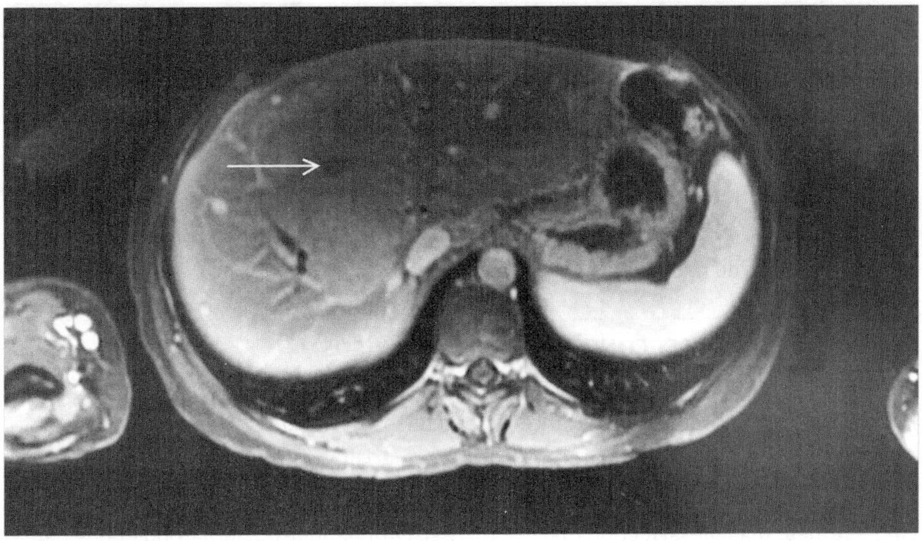

- **Question 14** (10 points)
Réponses EXACTES : D-E
Inacceptable : C

Commentaires L'incidence du CCR diminue en France. Le CCR est d'excellent pronostic, ce qui justifie la mise en place du dépistage du CCR. La survie à 5 ans dépasse les 90 % dans le stade le plus précoce.

- **Question 15** (5 points)
Réponse EXACTE : D

Commentaires Les sujets avec antécédent personnels changent de « catégorie ». Le dépistage par recherche de sang occulte ne s'adresse qu'aux personnes à risque moyen. Le coloscanner n'a pas d'indication dans la surveillance, de même que le CA 19.9 qui n'est pas assez sensible ou spécifique du CCR, à l'inverse de l'ACE (antigène carcino-embryonnaire)

ITEMS TRAITÉS

N° 215 Pathologie du fer chez l'adulte et l'enfant
N° 287 Épidémiologie, facteurs de risque, prévention et dépistage des cancers
N° 288 Cancer : cancérogenèse, oncogénétique
N° 289 Diagnostic des cancers : signes d'appel et investigations para-cliniques
N° 298 Tumeurs du côlon et du rectum
N° 301 Tumeurs du foie, primitives et secondaires

RECOMMANDATIONS ET CONFÉRENCE DE CONSENSUS

Collégiale des universitaires en hépato-gastro-entérologie – 2015
HAS – Dépistage et prévention du cancer colorectal – 2013 http://www.has-sante.fr
SNFGE – Cancer colorectal métastatique – http://www.snfge.org
Thésaurus national de cancérologie digestive – Cancer du côlon – 2011 http://www.tncd.org
HAS – Tumeur maligne, affection maligne du tissu lymphatique ou hématopoïétique Cancer colorectal – 2008 http://www.has-sante.fr
Choix des examens du métabolisme du fer en cas de suspicion de carence en fer HAS 2011

ANTÉRIORITÉS

Dossier 2005 : diagnostic et prise en charge d'un cancer du côlon gauche sur une occlusion colique avec diagnostic de métastases hépatiques métachrones apparues pendant la surveillance.
Dossier 2007 : diagnostic et prise en charge d'un cancer colique découvert sur une anémie ferriprive

Dossier 5

À grosse consommation, grosse complication

Faculté	Lille 2 – Henri Warembourg
Nom et prénom du rédacteur	Mayer Pierre
Nom et prénom du relecteur	Chapelle Nicolas et Dautrecque Flavien

Énoncé

Un homme de 54 ans se présente ce jour aux urgences. Il a été pris hier au soir d'une très violente douleur épigastrique irradiant dans le dos d'intensité rapidement maximale. Il ne trouve pas de position antalgique depuis. Il a vomit plusieurs fois et continue à se sentir nauséeux. Il a pour principaux antécédents :

- hépatite B ancienne guérie ;
- opération du ménisque droit ;
- tabagisme actif estimé à 15 paquets-année ;
- exogénose chronique avec consommation de 5 verres de vin rouge/jour, 2 bouteilles de 75 cl de bière et 2 verres de whiskey/jour.

Les constantes sont les suivantes : TA = 110/65 mmHg, FC = 87/min, SpO2 = 95 % en air ambiant, une température corporelle à 36,6 °C et une EVA à 9/10. À l'examen clinique vous retrouvez un abdomen sensible principalement en épigastrique, les orifices herniaires sont libres. L'examen cardiaque est tout à fait normal. On retrouve une abolition du murmure vésiculaire en base gauche avec un frottement pleural. Il n'y a ni signe de choc ni de détresse respiratoire. Le patient est un peu agité et en sueurs.

1 Quelles sont vos hypothèses diagnostics ?

a. Cholécystite aiguë
b. Ulcère gastro-duodénal
c. Pancréatite aiguë
d. Pneumopathie infectieuse communautaire
e. Colique néphrétique

Vous recevez les résultats du bilan biologique que vous aviez demandé :

- NFS :
  - leucocytes 8 500/mm^3 ;
  - hémoglobine 13,5 g/l, VGM 105 fl ;
- le ionogramme sanguin et la fonction rénale sont normaux ;
- bilan hépatique :
  - bilirubine totale 12 µmol/l ;
  - phosphatase alcaline 72 UI/l, γ-GT 543 UI/l ;
  - ASAT 115 UI/l (3 N) et ALAT 33 UI/l ;
- lipasémie 7 856 UI/l (N < 67 UI/l), Alcoolémie 1,3 g/l, CRP 59 mg/l.

2 **QROC – À la lumière du bilan biologique quel diagnostic retenez-vous ?**

....

3 **Quelle étiologie est la plus probable ?**

a. Métabolique
b. Biliaire
c. Infectieuse
d. Alcoolique
e. Idiopathique

4 **Quels sont les trois éléments clés de la prise en charge ?**

a. Prévention du delirium tremens
b. Prise en charge efficace de la douleur
c. Mise au repos du tube digestif
d. Antibioprophylaxie adaptée à la pathologie
e. Oxygénothérapie aux lunettes

Avec une prise en charge adaptée le patient évolue rapidement favorablement avec arrêt des douleurs à J+2 et reprise alimentaire rapide et bien tolérée. Vous réalisez un scanner d'évaluation à 96 heures dont voici l'image :

☛ *Voir photo dossier, p. VII*

Le radiologue vous répond qu'il s'agit d'une pancréatite Balthazar C avec moins de 30 % de nécrose de la glande pancréatique. Sur le plan de l'alcool le patient ne veut rien entendre et vous fait bien comprendre que vos considérations sur sa santé ne l'intéressent pas. Il est malheureusement perdu de vue. En discutant pour un avis avec un de vos collègues vous apprenez que Monsieur T. a fait plusieurs passage aux urgences pour le même motif. Il reconsulte aujourd'hui pour une nouvelle poussée de pancréatite aiguë la 7e en 6 ans. Vous décidez de l'hospitaliser, de mettre en place le traitement adéquat et d'attendre 96 heures pour avoir le scanner de réévaluation. Voici le scanner d'évaluation de cette poussée de pancréatite aiguë :

☛ *Voir photo dossier, p. XXV*

5 **Décrivez les lésions que vous voyez.**

a. Épaississement de la paroi de la vésicule biliaire
b. Œdème du pancréas
c. Coulée de nécrose
d. Calcifications intra-pancréatiques
e. Nécrose de la tête et du corps du pancréas

6 **Quel est le stade de la classification de Balthazar ?**

a. Pancréatite aiguë Balthazar A
b. Pancréatite aiguë Balthazar B
c. Pancréatite aiguë Balthazar C
d. Pancréatite aiguë Balthazar D
e. Pancréatite aiguë Balthazar E

À distance de la poussée de pancréatite aiguë (c'est-à-dire à 4-6 semaines) vous faites réaliser un scanner abdomino-pelvien de réévaluation, dont voici les images.

Voir photos dossier, p. XXV et XVIII

7 **La présence de calcifications et de dilatations canalaires sur le dernier scanner que vous avez fait réaliser vous oriente vers quel diagnostic ?**

a. Cancer de la tête du pancréas
b. Tumeur intra-canalaire papillaire et mucineuse du pancréas (TIPMP)
c. Diabète de type 2 déjà très évolué
d. Pancréatite chronique calcifiante
e. Cystadénocarcinome séreux du pancréas

Il s'agit effectivement d'une pancréatite chronique calcifiante d'origine éthylique chez un sujet ayant une consommation alcoolique importante et refusant tout sevrage.

8 **Quelles sont les grandes autres causes de pancréatite chronique ?**

a. Génétique
b. Auto-immune
c. Idiopathique
d. Infectieuse
e. Obstructive

Encore une fois le patient est perdu de vue malgré vos efforts pour le convaincre de se faire suivre. Cela fait maintenant 12 ans que vous n'avez plus entendu parler de lui quand un beau jour il arrive à votre consultation. Il vous raconte que depuis environ 1 an il présente de très importants troubles du transit. En effet il vous décrit ses selles qui s'avèrent être très claires nauséabondes et flottantes à la surface de l'eau. Il vous explique également que les poussées de pancréatite aiguë se sont espacées au fil du temps puis ont complètement disparu depuis 2 ans. Enfin on retrouve une altération de l'état général avec anorexie et amaigrissement.

9 **Qu'elles sont les complications de la pancréatite chronique calcifiante que vous recherchez au vu de ces nouvelles données ?**

a. Insuffisance pancréatique endocrine
b. Insuffisance pancréatique exocrine
c. Pseudo-kyste
d. Adénocarcinome pancréatique
e. Compression de la voie biliaire principale

10 **Après avoir évoqué ces complications quels examens complémentaires réalisez-vous ?**

a. Dosage de l'élastase fécale
b. Scanner abdomino-pelvien sans et avec injection de produit de contraste iodé
c. Pancréato-IRM
d. Échoendoscopie avec ± réalisation de biopsie
e. Dosage du CA 19.9

11 **Recherchez-vous systématiquement un diabète chez les patients souffrant de pancréatite chronique calcifiante ?**

a. Oui, après 10 ans d'évolution il peut se développer une insuffisance pancréatique exocrine
b. Oui, après 10 ans d'évolution il peut se développer une insuffisance pancréatique endocrine
c. Non, la pancréatite chronique calcifiante n'atteint jamais les cellules des îlots de Langerhans
d. Non, car la fonction hépatique est conservée et donc assure l'équilibre glycémique
e. Aucune des réponses n'est juste

12 **Vous confirmez à la fois une insuffisance pancréatique exocrine et une endocrine et infirmé l'hypothèse de la tumeur pancréatique. Quel(s) traitement(s) mettez-vous en place ?**

a. Sevrage en alcool
b. Extraits pancréatiques gastro-protégés pris après le début du repas
c. Greffe d'îlots de Langerhans
d. Insulinothérapie avec protocole basal bolus
e. Utilisation d'antidiabétique oraux

13 **Faut-il entreprendre une surveillance particulière de la survenue d'un cancer du pancréas chez un patient présentant une pancréatite chronique calcifiante ?**

a. Oui, il existe un risque important de cancérisation sur le tissu pancréatique cicatriciel
b. Oui, du fait du terrain sur lequel survient la pancréatite chronique calcifiante
c. Non, il n'a pas été montré de sur risque de développer un cancer pancréatique chez les patients atteint de pancréatite chronique calcifiante
d. Non, car il n'existe pas de traitement efficace dans les cancers pancréatiques
e. Aucune des réponses n'est correcte

Monsieur T. accepte enfin que vous le suiviez, se présente à tous ses rendez-vous de consultations et enfin diminue puis arrête sa consommation alcoolique. Dans le cadre de cette intoxication alcoolique chronique sevrée vous aviez également réalisez un bilan à la recherche d'une cirrhose. Celui-ci étant revenu négatif pour les principales causes responsables de cirrhose. La pathologie de Monsieur T. reste stable pendant 2 ans. Le dernier bilan réalisé il y a un mois ne retrouve pas d'anomalie particulière (le bilan hépatique s'étant strictement normalisé depuis l'arrêt de la consommation éthylique). Il est amené par la SAMU un beau jour de mai pour hématémèse. L'Hémoccue est à 5,3 g/l et il est instable sur le plan hémodynamique. Après transfusion de plusieurs concentrés globulaire rouge la tension est à 95/68 mmHg, vous décidez de réaliser une fibroscopie œsogastroduodénale.

14 **Quelle(s) est/sont vos hypothèses diagnostics ?**

a. Rupture de varices cardio-tubérositaire
b. Saignement sur gastropathie d'hypertension portale
c. Saignement sur un ulcère gastroduodénal
d. Rupture de varices œsophagiennes
e. Saignement sur une œsophagite

15 **Concernant le traitement de cette hémorragie digestive haute, laquelle de ces propositions est erronée ?**

a. Mise en place d'un traitement anti-sécrétoire au pousse seringue électrique pendant 72 heures
b. Mise en place d'un traitement vaso-actif au pousse seringue électrique pendant 72 heures
c. Prise en charge chirurgicale immédiate compte tenu des antécédents du patient
d. Traitement endoscopique à visée hémostatique en 1re intention
e. Transfusion de concentrés globulaire rouge si nécessaire

Question 1 (3 points)
Réponses EXACTES : A-B-C

Commentaires Il s'agit au vu de la description clinique des 3 diagnostics les plus évidents à évoquer chez ce patient.

L'atteinte pneumologique est plutôt ici en faveur d'un processus inflammatoire réactionnel à ce qui se passe à l'étage abdominal qu'à un processus infectieux au niveau de la base du poumon gauche. Pour ce qui est de la colique néphrétique la description sémiologique ne correspond pas à la description habituelle de la colique néphrétique.

Question 2 (2 points)
Réponse EXACTE : pancréatite aiguë – poussée de pancréatite aiguë – premier épisode de pancréatite aiguë – première poussée de pancréatite aiguë

Commentaires Question très simple le diagnostic est porté devant l'association de douleur épigastrique ou de l'hypochondre droït notamment irradiant dans le dos à distance des repas et la présence d'une élévation de la lipasémie > 3 N.

C'est la définition consensuelle de la pancréatite aiguë (PA).

Question 3 (5 points)
Réponse EXACTE : D

Commentaires Dans le cadre des pancréatites aiguës on retrouve 2 étiologies responsable de 80 % des pancréatites aiguës à savoir les causes d'origine biliaire et l'alcool.

Ici plusieurs arguments sont en faveur d'une origine alcoolique à la PA. Le premier et le plus évident est la consommation importante et chronique d'alcool chez un jeune homme. On note également une minime augmentation des ASAT par rapport aux ALAT.

Il existe aussi une macrocytose couplé à une augmentation isolée des γGT élément biologique en faveur d'une consommation alcoolique.

Attention un patient alcoolique chronique peut très bien faire une PA d'origine biliaire ! On conclura à une PA d'origine alcoolique après avoir éliminé les autres causes.

Question 4 (5 points)
Réponses EXACTES : A-B-C

Commentaires Le traitement des PA est assez simple et symptomatique lorsque celle-ci ne sont pas compliquées. On mettra le tube digestif au repos pour arrêter la sécrétion pancréatique avec en parallèle une hydratation correcte afin de compenser la mise à jeun stricte.

Le deuxième point de la prise en charge d'une PA est le traitement de la douleur par des antalgiques de palier adapté à l'EVA. Il ne faut pas hésiter à recourir à des antalgiques de palier III pour soulager un patient.

Enfin ici le dernier point du traitement repose sur la prévention du delirium tremens et du syndrome de sevrage alcoolique chez un patient ayant une consommation alcoolique importante. Il repose sur 3 éléments essentiels :

- hydratation abondante ;
- vitaminothérapie par vitamine B1 1 g/24 heures et vitamine B6 500 mg/24 heures ± vitamine PP;
- sédation par diazépam ou oxazépam à posologie adaptée à la fonction hépatique et à la consommation alcoolique avant le sevrage.

■ Question 5 (10 points)

Réponses EXACTES : B-C-E

Commentaires Du fait de l'inflammation du pancréas se développe un œdème réactionnel de pancréas avec perte des lobulations graisseuses et donc de son architecture normale. On note également une vaste plage de densité différente à celle du peu de pancréas normal correspondant à une nécrose de la tête du pancréas importante.

Enfin on retrouve également partant de la tête du pancréas une coulé de nécrose allant vers la gouttière pariéto-colique droite.

■ Question 6 (5 points)

Réponse EXACTE : D

Commentaires Une fois avoir décrit les lésions observées sur le scanner il est facile de déterminer le stade de la PA selon la classification de Balthazar. Il s'agit ici d'une PA Balthazar D.

Pour rappel le score de Balthazar :

Scanner		Scanner avec injection	
A : pancréas normal	0 point	Pas de nécrose	0 point
B : œdème du pancréas (augmentation de volume)	1 point	Nécrose < 30 % de la glande	2 points
C : infiltration de la graisse péri-pancréatique	2 points	Nécrose entre 30 et 50 % de la glande	4 points
D : 1 coulée de nécrose	3 points	Nécrose > 50 % de la glande	6 points
E : 2 ou plusieurs coulées de nécrose et/ou une ou plusieurs bulle(s) d'air intra-nécrose ou intra-pancréatique	4 points		

■ Question 7 (10 points)

Réponse EXACTE : D

Commentaires Le diagnostic de certitude de pancréatite chronique calcifiante (PCC) repose sur la présence à l'imagerie de dilatations canalaires ET de calcifications intra-pancréatiques.

La présence de ces signes indique que la PCC a déjà une certaine ancienneté.

Bien évidemment on intégrera les données de l'imagerie à celles recueilli lors de l'interrogatoire, de l'examen clinique.

■ Question 8 (15 points)

Réponses EXACTES : A-B-C-E

Commentaires On distingue en plus de la consommation excessive d'alcool prolongée dans le temps d'autres grandes causes de pancréatite chronique cependant plus rare que l'origine alcoolique.

- Une pancréatite chronique peut être dans 10 % sans cause retrouvée, on parlera alors de pancréatite chronique idiopathique.
- On distingue les causes obstructives responsables de pancréatite chronique par défaut d'excrétion des sucs pancréatiques via les canaux du pancréas responsable de l'autodigestion de la glande. On retrouve principalement les origines tumorales (adénocarcinome,

tumeur intra-canalaire papillaire et mucineuse du pancréas), le pancréas divisum et les causes post-traumatiques.

- À noter également les pancréatites chroniques d'origine génétique avec comme principales mutations impliquées SPINK1, CFTR, PRSS1 et CTRC.
- Enfin il existe des pancréatites chroniques d'origine auto-immunes. La pancréatite chronique auto-immune de type 1 touche principalement des patients dont l'âge > 50 ans, d'origine asiatique avec présence dans le sang IgG 4, il s'agit d'une maladie systémique. Il existe également la pancréatite chronique de type 2 qui touche plutôt les gens de 40 ans d'origine caucasienne, on ne retrouve pas d'IgG 4 dans le sérum, enfin il s'agit d'une pathologie mono-organe.

■ **Question 9** (10 points)
Réponses EXACTES : A-B-D

Commentaires Voilà plus de 10 ans que la PCC évolue et sans suivi médical. Le patient décrit une altération de l'état général avec anorexie et amaigrissement il faut donc obligatoirement évoquer un adénocarcinome pancréatique du fait du terrain âge > 60 ans, PCC, exogénose chronique.

La PCC évolue depuis 12 ans et les poussées de PA se sont progressivement espacées tout comme les douleurs ont diminué il convient donc dans ce contexte de rechercher une insuffisance pancréatique exocrine (surtout que le patient vous décrit une stéatorrhée de manière très claire) et une insuffisance pancréatique exocrine. Le but est de pouvoir mettre en place les traitements adéquats afin d'améliorer la qualité de vie et de substituer les fonctions pancréatiques.

■ **Question 10** (5 points)
Réponses EXACTES : A-C-D

Commentaires Le but de ces examens est de confirmer ou d'infirmer une complication de la PCC. Le dosage de l'élastase fécale est ici à réaliser dans le contexte de stéatorrhée pour confirmer l'existence d'une insuffisance pancréatique exocrine. Dans ce contexte le dosage de l'élastase fécale sera effondré.

La pancréato-IRM et l'écho-endoscopie auront pour but de réaliser une imagerie plus fine du parenchyme pancréatique par rapport à celle d'une TDM classique. On recherchera notamment une tumeur de très petite taille.

Enfin il convient bien sûr de rechercher un diabète secondaire par dosage de la glycémie à jeun.

■ **Question 11** (5 points)
Réponse EXACTE : B

Commentaires Il s'agit d'une complication majeure de la PCC. Le diabète survient en règle générale après 10 à 15 ans d'évolution et souvent dans la même temporalité que l'insuffisance pancréatique exocrine.

Il existe donc un réel intérêt à rechercher cette complication surtout que ça recherche est simple.

■ **Question 12** (5 points)
Réponses EXACTES : A-B-D

Commentaires Il s'agit d'une prise en charge symptomatologique de la PCC.

Le seul traitement de l'insuffisance pancréatique exocrine est de suppléer l'absence des enzymes pancréatiques permettant en temps normal la digestion par des extraits pancréatiques gastroprotégés pris après le début du repas.

Pour la prise en charge du diabète il s'agit d'évaluer d'abord la sécrétion restante d'insuline puis on instaure un traitement en fonction soit par antidiabétiques oraux soit par insulinothérapie.

Enfin chez un alcoolique il convient de lui proposer un sevrage en alcool afin de limiter au possible les dégâts sur le pancréas mais aussi les autres organes (foie, cœur...).

- **Question 13** (5 points)

Réponse EXACTE : C

Commentaires Il n'est pas nécessaire de surveiller particulièrement un patient présentant une PCC car le risque absolu de dégénérescence en adénocarcinome pancréatique est très faible. Il est estimé à moins de 5 %.

- **Question 14** (10 points)

Réponses EXACTES : A-C-E

Commentaires Chez les patients atteint de PCC il existe une hypertension portale segmentaire responsable notamment d'hémorragie par rupture de varices cardio-tubérositaires

Il n'est pas non plus exclu que ce patient puisse saigner sur un ulcère gastroduodénal ou une œsophagite sévère.

Dans ces 3 cas il sera de toute façon indispensable de réaliser une FOGD pour recherche d'une étiologie et ± traitement hémostatique endoscopique.
Il ne faut pas oublié que dans la PCC une hémorragie peut aussi survenir sur rupture d'un pseudo-anévrysme ou sur une wirsungorragie secondaire à une érosion vasculaire. À noter également qu'il existe le même mécanisme d'érosion vasculaire pour une hémorragie dans un pseudo-kyste.

- **Question 15** (5 points)

Réponse EXACTE : C

Commentaires Dans le cadre des trois hypothèses de la question précédente et dans le contexte de PCC la chirurgie n'a pas de place dans le début de la prise en charge. On se doit d'abord de réaliser un traitement médical maximal et endoscopique. Ce n'est qu'après échec du second traitement endoscopique que se discutera la prise en charge chirurgicale.

ITEMS TRAITÉS

N° 74	Addiction à l'alcool
N° 199	Dyspnée aiguë et chronique
N° 267	Douleurs abdominales et lombaires aiguës chez l'enfant et chez l'adulte
N° 278	Pancréatite chronique
N° 282	Diarrhée chronique chez l'enfant et l'adulte
N° 305	Tumeurs du pancréas
N° 318	Principe du bon usage du médicament et des thérapeutiques non médicamenteuses.
N° 319	La décision thérapeutique personnalisée : bon usage dans des situations à risque.
N° 326	Prescription et surveillance des classes de médicaments les plus courantes chez l'adulte et chez l'enfant
N° 350	Hémorragie digestive
N° 353	Pancréatite aiguë

RECOMMANDATIONS ET CONFÉRENCE DE CONSENSUS

Collégiale des universitaires en hépato-gastro-entérologie – 2015

Haute Autorité de Santé - Evaluation de l'amylasémie et de la lipasémie pour le diagnostic initial de la pancréatite aiguë – juillet 2009 www.has-sante.fr

SFA – Conférence de consensus Objectifs, indications et modalités du sevrage du patient alcoolodépendant – 1999 www.sfalcoologie.asso.fr

SIED – Traitement endoscopique de la pancréatite chronique en 2012 : consensus et recommandations européennes – 2012 http://www.sfed.org

SIED – Traitement endoscopique des pseudo-kystes pancréatiques – 2010 http://www.sfed.org

SNFGE – Conférence de consensus Pancréatite aiguë – 2001 http://www.snfge.org

HAS – Évaluation de l'amylasémie et de la lipasémie pour le diagnostic initial de la pancréatite aiguë – 2009 http://www.has-sante.fr

ANTÉRIORITÉS

Aucune

Dossier 6

Une rupture grave de conséquences

Faculté	Lille 2 – Henri Warembourg
Nom et prénom du rédacteur	Mayer Pierre
Nom et prénom du relecteur	Chapelle Nicolas et Dautrecque Flavien

Énoncé

Vous voyez aux urgences alors que vous êtes de garde Mademoiselle J. 16 ans avec sa maman qui consulte ce jour pour une douleur abdominale évoluant depuis 2 jours. Elle décrit une douleur ayant débuté au niveau de l'épigastre la veille pour laquelle elle a pris du paracétamol ce qui l'a bien soulagé. Elle ne s'était alors pas inquiétée et avait mis ça sur le compte de ses problèmes personnels en effet elle vient de rompre avec son copain. Mais au bout de 8-9 heures la douleur a repris de plus belle mais cette fois-ci plus basse au niveau de l'abdomen ce qui a commencé à l'inquiéter. Cette fois le paracétamol n'a pas vraiment réussi à la soulager. De plus elle a du mal à étendre la jambe droite. Sa maman vous dit que depuis ce matin elle ne fait que vomir, et en plus elle a eu de la fièvre au domicile à 38,9 °C, il faut vraiment que vous fassiez quelque chose ! Vous commencez par interroger la patiente. Elle n'a pas d'antécédents médico-chirurgicaux, elle est réglée depuis 3 ans de manière régulière, et elle ne prend pas de médicament outre une pilule œstroprogestative. Elle est très nauséeuse et se sent particulièrement faible. Elle vous dit qu'elle a très très mal avec une EVA à 8/10. Lorsque vous l'examinez elle est stable sur le plan hémodynamique. Sa température corporelle est à 38,7 °C. Elle a la jambe droite fléchie et l'extension lui fait mal. L'examen abdominal retrouve une douleur à la palpation de la fosse iliaque droite ainsi qu'une douleur de la fosse iliaque droite à la décompression brutale de la fosse iliaque gauche. Le reste de l'examen est par contre rassurant. Devant ce tableau clinique vous soupçonnez une appendicite aiguë.

1 **Parmi ces différentes localisations physiologiques d'appendice, laquelle n'existe pas ?**

a. Rétro cæcale
b. Méso-cœliaque
c. Pelvienne
d. Péri-splénique
e. Sous hépatique

2 **Quels sont les mécanismes de l'appendicite aiguë ?**

a. Défaut de vascularisation par torsion du pédicule vasculaire
b. Obstruction de la lumière appendiculaire
c. Pullulation microbienne localisée
d. Lésions pariétales initialement muqueuses puis de toute la paroi
e. Gêne au retour lymphatique entraînant une lymphostase

3 **Quels autres diagnostics devez-vous absolument éliminer avant de traiter ?**

a. Salpingite
b. Pyélonéphrite droite
c. Grossesse extra-utérine
d. Torsion d'annexe
e. Cystite

4 **Quels examens complémentaires prescrivez-vous ?**

a. Dosage de la CRP
b. Un abdomen sans préparation
c. Dosage des β-HCG
d. Un scanner abdomino-pelvien sans et avec injection de produit de contraste
e. Échographie abdominale et pelvienne

5 **Une échographie abdominale est réalisée en première intention quels éléments peut-elle apporter pour confirmer le diagnostic ?**

a. Aspect en cocarde de l'appendice
b. Présence d'un épanchement au niveau du cul de sac de Douglas
c. Diminution du diamètre de l'appendice < 6 mm
d. Paroi appendiculaire épaissie > 3 mm
e. Présence de nombreux ganglions mésentériques et de la dernière anse iléale

Vous annoncez à la mère de Mademoiselle J. que sa fille devra se faire opérer dans les prochaines heures.

6 **Quels éléments sont nécessaires avant de pouvoir opérer Mademoiselle J. ?**

a. Consultation pré-anesthésie
b. Détermination du groupe sanguin et recherche d'agglutinines irrégulières
c. Accord parental des deux parents pour opérer
d. Confirmation du diagnostic par un scanner abdomino-pelvien
e. Heure du dernier repas

7 **Il est décidé d'opérer immédiatement Mademoiselle J. Vous devez lui expliquer comment va se dérouler la prise en charge jusqu'à sa sortie. Qu'elles sont les différentes étapes de la prise en charge une fois le diagnostic de certitude obtenu ?**

a. Laparotomie avec appendicectomie, lavage de la cavité péritonéale abondant, fermeture de la paroi. À jeun jusqu'au lendemain et sortie à J+5
b. Cœlioscopie avec réalisation d'une appendicectomie, lavage de la cavité péritonéale abondant, mise en place d'une antibioprophylaxie peropératoire. À jeun jusqu'au lendemain et sortie à J+3
c. Cœlioscopie avec réalisation d'une appendicectomie, mise en place d'une antibioprophylaxie peropératoire. À jeun jusqu'au lendemain et sortie à J+5
d. Laparotomie avec réalisation d'une appendicectomie, lavage de la cavité péritonéale abondant, mise en place d'une antibioprophylaxie peropératoire. À jeun jusqu'au lendemain et sortie à J+3
e. Bi-antibiothérapie probabiliste parentérale type Ceftriaxone et Métronidazole visant les germes digestifs, passage de l'anesthésiste pour anticiper un éventuel passage au bloc opératoire. Surveillance clinico-biologique pendant une semaine avec reprise de l'alimentation à J+4 et sortie à J+7

Mademoiselle J. passe au bloc opératoire dans la foulée, la procédure est un succès et les suites immédiates du geste sont simples. Elle peut rentrer à domicile avec des consignes pour le post-opératoire. 5 jours plus tard vous êtes appelé par les urgentistes car votre patiente mademoiselle J. est revenue pour un tableau de douleurs abdominales aiguës. Ces douleurs sont apparues le matin même et ne font que se majorer, elle évalue sa douleur à 10/10 à l'EVA. L'examen de son abdomen retrouve une défense localisée en fosse iliaque droite avec une sensibilité diffuse du reste de l'abdomen. Elle a de plus une pression artérielle à 65/32 mmHg avec une tachycardie à 135/min, une température à 39,8 °C. On note un tirage sus-claviculaire (SpO_2 = 89 % en air ambiant), de plus la patiente est somnolente (ouverture des yeux à la douleur, mouvement de flexion à la douleur et propos incompréhensibles).

8 **Devant ce tableau clinique quel(s) diagnostic(s) évoquez-vous ?**

a. Colique néphrétique droite
b. Torsion de l'ovaire droit
c. Péritonite par lâchage de suture
d. Pyélonéphrite droite
e. Abcès colique

9 **QROC – Selon la classification de Hambourg, de quel type de péritonite s'agit-il ?**

....

10 **Calculez le score de Glasgow de cette patiente.**

a. 7
b. 8
c. 9
d. 10
e. 11

11 **Quel(s) examen(s) réalisez-vous en urgences ?**

a. Cliché d'abdomen sans préparation debout de face
b. Échographie abdominale
c. Scanner abdomino-pelvien sans et avec injection de produit de contraste
d. Bilan biologique de base (NFS, ionogramme sanguin, fonction rénale, bilan hépatique, CRP)
e. Aucun examen n'est nécessaire, le diagnostic est clinique, il ne faut pas retarder la prise en charge

12 **Quel signe est absent à l'imagerie lors d'une péritonite d'origine appendiculaire ?**

a. Épanchement liquidien dans le cul de sac de Douglas
b. Infiltration des mésos péri-appendiculaire
c. Pneumopéritoine
d. Dilatation des anses digestives
e. Augmentation de l'épaisseur de la paroi colique

13 **Quel est votre traitement symptomatique ?**

a. Remplissage vasculaire par sérum salé à 9 g de NaCl ‰
b. Oxygénothérapie au masque à haute concentration
c. Intubation orotrachéale
d. Traitement ralentisseur de la fréquence cardiaque type β-bloquant
e. Traitement vaso-actif type noradrénaline

14 **Le diagnostic est confirmé par le scanner, quels sont les différents temps de la prise en charge chirurgicale ?**

a. Exploration complète de la cavité abdominale, lavage abondant puis suture de la perforation digestive et fermeture
b. Exploration complète de la cavité abdominale, suture de la perforation digestive, lavage abondant et mise en place de drains avant fermeture
c. Cœlioscopie avec exploration complète de la cavité abdominale, réalisation de prélèvement à visée bactériologique, suture de la perforation digestive, lavage abondant, mise en place de drains et fermeture de la cavité abdominale
d. Cœlioscopie, prélèvement à visée bactériologique, suture de la perforation digestive, exploration complète de la cavité abdominale, lavage abondant, mise en place de drains et fermeture de la cavité abdominale
e. Laparotomie médiane, prélèvement à visée bactériologique, suture de la perforation digestive, exploration complète de la cavité abdominale, lavage abondant, mise en place de drains et fermeture de la cavité abdominale

15 **Il s'agissait d'un cas classique d'appendicite aiguë, quels sont selon vous les deux tranches d'âges ou le diagnostic pose le plus de problème et ou les appendicites aiguës sont potentiellement graves ?**

a. 0-3 ans
b. 30-40 ans
c. 10-30 ans
d. Plus de 60 ans
e. 40-60 ans

■ **Question 1** (2 points)
Réponse EXACTE : D

Commentaires L'appendice correspond à la partie toute terminale du caecum sous la valvule iléo-caecale.

Il existe dans la population générale des variations de la position de l'appendice ce qui explique des tableaux cliniques variables en fonction de cette localisation. On retrouve comme principale localisation :

- rétro-caecal douleurs lombaires droites avec inflammation du psoas situé en arrière = > psoïtis ;
- méso-caeliaque tableau de syndrome occlusif fébrile ;
- pelvienne douleurs hypogastrique droite ;
- sous hépatique tableau de douleurs biliaires au niveau de l'hypochondre droit.

■ **Question 2** (5 points)
Réponses EXACTES : B-C-D

Commentaires L'appendice est un organe borgne avec une vascularisation terminale. L'infection de l'appendice se produit lorsque la lumière appendiculaire est obstrue quel que soit le mécanisme de cette obstruction.

Il s'en suit une pullulation microbienne avec inflammation locale responsable d'un œdème appendiculaire. On retrouve également initialement des lésions uniquement muqueuses et avec la poursuite du processus elles deviennent trans-murales. Plus le temps passe et plus les lésions deviennent graves avec formation d'un abcès appendiculaire voire même une rupture de la paroi appendiculaire responsable d'une péritonite.

■ **Question 3** (5 points)
Réponses EXACTES : A-C-D

Commentaires Il est extrêmement important chez une jeune femme en âge de procréer de ne pas méconnaître devant un tableau abdominal aiguë une pathologie d'origine gynécologique. En effet celle-ci peuvent mettre en jeu le pronostic fonctionnel et vital.

Il conviendra donc au moindre doute et de manière systématique de rechercher une pathologie gynécologique qui nécessiterai une prise en charge en urgences via notamment la réalisation d'une échographie pelvienne ± trans-vaginale et le dosage des β-hCG.

■ **Question 4** (5 points)
Réponses EXACTES : A-C-E

Commentaires On dosera la CRP pour avoir une estimation du syndrome inflammatoire biologique en plus de la NFS.

Le dosage des β-hCG est INDISPENSABLE chez une femme en âge de procréer. Il est impératif d'éliminer une grossesse intra ou extra-utérine notamment !

On réalise ici une imagerie comme il s'agit d'une femme jeune il est donc impératif de commencer par réaliser une échographie abdominale dans un contexte clinique simple sans signes de gravité qui permettra de confirmer le diagnostic et qui surtout est non irradiant. On éliminera de plus les autres diagnostics différentiels.

■ **Question 5** (10 points)

Réponses EXACTES : A-B-D-E

Commentaires L'échographie abdominale est un très bon examen pour le diagnostic et la recherche de complications même si celui-ci est opérateur dépendant.

Les principaux signes en faveur du diagnostic sont :

- paroi appendiculaire > 3 mm ;
- diamètre de l'appendice > 8 mm ;
- aspect en cocarde de l'appendice ;
- appendice non compressible ;
- présence d'un stercolithe appendiculaire.

Il existe également des signes indirects qui sont :

- infiltration hyperéchogène de la graisse péri-appendiculaire ;
- adénopathies mésentériques ;
- épanchement au niveau du cul-de-sac de Douglas ;
- œdème sous muqueux de la paroi cæcale.

■ **Question 6** (5 points)

Réponses EXACTES : A-B-C-E

Commentaires Pour opérer un patient il faut systématiquement une consultation pré-anesthésique même dans le cadre de l'urgence. L'anesthésiste va évaluer le risque opératoire et anesthésique et déterminer la faisabilité du geste sur le plan anesthésique.

Il est nécessaire de réaliser un bilan transfusionnel au cas où la chirurgie serait compliquée et hémorragique ce qui nécessiterait de transfuser en urgence.

Il faut savoir l'heure du dernier repas car la séquence anesthésique n'est pas la même si l'estomac est plein ou non de même que le risque d'inhalation lors de l'induction.

Il s'agit d'une jeune fille de 16 ans donc mineure et de plus sa mère est présente avec elle, il est absolument nécessaire de lui faire signer un consentement d'opérer un mineur après avoir expliqué la procédure il s'agit d'une disposition médico-légale à laquelle on ne peut pas déroger.

Dans ce cas, il est possible de ne faire signer que l'un des 2 parents puisque l'un d'eux est présent, et qu'il s'agit d'une urgence (article R.1112-35 du Code de la santé publique) : « L'autorisation doit être signée par les deux parents titulaires de l'autorité parentale. Elle peut toutefois ne l'être que par un seul parent :

- lorsqu'un seul des deux dispose de l'autorité parentale ;
- lorsque l'un des deux ne peut être physiquement présent : dans ce cas, une indication doit être inscrite dans le dossier de l'enfant ».

■ **Question 7** (10 points)

Réponse EXACTE : B

Commentaires Globalement il s'agit du schéma classique de la prise en charge d'une appendicectomie qui se fait actuellement dans la très grande majorité des cas par cœlioscopie en fonction du terrain ou des constatations péri-opératoires on peut avoir recours à la réalisation d'une laparotomie.

■ **Question 8** (15 points)
Réponse EXACTE : C

Commentaires Le premier diagnostic à évoquer est bien évidemment la péritonite sur lâchage de suture car on est à J+5 de la chirurgie.

On est devant un tableau abdominal aigu chirurgical avec signes péritonéaux défense en fosse iliaque droite et sensibilité diffuse du reste de l'abdomen.

Il s'agit d'un sepsis sévère avec une détresse respiratoire, troubles de la conscience et hypotension artérielle. On ne peut pas encore parler de choc septique du fait de l'absence d'échec d'un remplissage vasculaire.

■ **Question 9** (15 points)
Réponse EXACTE : péritonite secondaire

Commentaires La classification de Hambourg distingue 3 types de péritonite en fonction du mécanise et de la cause :

Péritonite primaire	Infection spontanée du péritoine soit par translocation digestive soit par voie hématogène : Infection du liquide d'ascite (*E. Coli*) Infection sur cathéter de dialyse péritonéale (*S aureus*) Péritonite spontanée à *S. pneumoniae*
Péritonite secondaire	Infection abdominale se diffusant secondairement au péritoine notamment en cas de perforation digestive : Appendicite Diverticulite Cholécystite Ulcère gastroduodénal perforé etc. Post-opératoire : lâchage de suture
Péritonite tertiaire	Infection intra-abdominale persistante malgré la mise en place du traitement adéquat et bien conduit (penser aux levures notamment)

■ **Question 10** (5 points)
Réponse EXACTE : A

Commentaires Simple question de cours, il n'y a pas d'autre solution que de connaître par cœur le score de Glasgow.

Pour rappel :

Ouverture des yeux	Réponse verbale	Réponse motrice
Spontanée = > 4 points	Orientée = > 5 points	Obéit aux ordres simples = > 6 points
À la demande = > 3 points	Confuse = > 4 points	Orientée à la douleur = > 5 points
À la douleur = > 2 points	Inappropriée = > 3 points	Mouvement d'évitement à la douleur non approprié = > 4 points
Aucune = > 1 point	Incompréhensible = > 2 points	Flexion stéréotypé (décortication) = > 3 points
	Aucune = > 1 point	Mouvement d'extension stéréotypé (décérébration) = > 2 points
		Aucun = > 1 point

■ **Question 11** (5 points)
Réponses EXACTES : C-D

Commentaires On réalise un bilan biologique de base afin de rechercher d'autres défaillances d'organe associées au vu du tableau clinique. Le bilan servira aussi de référence pour suivre l'évolution après prise en charge adaptée.

On réalise de plus un scanner abdomino-pelvien afin de mettre en évidence l'étiologie et de rechercher des complications à cette péritonite avant passage au bloc opératoire.

■ **Question 12** (5 points)
Réponse EXACTE : C

Commentaires Dans une péritonite d'origine appendiculaire l'ensemble des signes scannographiques d'une péritonite est présent mise à part le pneumopéritoine.

■ **Question 13** (3 points)
Réponses EXACTES : A-C

Commentaires La prise en charge symptomatique va ici consister après pose de 2 voies veineuses de bon calibre, à la réalisation d'un remplissage vasculaire devant ce sepsis sévère afin d'essayer de corriger la défaillance hémodynamique. Le remplissage vasculaire ou expansion volémique se fait par du sérum salé à 9 g‰ de NaCl en débit libre sur 15-20 minutes.

On n'aura pas recours en premier intention à des amines vasoactives car il ne s'agit pour le moment pas encore d'un choc septique.

Devant la défaillance respiratoire et les troubles de la conscience avec un score de Glasgow à 7/15 il est nécessaire d'intuber la patiente d'une part pour pouvoir la ventiler correctement et d'autre part pour protéger les voies aériennes supérieures du risque d'inhalation.

On n'instaure pas de traitement par β-bloquants à la phase aiguë, de plus ici la tachycardie est réactionnelle à l'hypotension artérielle sévère. En corrigeant la défaillance hémodynamique on corrigera la tachycardie, il n'y a donc aucun intérêt à l'instauration de ce traitement.

L'oxygénothérapie au masque à haute concentration est ici plus délétère qu'autre chose car il n'y aura pas de contrôle des voies aériennes supérieur et qu'une partie de l'oxygène va aller spontanément dans l'estomac (ce qui est encore plus vrai avec la VNI) entraînant une distension gastrique et une majoration du risque d'inhalation.

■ **Question 14** (5 points)
Réponse EXACTE : C

Commentaires Il s'agit du schéma classique de prise en charge d'une péritonite d'origine appendiculaire. Il est très important de réaliser des prélèvements à visée bactériologique pour adapter secondairement l'antibiothérapie.

La réalisation d'un lavage abondant à l'eau tiède est également un temps important de la prise en charge de la péritonite. On diminue ainsi l'inoculum.

■ **Question 15** (5 points)
Réponses EXACTES : A-D

Commentaires C'est à ces deux tranches d'âges que le diagnostic d'appendicite est plus difficile. Chez les très petits enfants la clinique est totalement différente et ce, en tenant également compte de l'absence de communication possible.

Chez le sujet âgé la clinique peut être trompeuse et moins franche que chez l'adulte jeune il s'agit, là aussi d'un diagnostic compliqué.

ITEMS TRAITÉS

N° 4	La sécurité du patient. La gestion des risques. Les événements indésirables associés aux soins (EIAS)
N° 5	La gestion des erreurs et des plaintes ; l'aléa thérapeutique
N° 267	Douleurs abdominales et lombaires aiguës chez l'enfant et chez l'adulte
N° 319	La décision thérapeutique personnalisée : bon usage dans des situations à risque
N° 326	Prescription et surveillance des classes de médicaments les plus courantes chez l'adulte et chez l'enfant
N° 351	Appendicite de l'enfant et de l'adulte
N° 352	Péritonite aiguë chez l'enfant et l'adulte

RECOMMANDATIONS ET CONFÉRENCE DE CONSENSUS

Collégiale des universitaires en hépato-gastro-entérologie – 2015

HAS – Appendicectomie Éléments décisionnels pour une indication pertinente – 2011 www.has-sante.fr

ANTÉRIORITÉ

Dossier 2011 Fièvre typhoïde

Dossier 7

L'appendice : avec ou sans lui

Faculté	Lille 2 – Droit & Santé
Nom et prénom du rédacteur	Dautrecque Flavien
Nom et prénom du relecteur	Chapelle Nicolas et Mayer Pierre

Énoncé

Vous êtes de garde aux urgences ce 15 janvier et recevez un patient âgé de 24 ans, Monsieur L. Il consulte car depuis 12 heures il présente des douleurs d'abord localisées en épigastre ayant progressivement migrées en fosse iliaque droite, et accompagnées de nausées. Le patient est apyrétique. À l'examen vous retrouvez une douleur provoquée à la palpation en fosse iliaque droite sans défense, maximale au point de McBurney et une douleur à la décompression brutale de la fosse iliaque gauche.

1 **QROC – Quel nom propre porte le signe correspondant à la douleur à la décompression de la fosse iliaque gauche ?**

....

2 **Le bilan biologique retrouve une CRP à 30 mg/l sans augmentation de la leucocytose. Le reste du bilan biologique est sans particularité. Vous décidez la réalisation d'une TDM abdomino-pelvienne avec injection de produit de contraste.**

Voir photo dossier, p. XII

Quelle(s) proposition(s) est (sont) vrai(e) ?

a. Le numéro 3 désigne l'aorte abdominale ascendante
b. Le numéro 2 désigne la symphyse pubienne
c. Le numéro 4 désigne le rectum
d. Le numéro 1 désigne l'artère iliaque interne opacifiée par le produit de contraste
e. Le rein gauche n'est pas visible sur cette coupe sagittale

3 **Quel(s) est (sont) le(s) signe(s) scanographique(s) d'une appendicite aiguë ?**

a. Diamètre de l'appendice supérieur à 8 mm
b. Aspect en sandwich
c. Épanchement péri-appendiculaire
d. Paroi appendiculaire supérieure à 4 mm
e. Dilatation grêlique d'amont

4 **Le patient est opéré de son appendicite par cœlioscopie sans complication lors de la chirurgie. Il sort d'hospitalisation le surlendemain avec un arrêt de travail de 10 jours et un traitement antalgique simple par PARACÉTAMOL. 5 jours plus tard, il présente une douleur abdominale diffuse légèrement soulagée par les antalgiques, associée à une fièvre à 39 °C. À l'examen clinique, vous retrouvez une contracture abdominale et évoquez une péritonite post-opératoire. Quelle(s) proposition(s) est (sont) vraie(s) ?**

a. Il s'agit d'une péritonite tertiaire
b. Une cause de péritonite primaire est l'infection du liquide d'ascite du cirrhotique
c. Une cause de péritonite secondaire est la perforation digestive d'origine tumorale
d. La péritonite secondaire correspond à une péritonite résistante à un traitement optimal chirurgical et antibiotique
e. Une coloscopie peut être une cause de péritonite

5 **Quelle(s) est (sont) le(s) traitement(s) de cette péritonite ?**

a. Le traitement est uniquement chirurgical
b. La cœlioscopie est la méthode chirurgicale première du traitement
c. Des prélèvements bactériologiques doivent toujours être effectués
d. Le traitement se limite à la suture de la désunion anastomotique de l'appendicectomie
e. Une colectomie gauche peut être nécessaire

6 **Le patient s'est remis de sa pathologie appendiculaire. Vous êtes Hépato-Gastro-Entérologue et le recevez en consultation alors âgé de 29 ans, sans autre antécédent notable, consultant pour asthénie évoluant depuis 4 mois associée à de la diarrhée (3 selles semi-liquides par jour avec parfois rectorragies). Il ne mentionne aucun autre symptôme et l'examen clinique est normal. Quel(s) diagnostic(s) est (sont) plausible(s) ?**

a. Colite ischémique
b. Colite infectieuse bactérienne
c. Maladie inflammatoire chronique intestinale
d. Maladie hémorroïdaire
e. Un adénocarcinome colique

7 **Vous suspectez une Maladie Inflammatoire Chronique Intestinale. Vous proposez à la patiente la réalisation d'une coloscopie. Quelle(s) information(s) lui donnez-vous ?**

a. Réalisation sous anesthésie générale dans la majorité des cas
b. Préparation colique par 3 lavements rectaux la veille de l'examen
c. Régime sans fibre dans les 3 jours précédant l'examen
d. Informations sur les risques de perforation digestive
e. Nécessité d'une antibioprophylaxie *per os* pendant les 3 jours suivant le geste

8 **QROC – Avant même la réalisation de la coloscopie, quel argument de ce dossier orienterez le diagnostic de MICI vers celui d'une maladie de Crohn ?**

....

9 **La coloscopie est réalisée. Quel(s) argument(s) est (sont) en faveur de cette maladie de Crohn ?**

a. Granulome épithélioïde et gigantocellulaire avec nécrose caséeuse
b. Atteinte iléale macroscopique
c. Intervalle de muqueuse saine
d. Inflammation transmurale
e. Inflammation superficielle

10 **Quelle(s) thérapeutique(s) envisagez-vous d'utiliser en traitement d'entretien dans cette pathologie ?**

a. Corticoïdes
b. 5-amino-salicylés
c. Anti-TNF Alpha
d. Analogues des purines
e. Anticorps anti-CD20

11 **Vous discutez avec la patiente d'un traitement par biothérapies par Anti-TNF Alpha. Que contient votre bilan pré-thérapeutique ?**

a. Sérologie CMV
b. Radio de thorax
c. Recherche d'antécédent de symptômes neurologiques
d. Examen parasitologique des selles
e. Échographie cardiaque trans-thoracique

12 **Parmi les propositions suivantes, quelle(s) est (sont) la (les) contre-indication(s) des anti-TNFs alpha ?**

a. Hépatite C active
b. Insuffisance cardiaque
c. Antécédent de cancer supérieur à 5 ans
d. Grossesse
e. Hypothyroïdie

13 **Vous suivez votre patient pendant plusieurs années dans le suivi de sa maladie de Crohn. Au cours de celle-ci, plusieurs poussées ont eu lieu nécessitant la reprise du traitement par corticoïdes. Actuellement, le patient est corticodépendant depuis plusieurs mois (dose minimale efficace de 15 mg par jour). Quelle(s) est (sont) la (les) mesure(s) associée(s) à cette prescription de corticoïdes ?**

a. Régime hypopotassique et hyposodé
b. Régime normocalorique et hyperprotidique
c. Supplémentation vitamino-calcique
d. Activité physique adaptée
e. Prescription d'un Inhibiteur de Pompe à Protons

14 **Comment surveiller cette prescription de corticoïdes ?**

a. Poids
b. Ionogramme sanguin
c. Recherche d'anticorps anti-nucléaire
d. Ostéodensitométrie
e. Fibroscopie œso-gastro-duodénale recherchant un ulcère gastro-duodénal

15 **Quelle(s) modification(s) de la Numération Formule Sanguine peut (peuvent) être associée(s) à une corticothérapie ?**

a. Diminution de la monocytose
b. Hyperleucocytose à polynucléaires neutrophiles
c. Diminution des polynucléaires éosinophiles
d. Thrombocytose
e. Diminution du Volume Globulaire Moyen des hématies

■ **Question 1** (5 points)

Commentaires Douleur à la décompression de la fosse iliaque gauche : signe de Bloomberg

- signe une irritation péritonéale.

■ **Question 2** (5 points)

Réponse EXACTE : B

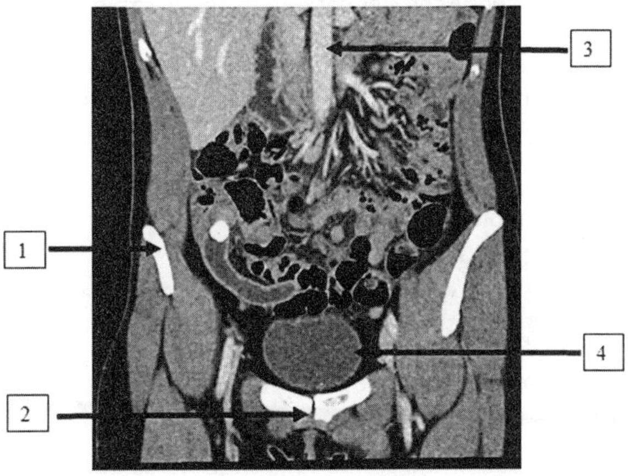

Commentaires Scanner abdominopelvien avec injection de produit de contraste iodé, en coupe **frontale** (et non sagittale) :

1. aile iliaque droite ;
2. symphyse pubienne ;
3. aorte abdominale descendante ;
4. vessie en réplétion.

■ **Question 3** (5 points)

Réponses EXACTES : A-C

Commentaires TDM abdominale : valeur pronostique négative de 100 % : un appendice normal élimine l'appendicite

Signes scannographiques d'une appendicite aiguë :

- signes directs :
  - diamètre de l'appendice supérieur à 8 mm ;
  - paroi appendiculaire supérieure à 3 mm ;
  - aspect en cocarde ;
  - épanchement ou abcès péri-appendiculaire, épanchement du cul-de-sac de Douglas ou de la cavité péritonéale ;
  - présence d'un stercolithe appendiculaire ;
- signes non présents :
  - aspect en sandwich : dans l'invagination intestinale de l'enfant ;
  - dilatation grêlique d'amont : l'appendicite ne provoque pas d'obstruction, il n'y a donc pas de diltation.

- **Question 4** (10 points)
  Réponses EXACTES : B-C-E
  Indispensable : E

Commentaires Péritonite primaire : infection spontanée du liquide d'ascite d'origine hémato-gène ou par translocation

- infection d'ascite chez le cirrhotique ;
- infection à staphylocoque chez les patients ayant un cathéter de dialyse péritonéale ;
- péritonite spontanée à pneumocoque de l'adulte.

Péritonite secondaire : diffusion d'une infection localisée ou perforation viscérale

- infection intra-abdominale :
  - appendicite ;
  - diverticulite sigmoïdienne ;
  - perforation d'ulcère gastro-duodénal ;
  - cholécystite ;
  - infarctus mésentérique ;
  - perforation digestive tumorale ou diastatique sur obstacle ;
  - maladie Inflammatoire Chronique Intestinale ;
- post-opératoire : désunion anastomotique ou contamination per-opératoire ;
- post-traumatique :
  - plaie pénétrante ;
  - traumatisme fermé avec ischémie digestive ;
  - perforation endoscopique.

Péritonite tertiaire : persistance malgré un traitement optimal d'une péritonite.

- **Question 5** (10 points)
  Réponse EXACTE : C
  Inacceptable : A

Commentaires Traitement de la péritonite :

- voie d'abord généralement par laparotomie médiane ;
- exploration de la cavité abdominale et prélèvements bactériologiques multiples ;
- traitement de la cause de la péritonite ;
- ne pas oublier l'envoi des pièces de résection en anatomopathologie ;
- lavage de la cavité abdominale ;
- antibiothérapie d'abord probabiliste puis adaptée.

- **Question 6** (5 points)
  Réponses EXACTES : B-C

Commentaires La colite ischémique survient chez des patients d'âge plus élevé avec des facteurs de risques cardio-vasculaires et se présente comme un tableau brutal associant de manière variable : douleurs, diarrhée, rectorragies.

La colite infectieuse bactérienne est généralement un tableau aigu et s'associe à de la fièvre dans un contexte clinique évocateur : voyage, toxi-infection alimentaire, antibiothérapie récente...

Il faut cependant ne pas négliger les diagnostics différentiels des MICI et notamment l'iléite tuberculeuse... qui est une colite bactérienne subaiguë.

Les arguments en faveur d'une MICI sont : âge compatible, évolution chronique, symptomatologie compatible avec une maladie inflammatoire (altération de l'état général), symptômes digestifs (diarrhée, rectorragie, parfois constipation, douleurs).

La maladie hémorroïdaire externe se traduit par des douleurs anales avec parfois des rectorragies minimes tâchant le papier et parfois associées à une constipation (inhibition de la défécation par la douleur).

L'adénocarcinome colorectal survient chez des sujets plus âgés et s'accompagne d'amaigrissement.

Question 7 (10 points)

Réponses EXACTES : A-D

Indispensable : D

Commentaires La coloscopie en pratique :

- réalisation sous anesthésie générale (le plus souvent, sauf refus ou impossibilité de réaliser l'anesthésie générale, dans ce cas possibilité de réalisation chez un patient vigile ou sédaté ;
- informations claires loyales et appropriées sur les bénéfices et les risques (hémorragies post-polypectomies, perforation digestive [1 cas sur 1 000]) ;
- régime sans résidu 3 jours avant la coloscopie ;
- préparation colique la veille, le plus souvent par Polyéthylèneglycol = PEG (4 litres) ;
- pas d'antibioprophylaxie car la lumière colique est un milieu non septique, par aill ;
- retrait de tout polype visualisé ;
- réalisation de biopsie si :
  - suspicion MICI ;
  - lésion visualisée.

Question 8 (10 points)

Réponse EXACTE : appendicectomie → fréquence normale en cas de maladie de Crohn mais rare en cas de rectocolite hémorragique.

Question 9 (5 points)

Réponses EXACTES : B-C-D

Commentaires

	Rectocolite hémorragique	Maladie de Crohn
Atteinte rectale	+++	+
Atteinte continue	++	±
Intervalle de muqueuse saine	-	++
Ulcérations iléales	-	++
Tabac	Facteur protecteur	Facteur aggravant
Appendicectomie	Rare	Fréquence normale
Inflammation	Superficielle	Transmurale
Mucosécrétion	Très altérée	Peu altérée
Granulome épithélioïde	Non	Oui
ASCA	-	+
PANCA	+	-
Génétique		Mutation NOD2

Question 10 (10 points)

Réponses EXACTES : C-D

Inacceptable : A

Commentaires L'objectif du traitement d'entretien est l'arrêt de la corticothérapie pour en éviter les effets indésirables.

On utilise donc une combothérapie (= association de plusieurs molécules) afin d'obtenir une réponse thérapeutique optimale et d'éviter l'immunisation contre les biothérapies. L'une des plus utilisée est l'association Analogue de purine (Azathioprine) et Anti-TNF Alpha (Adalimumab, Infliximab...).

Les 5-amino-salicylés sont à utiliser dans la rectocolite hémorragique et a aussi un rôle préventif de l'apparition d'un cancer colorectal.

Les anticorps anti-CD20 (Rituximab) sont utilisés dans certaines maladies inflammatoires mais pas les MICI.

Question 11 (5 points)

Réponses EXACTES : A-B-C

Commentaires Bilan pré-biothérapie :

- clinique : foyer infectieux, antécédent de tuberculose, de SEP, de cancer, signes d'insuffisance cardiaque (Échographie trans-thoracique seulement si signes cliniques évocateurs), grossesse.
- paraclinique : IDR & Quantiféron, sérologies VIH, VHC, VHB, électrophorèse des protéines sériques, radio de thorax (Recherche de lésion tuberculeuse et connaissance du statut initial si MÉTHOTRAXATE envisagé car médicament pourvoyeur de fibrose pulmonaire).

L'examen parasitologique des selles est prescrit avant corticothérapie si le patient est à risque d'anguillulose maligne.

Avant le traitement :

- mise à jour du calendrier vaccinal ;
- traitement des foyers infectieux ;
- mise en état buccodentaire.

Question 12 (5 points)

Réponses EXACTES : A-B

Commentaires Contre-indication aux anti-TNF Alpha :

- infection en cours non traitée ;
- insuffisance cardiaque NYHA III ou IV ;
- antécédent de cancer inférieur à 5 ans ;
- antécédent de maladie démyélinisante ;
- allergie au principe actif.

La grossesse n'est pas une contre-indication absolue. Il y aurait moins de risque pour le pronostic fœtal à traiter une patiente durant sa grossesse que de laisser évoluer une maladie inflammatoire active.

■ **Question 13** (5 points)
Réponses EXACTES : B-C-D

Commentaires

Effets indésirables des corticoïdes	Mesures associées
Cardio-vasculaires : HTA, dyslipidémie	Régime normocalorique, hypolipidique, sans sucres rapides
Osseux ; ostéoporose, ostéonécrose aseptique de la tête fémorale, retard de croissance	Supplémentation vitamino-calcique (sauf dans la sarcoïdose) ± biphosphonates si posologie > 7,5 mg/j. pendant plus de 3 mois
Risque de rebond à l'arrêt du traitement	
Troubles hydro-électrolytiques : hypokaliémie, rétention hydro-sodée	Régime riche en potassium, hyposodé, ± supplémentation potassique
Infections	Déparasitisme par Ivermectine Bilan de tuberculose
Cutanéo-muqueux : amyotrophie, myopathie des ceintures, syndrome cushingoïde	Activité physique adaptée, régime hyperprotidique
Ophtalmologiques : cataracte, Glaucome chronique	
Insomnies, troubles neuropsychologiues	
Diabète	Diminution des sucres rapides
Entériques ; Ulcère gastroduodénal, pancréatite aiguë, dissimulation d'une sigmoïdite aiguë	Inhibiteur de la pompe à protons seulement si association à un traitement par AVK ou AINS
Signes de sevrage	Arrêt progressif après test au SYNACTHENE

■ **Question 14** (5 points)
Réponses EXACTES : A-B-D

Commentaires Surveillance d'un traitement par corticoïdes :

- clinique : pression artérielle, poids, force musculaire, foyers infectieux ;
- biologique : NFS, plaquettes, ionogramme sanguin, glycémie à jeun, bilan lipidique, électrophorèse des protéines sériques (recherchant une auto-immunité, pas de recherche des anticorps anti-nucléaire systématique) ;
- autres :
  - radio de thorax ;
  - consultation ophtalmo annuelle ;
  - densitométrie osseuse ;
  - FOGD : uniquement si symptômes.

■ **Question 15** (5 points)
Réponses EXACTES : B-C

Commentaires Conséquences de la corticothérapie sur la NFS :

- hyperleucocytose à polynucléaires neutrophiles par démargination ;
- diminution des polynucléaires éosinophiles et des lymphocytes ;
- pas de conséquence sur les lignées érythrocytaire et plaquettaire.

ITEMS TRAITÉS

N°351 UE 11 Appendicite de l'enfant et de l'adulte

L'appendicectomie

http://www.has-sante.fr/portail/upload/docs/application/pdf/2012-12/note_de_cadrage_appendicectomie_version_mise_en_ligne_vdef_22_02_12.pdf

N° 279 UE 8 Maladies inflammatoires chroniques de l'intestin chez l'adulte et l'enfant

Rectocolite hémorragique

http://www.snfge.org/content/rectocolite-hemorragique-rch

https ://www.getaid.org/images/contenu/MICI_Check-List_anti-TNF.pdf

Dossier 8

Il n'est jamais trop tard pour bien faire

Faculté	Nantes
Nom et prénom du rédacteur	Chapelle Nicolas
Nom et prénom du relecteur	Mayer Pierre

Énoncé

M. G. est un patient de 58 ans, adressé par son médecin généraliste pour des « problèmes d'alcool ». En effet, c'est sur des anomalies constatées lors de bilans biologiques de routine que son médecin a commencé à aborder le sujet. M. G est divorcé, père de 3 enfants, sans emploi. Il est suivi pour une hypertension artérielle (traitée par COKENZEN), une hypercholestérolémie (traitée par TAHOR10), et traité par ASPIRINE et un autre traitement pour un infarctus du myocarde il y a 5 ans. Il fume 1,5 paquet par jour depuis 40 ans. Il ne comprend pas trop le sens de cette consultation, pour lui sa consommation n'est pas « supérieure à la normale… ». Quelle(s) est (sont) la (les) réponse(s) juste(s) ?

1 **Quel(s) est (sont) parmi les propositions suivantes, celle(s) qui répond (ent) à un usage simple chez l'homme ?**

a. Un jour sans alcool hebdomadaire
b. Pas plus de 21 verres par semaine
c. Pas plus de 4 verres par occasion
d. Capacité d'abstinence lors de la conduite par exemple
e. Absence d'ivresse pendant au moins un mois

2 **Parmi les anomalies biologiques suivantes, la (les) quelle(s) signe (ent) une consommation alcoolique excessive ?**

a. Augmentation du VGM
b. Élevation de la gamma-glutamyl transférase
c. Élevation des ASAT supérieures aux ALAT
d. Élevation des ALAT supérieures aux ASAT
e. Transférine désialylée

Vous évoquez ces chiffres avec M. G, et effectivement il avoue être au-dessus de ces seuils. Sa consommation habituelle est d'à peu près : 5 verres de vin par jour (pendant les repas), 3 bières et 3 whisky. De temps en temps le samedi et le dimanche il consomme un peu plus lorsqu'il « sort avec les copains ».

3 **À combien estimez-vous la consommation d'alcool de M. G. en g d'alcool pur, un « jour normal » ?**

a. 55 grammes
b. 60 grammes
c. 80 grammes
d. 110 grammes
e. 120 grammes

Vous revoyez M. G. plusieurs fois, et un climat de confiance s'installe entre vous. Il vous confie avoir « occulté » ces problèmes, et ses conséquences (son divorce est au moins en partie lié à sa consommation, et il ne parle plus qu'à l'un de ses fils). Il pense avoir des difficultés avec l'alcool, et a peur d'être dépendant...

4 **Quel(s) est (sont) le(s) signe(s) qui fait (font) évoquer une dépendance ?**

a. Syndrome de sevrage
b. Phénomène de tolérance (augmentation des doses pour un même effet)
c. Retentissement sur la vie sociale
d. Déni du problème lié à la consommation du produit
e. Incapacité de contrôler la prise de la substance

Vous prenez en charge M. G. pour son sevrage, à l'aide d'un confrère addictologue. Les résultats sont plutôt probants, au bout de 6 mois sa consommation est nulle, et le sevrage maintenu (ce qui n'est pas le cas du tabac, « chaque chose en son temps... »), comme en témoigne la normalisation de la transaminase desialylée. En revanche, vous êtes toujours surpris car si le VGM, qui avait alerté son médecin traitant inialement s'est normalisé, le bilan hépatique ne s'est pas normalisé. Le dernier en date montre : ASAT 5 N, ALAT 6 N, ggt 3 N, PAL 1,4 N Bilirubine normale. Le taux de transaminases fluctue au cours des 6 derniers mois, mais ne s'est jamais normalisé. Il n'a pas noté d'aggravation de son état général, bien au contraire, pas de contage récent ou de fièvre.

5 **Parmi les examens suivants, le (les) quel(s) prescrivez-vous initialement pour le diagnostic de cette cytolyse ?**

a. Échographie hépatique
b. Doppler du tronc porte et des vaisseaux sus-hépatiques
c. Sérologies virales B et C
d. TDM Abdominale
e. IRM Hépatique

L'échographie et le doppler sont normaux, le résultats des sérologies sont les suivants : Ac anti-VHC : négatif, Ag Hbs : positif, Ac anti-Hbs : négatif, Ac anti-Hbc : positif.

6 **Quel est votre diagnostic ?**

a. Vaccination contre le virus de l'hépatite B
b. Infection par l'hépatite B résolue
c. Infection aiguë par le virus de l'hépatite B
d. Infection par le virus de l'hépatite B
e. Il manque des données pour porter un diagnostic

7 **Comment diagnostiquez-vous une hépatite B chronique ?**

a. Persistance de l'Ag Hbs plus de 3 mois
b. Persistance de l'Ag Hbs plus de 6 mois
c. Persistance d'anticorps anti-Hbc type IgM pendant 6 mois
d. Présence d'anticorps anti Hbc de type IgG pendant 6 mois
e. Détection de l'ADN viral B pendant plus de 3 mois

M. G. vous questionne à propos de cette infection chronique : il vous demande quels sont les modes de transmission ?

8 **Quelle(s) est (sont) la (les) réponse(s) juste(s) ?**

a. Transmission sexuelle
b. Transmission intraveineuse
c. Tatouages
d. Périnatale
e. Acupuncture

9 **Quelle(s) est (sont) la (les) autre(s) mesure(s) que vous devez prendre ?**

a. Dépistage du VIH et autres infections sexuellement transmissibles
b. Dépistage des partenaires sexuels
c. Dépistage du VHD
d. Dépistage du VHE
e. Évaluation de la fibrose par les tests non invasifs

Il vous questionne sur l'évolution de l'hépatite B.

10 **Quelle(s) est (sont) la (les) réponse(s) juste(s) ?**

a. Elle évolue vers une cirrhose chez ¼ des patients
b. Elle expose au risque de CHC même en l'absence de cirrhose
c. Elle évolue en 3 phases, l'évolution de la 2e défini le degré de fibrose
d. Plus de la moitié des patients résolvent leur hépatite B chronique après la 3e phase
e. 1 % des patients par an perdent leur AgHBs pendant la phase non réplicative

Vous le revoyez régulièrement, et son taux de transaminases se normalise rapidement.

Le patient n'entre pas dans les critères de traitement mais 3 mois plus tard, son taux de transaminases se normalise. Il est toujours sevré en alcool, mais le sevrage tabagique s'avère beaucoup plus compliqué… Lors d'une des consultations de suivi, il vous signale des difficultés à la marche, à type de claudication intermittente. Il ne peut plus faire 100 m sans pouvoir s'arrêter…

11 **Vous suspectez une AOMI, quel serait son grade ?**

a. AOMI stade I
b. AOMI stade II faible
c. AOMI stade II fort
d. AOMI stade III
e. AOMI stade IV

Il vous montre par ailleurs des lésions apparues il y a quelque temps. Vous suspectez un ulcère artériel.

Voir photo dossier, p. X

12 **Quelle(s) en est (sont) la (les) caractéristiques parmi les propositions suivantes :**

a. Ulcère de petite taille
b. Ulcère superficiel
c. Ulcère unique
d. Ulcère creusant
e. La topographie de ces lésions n'est pas compatible avec un ulcère artériel

Cela fait plus de 10 ans que vous le suivez, et vous visualisez en échographie une lésion nouvellement apparue dans le parenchyme hépatique. Vous suspectez l'apparition d'un carcinome hépato-cellulaire.

13 **Quel(s) facteur(s) de risque sont présent chez M. G. ?**

a. L'âge
b. Le sexe masculin
c. L'antécédent d'alcoolisme
d. Le tabagisme
e. Le syndrome métabolique

14 **Quel aspect typique pouvez-vous trouver au scanner ?**

a. Lésion hyperdense au temps artériel
b. Lavage au temps portal
c. Prise de contraste du centre vers la périphérie
d. Prise de contraste en motte
e. Cicatrice centrale

L'aspect n'étant pas typique d'un CHC, vous songez à réaliser une ponction-biopsie.

15 **Quel(s) est (sont) la (les) contre-indication à la réalisation de ce geste ?**

a. Ascite importante
b. Thrombose porte
c. Troubles de la coagulation (TP < 50 %, Plt < 60 g/l)
d. Lésion de petite taille non visible en échographie
e. Cirrhose

- **Question 1** (5 points)
Réponses EXACTES : A-B-C-D

Commentaires Pour les femmes, la limite hebdomadaire est fixée à 14 verres/semaine. L'usage simple est défini par : pas plus de 21 verres par semaine pour les hommes, pas plus de 14 pour les femmes, pas plus de 4 verres par occasion de boire, pas d'alcool dans certaines circonstances et un jour par semaine sans alcool.

Mésusage : il regroupe l'usage à risque et l'usage nocif.

- usage à risque : consommation supérieure aux limites de l'usage simple, prises chroniques ou aiguës et risquant de provoquer des dommages physiques, psychologiques ou sociaux ;
- usage nocif : consommation entraînant des dommages préjudiciables pour la santé (physique/psychique) et sans dépendance.

- **Question 2** (5 points)
Réponse EXACTE : E

Commentaires Les autres marqueurs ne sont pas spécifiques de la consommation alcoolique (carence vitaminique pour le VGM, atteintes hépatiques multiples pour la ggt et les transaminases). La transferrine désialylée se dose pour détecter les rechutes, en cas de déni de reprise de la consommation alcoolique chez un patient sevré.

- **Question 3** (5 points)
Réponse EXACTE : D

Commentaires Un verre standard correspond à environ 10 grammes d'alcool pur.

- **Question 4** (5 points)
Réponses EXACTES : A-B-C E

Commentaires Le déni ne fait pas partie du syndrome de dépendance. Le syndrome de sevrage correspond à la partie « physique » de la dépendance, les autres critères à la partie « psychologique ».

- **Question 5** (10 points)
Réponses EXACTES : A-B-C

Commentaires Ces 3 examens de débrouillage donnent beaucoup d'informations : morphologiques (aspect du foie, présence de calculs, de sténose biliaire...), vasculaires (recherche d'une thrombose porte, d'un syndrome de Budd-Chiari), et les 2 causes d'hépatite chronique. En milieux spécialisé, on recherchera d'autres causes en cas de normalité (maladie de Wilson...).

- **Question 6** (10 points)
Réponse EXACTE : D

Commentaires On ne peut pas distinguer une infection aiguë d'une infection chronique.

- **Question 7** (5 points)
Réponse EXACTE : B

Commentaires C'est une définition bête et méchante... et à connaître...

Question 8 (10 points)
Réponses EXACTES : A-B-C-D-E

Commentaires 4 modes de contamination pour le VHB : périnatal (dans les pays en voie de développement +++ d'où le dépistage systématique chez la femme enceinte en France et sérovaccination du nouveau né si infection maternelle), intraveineux et cutané, sexuel, et contacts étroits avec l'entourage.

Question 9 (5 points)
Réponses EXACTES : A-B-C

Commentaires L'hépatite B est une infection sexuellement transmissible. Lorsque l'on en trouve une, il faut rechercher les autres. La recherche d'une co-infection par le VHD est systématique dans le bilan initial.

Les marqueurs de fibrose non invasifs sont validés dans l'infection chronique VHC.

Question 10 (5 points)
Réponses EXACTES : A- B-C-D-E

Commentaires Le virus de l'hépatite B est oncogène, même en l'absence de cirrhose. L'hépatite B chronique évolue en 3 phases : tolérance immunitaire (taux de virus élevé, pas de lésion d'hépatite), puis clairance immunitaire (lésions d'hépatite +++. De la durée de cette phase dépend le degré de fibrose), et enfin non réplicative, où ici 1 % des patients vont résoudre leur infection (perte de l'Ag Hbs, Ac anti Hbs.) Le VHB peut se réactiver, notamment lors d'épisodes d'immuno-dépression (ex : chimiothérapie...).

Question 11 (5 points)
Réponse EXACTE : C

Commentaires

Stade I	Abolition d'un pouls
Stade 2 faible	Claudication intermittente à la marche, périmètre > 200 m
Stade 2 fort	Claudication intermittente à la marche, périmètre < 200 m
Stade 3	Douleurs de décubitus
Stade 4	Troubles trophiques

Question 12 (10 points)
Réponses EXACTES : A-D

Commentaires La différenciation entre ulcère veineux et artériel est parfois difficile (ulcères mixtes ++), même si certains éléments peuvent vous aider.

Ulcère veineux	Ulcère artériel
Prédominance féminine	Prédominance masculine
Présence de varices	Ulcères multiples, à l'emporte-pièce, creusants
Unique, grande taille	Topographie distale-orteils
Périmalléolaire -1/3 inférieur mollet	Douleur +++
Œdème en cas de syndrome post-phlébitique	Peau péri-ulcéreuse lisse, froide, dépilée, abolition des pouls

- **Question 13** (5 points)
Réponses EXACTES : A-B-C-E

Commentaires Le CHC peut survenir même en l'absence de cirrhose, notamment en cas d'infection par le VHB qui est oncogène (intégration de l'ADN au génome hépatocytaire). L'association de plusieurs facteurs de risque (alcool, hépatite chronique, syndrome métabolique etc.) augmente le risque de CHC. Il est dépisté semestriellement chez les patients cirrhotiques, par échographie. (le dosage de l'alpha fœto protéine est remis en question...).

- **Question 14** (10 points)
Réponses EXACTES : A-B

Commentaires Le CHC est vascularisé par l'artère hépatique, ceci explique donc ses caractéristiques au scanner : réhaussement plus important que le parenchyme hépatique au temps artériel, puis « lavage » portal (wash-out ») : le parenchyme hépatique devient plus dense. La cicatrice centrale se retrouve dans les hyperplasies nodulaires focales, et la prise de contraste en motte dans les hémangiomes.

- **Question 15** (5 points)
Réponses EXACTES : A-C-D

Commentaires La thrombose porte et la cirrhose ne sont pas des contre-indications à la PBH, bien au contraire. Elle sert beaucoup dans la cirrhose en cas de caractérisation d'un nodule de petite taille ou atypique, ou dans l'hépatite B par exemple. En cas de lésion de trop petite taille, la ponction peut être scanno-guidée. Les troubles de coagulation et l'ascite sont pour des raisons évidentes les vraies contre-indications.

ITEMS TRAITÉS

N° 74 Addiction à l'alcool
N° 163 Hépatites virales
N° 223 Artériopathie oblitérante de l'aorte, des artères viscérales et des membres inférieurs ; anévrysmes
N° 287 Épidémiologie, facteurs de risque, prévention et dépistage des cancers
N° 301 Tumeurs du foie, primitives et secondaires

RECOMMANDATIONS ET CONFÉRENCE DE CONSENSUS

Prise en charge de l'artériopathie chronique oblitérante athéroscléreuse des membres inférieurs. Recommandations de bonne pratique HAS 2006
Outil d'aide au repérage précoce et à l'intervention brève : alcool, cannabis, tabac chez l'adulte. Recommandation de bonne pratique HAS 2015
Stratégies de dépistage biologique des hépatites virales B et C. Recommandations en santé publique HAS 2011

ANTÉRIORITÉ

Dossier 2004 : perturbation du bilan hépatique chez un alcoolique chronique connu

Dossier 9

Engagez-vous, rengagez-vous...

Faculté	Nantes
Nom et prénom du rédacteur	Chapelle Nicolas
Nom et prénom du relecteur	Dautrecque Flavien

Énoncé

Vous recevez en consultation un patient de 48 ans, militaire fraîchement débarqué du Gabon il y a 3 semaines où il vient de séjourner 4 mois. Il se plaint depuis 4 jours d'une diarrhée abondante, faite de 6 à 7 selles par jour, non glaireuses, non sanglantes. Cette symptomatologie est apparue le lendemain du repas de Noël du régiment, durant lequel il n'a consommé que la dinde et du vin. Il signale que 2 autres de ses compagnons ont présenté la même symptomatologie.

1 Quelle(s) est (sont) la (les) réponse(s) juste(s) ?

a. Il manque un autre cas pour parler d'une toxi-infection alimentaire commune (TIAC)
b. Il s'agit d'une TIAC, possiblement à Salmonelle
c. Cette épidémie doit être déclarée à la DDAS ou la Direction Départementale des Services Vétérinaires
d. La déclaration est obligatoire
e. Les salmonelles sont les principales pourvoyeuses de TIAC en France

L'épisode est traité et la symptomatologie s'améliore. Il revient cependant vous voir un mois plus tard car il a noté des modifications de son transit avant son départ au Gabon, et qui n'est jamais vraiment rentrée dans l'ordre. Il présente 3 à 4 selles molles à liquide par jour, ainsi que des douleurs abdominales non systématisées sans fièvre. Il avait réalisé une coproculture qui retrouvait la présence de Candida Albicans.

2 Quel(s) traitement(s) aurait-il dû suivre pour traiter le Candida retrouvé dans les selles ?

a. Voriconazole traitement systémique court, à adapter à l'antifongigramme
b. Fungizone orale
c. Fungizone voie orale + Lavement rectal
d. Cancidas
e. Aucun

3 Dans ce contexte, quel(s) examen(s) de première intention réalisez-vous ?

a. Hémogramme, ionogramme
b. Examen parasitologique des selles
c. Coproculture
d. Thyrocalcitonine
e. Coloscopie

Un examen parasitologique des selles est réalisé, et retrouve la présence de kystes d'Entamœba.

4 **Le patient vous interroge sur ce résultat, quelle(s) est (sont) la (les) réponse(s) juste(s) ?**

a. Il s'agit d'une des parasitoses les plus fréquentes à l'échelle mondiale
b. L'hôte contaminant pour l'homme est le bœuf
c. L'hôte contaminant pour l'homme est le porc
d. La contamination est féco-orale
e. Tous les types d'Entamœba sont pathogènes pour l'homme

Vous lui remettez le traitement adéquat et le perdez de vue. Plusieurs mois plus tard, vous le revoyez en urgence, car de violentes douleurs abdominales sont apparues, depuis 48 heures localisées dans l'hypochondre droit et l'épigastre, spontanées et à la palpation. Il est subfébrile à 38,2 °C avec du paracétamol et frissonne. La biologie montre : Hb 12,8 g/dl ; GB 17,9 g/l dont PNN 12,7 g/l, Plt : 345 g/l, Na+ 134 mmol/l, K+ 4,5 mmol/l, Créatinine 109 umol/l, CRP 149 mg/l. ASAT 2 N et ALAT 2 N, PAL 2,5 N, GGT 5 N, Bilirubine totale 57 mmol/l.

5 **Quel (les) est (sont) votre (vos) hypothèse(s) diagnostique(s) ?**

a. Pyélonéphrite aiguë
b. Appendicite aiguë
c. Cholécystite aiguë
d. Angiocholite aiguë
e. Amœbose hépatique

Vous complétez votre bilan par l'imagerie suivante qui montre :

☛ *Voir photo dossier, p. VIII*

6 **Quelle(s) est (sont) la (les) réponse(s) juste(s) ?**

a. Lésion hyperdense mesurée à 7,9 x 7,2 cm
b. Lésion hypodense mesurée à 7,9 x 7,2 cm
c. Lésion hyperéchogène mesurée à 7,9 x 7,2 cm
d. Lésion hypoéchogène mesurée à 7,9 x 7,2 cm
e. Vésicule biliaire mesurée à 7,9 x 7,2 cm

7 **Quel(s) est (sont) le(s) diagnostic(s) possibles dans le contexte ?**

a. Cholécystite aiguë
b. Kystes hépatiques
c. Angiocholite aiguë
d. Abcès hépatique
e. Métastase hépatique

Dans le contexte de retour en milieu tropical, un abcès amibien du foie est privilégié.

8 **Quel(s) est (sont) le(s) examen(s) qui peu(ven)t étayer l'hypothèse d'une amœbose hépatique ?**

a. Sérologie amœbose
b. Endoscopie digestive haute et basse
c. Ponction biopsie d'une lésion hépatique
d. Parasitémie sérique
e. TDM abdominopelvienne

9 **Une TDM est réalisée. Quel(s) aspect(s) radiologique(s) vous attendez-vous à retrouver dans cette hypothèse ?**

a. Absence de réhaussement au temps artériel et portal
b. Réhaussement au temps artériel, de la périphérie vers le centre
c. Au temps artériel : réhaussement périphérique et absence de réhaussement central
d. Prise de contraste en motte
e. Réhaussement au temps artériel, lavage au temps portal

Le bilan scanographique et histologique retrouve malheureusement un adénocarcinome pancréatique, métastasé au foie avec un début de carcinose péritonéale. L'annonce diagnostique est faite au patient, qui doit recevoir une polychimiothérapie. Les premiers cycles se déroulent bien, mais lors de la 3e cure, le patient signale une recrudescence des douleurs abdominales malgré l'augmentation des doses de morphiniques, et une impossibilité de s'alimenter ni de boire du fait de vomissements incoercibles. Il n'est plus allé à la selle depuis 5 jours.

10 **Que faites-vous en première intention pour documenter l'origine de ce syndrome occlusif ?**

a. Un abdomen sans préparation
b. Une TDM Abdomino-pelvienne
c. Un toucher rectal
d. Une coloscopie
e. Vous posez une sonde naso-gastrique

L'épisode était en fait dû à une mauvaise utilisation des morphiniques et des mesures préventives (mauvais usage des laxatifs...).

11 **Vous reprenez l'éducation thérapeutique du patient et l'informez du (des) signe(s) de surdosage en morphiniques qui est (sont) :**

a. Myosis bilatéral
b. Constipation
c. Rétention aiguë d'urines
d. Somnolence
e. Bradypnée

Le patient bénéficie de plusieurs cures de chimiothérapie, mais son état se dégrade petit à petit. Vous convenez de l'arrêt de la chimiothérapie avec le patient. Peu après lors d'une consultation de suivi, il vient vous voir avec un ictère franc et un prurit insomniant, dégradant considérablement sa qualité de vie.

12 **Quel examen réalisez-vous pour documenter l'origine de cet ictère ?**

a. Abdomen sans préparation
b. Échographie abdominale
c. TDM abdominale
d. IRM hépatique
e. Échoendoscopie bilio-pancréatique

L'examen confirme une dilatation des voies biliaires intra et extra-hépatique, sur compression tumorale.

13 **Quelle(s) est (sont) la (les) caractéristique(s) d'un ictère de ce type ?**

a. Ictère à bilirubine libre
b. Ictère à bilirubine conjuguée
c. Décoloration des selles, urines foncées
d. Encéphalopathie hépatique associée
e. Hydrocholécyste palpable associé

14 **Quelle attitude thérapeutique vous semble la plus adaptée ?**

a. Traitement médicamenteux seul (situation palliative)
b. Drainage biliaire par voie endoscopique ou radiologique
c. Chirurgie
d. Chimiothérapie
e. Abstention thérapeutique

Le drainage biliaire endoscopique est efficace, et la symptomatologie s'amende rapidement. Le patient vous questionne maintenant sur les facteurs de risque de cancer du pancréas, et pour ses enfants.

15 **Quelle(s) est (sont) la (les) réponse(s) juste(s) ?**

a. Le risque chez ses enfants est augmenté par rapport à la population générale
b. Le tabac augmente le risque de cancer du pancréas
c. Le diabète augmente le risque de cancer du pancréas
d. Ils devront suivre un programme de dépistage rapproché par IRM ou scanner
e. Ils devront suivre un programme de dépistage rapproché par dosage du CA19.9

■ **Question 1** (5 points)
Réponses EXACTES : B-C-D-E

Commentaires TIAC = au moins 2 cas groupés d'épisodes digestifs dont on peut rapporter la cause à une même origine alimentaire. Le délai et l'aliment sont compatibles : dans les 24 premières heures, volaille insuffisamment cuite.

Les salmonelles représentent 70 % des TIAC en France.

■ **Question 2** (5 points)
Réponse EXACTE : E

Commentaires Candida albicans est une levure commensale des muqueuses (dont la muqueuse intestinale) présente normalement chez la plupart des individus de la population générale. Chez les sujets immunocompétents, il ne faut pas traiter la présence de candida dans les selles. En revanche, des publications concordantes ont décrit des diarrhées chroniques chez des patients fragiles vivant en institution, recevant ou ayant reçu des antibiotiques. Candida albicans était très abondant dans les selles, et un traitement d'épreuve s'est avéré efficace.

■ **Question 3** (10 points)
Réponses EXACTES : A-B-C

Commentaires Indication d'exploration d'emblée :

- diarrhée hydrique + fièvre > 39° ;
- ou déshydratation ;
- ou valvulopathie ;
- ou évolution supérieure à 3 jours.

Examens à réaliser dans ce cas :

- NFS P ;
- ionogramme urée créatinine ;
- coproculture parasitologie des selles.

En cas de syndrome dysentérique ou diarrhée sanglante : rectosigmoïdoscopie.

■ **Question 4** (5 points)
Réponses EXACTES : A-D

Commentaires L'une des parasitoses les plus fréquentes (avec le palu), responsable de 100 000 morts par an… Surtout dans les régions à faible niveau saniaire, l'infection est féco-orale. Tous les types d'entamœba ne sont pas pathogènes, c'est le cas d'E. Dispar, le plus fréquemment retrouvé dans les pays développés (et responsable de faux positifs à la parasitologie des selles…). La forme kystique survit dans le milieu extérieur, et l'infection se fait par l'ingestion de kystes (aliments souillés par déjections humaines) Transformation des kystes en trophozoïtes dans le tube digestif, multiplication dans le colon, et dissémination artérielle à partir de la muqueuse colique. Diagnostic par parasitologie des selles (recherche de trophozoïtes hématophages). En endoscopie : ulcérations, et micro-abcès sous muqueux en bouton de chemise.

■ **Question 5** (5 points)
Réponses EXACTES : A-B-C-D-E

Commentaires Dans les sepsis d'origine bactérienne même d'origine extra-digestive on peut observer une cholestase ictérique, en rapport avec l'hypoxie, les toxines bactériennes, et la production de cytokines en grande quantité.

Question 6 (10 points)
Réponse EXACTE : D

Commentaires Pas de grande difficulté, attention aux dénominations de sémio radio : échogène = écho, dense = TDM, intense = IRM.

Question 7 (10 points)
Réponses EXACTES : B-D-E

Commentaires La distinction entre métastase et abcès peut être difficile, elle n'est parfois pas possible à faire sur les simples constatations échographiques. Le patient peut avoir une autre cause de fièvre et cette image à l'échographie...

Question 8 (10 points)
Réponses EXACTES : A-B-C-E

Commentaires Il s'agit du bilan initial en cas de découverte d'une abcès suspecté amibien. On réalisera dans un premier temps la sérologie à visée diagnostique, le reste étant pour faire un bilan initial, la ponction est surtout effectuée en cas de sérologie négative et d'absence d'atteinte intestinale. Le bilan endoscopique permet la mise en évidence du parasite dans le tube digestif.

Question 9 (5 points)
Réponse EXACTE : C

Commentaires Aspect typique d'un abcès : réhaussement périphérique (zone inflammatoire) et zone centrale hypodens (nécrose hépatique).

Question 10 (10 points)
Réponse EXACTE : C

Commentaires Geste assez peu noble, mais qui peut rapporter gros. En 1 minute vous pouvez faire un diagnostic simple et traiter le patient dans les meilleurs délais. Évitez d'avoir l'air bête en envoyant votre patient au scanner pour que le radiologue vous téléphone : « c'est un fécalome »... Perte de temps pour tout le monde, irradiation inutile etc.

Le contexte vous aide ici : traitement par morphinique... En l'absence de fécalome, le scanner recherchera d'autres causes, ici une occlusion sur la carcinose péritonéale par exemple.

Question 11 (5 points)
Réponses EXACTES : D-E

Commentaires Le Myosis n'est pas un signe de surdosage mais d'imprégnation : ne vous inquiétez pas, c'est « normal » !

Constipation et rétention aiguë d'urines (ainsi que les nausées, vomissements, pancréatite aiguë...) sont des effets secondaires, pas des signes de surdosage !

Question 12 (5 points)
Réponse EXACTE : B

Commentaires Examen simple, peu coûteux, non invasif, et informatif... tout ce qu'il faut dans le contexte...

- **Question 13** (5 points)
Réponses EXACTES : B-C-E

Commentaires Il s'agit d'un ictère cholestatique, donc à bilirubine conjuguée (obstacle à l'excrétion biliaire). L'hydrocholécyste (grosse vésicule palpable) est un signe très évocateur d'obstacle cholédocien, qui s'est constitué sur une longue période (cholangiocarcinome vésiculaire, cholédocien, cancer du pancréas, pancréatite chronique). Il n'y a dans ce cas pas de douleur ni d'infection systématique comme c'est le cas avec la lithiase.

- **Question 14** (5 points)
Réponse EXACTE : B

Commentaires Ce n'est pas parce que l'on est en situation palliative qu'il ne faut rien faire, bien au contraire : l'idée est d'améliorer la qualité du patient lorsque c'est possible. Parfois un geste d'une heure est rentable à moyen terme.

Par voie endoscopique on tente d'introduire une prothèse dans le cholédoque pour dilater la sténose. Le drainage biliaire radiologique passe par voie externe (transpariétale) pour mettre la prothèse. En cas d'échec, un drain biliaire externe (entre les voies biliaires et l'extérieur) est laissé en place pour dériver la bile.

- **Question 15** (5 points)
Réponses EXACTES : A-B-C

Commentaires Même si les apparentés au 1er degré présentent un sur-risque, on n'organise pas de dépistage individuel, du fait de la « rareté » du cancer du pancréas. Les marqueurs tumoraux ne servent pas pour le diagnostic de cancer, mais pour le suivi.

ITEMS TRAITÉS

N° 132	Thérapeutiques antalgiques, médicamenteuses et non médicamenteuses
N° 168	UE 6 Parasitoses digestives : giardiose, amœbose, téniasis, ascaridiose, oxyurose
N° 175	UE 6 Risques sanitaires liés à l'eau et à l'alimentation, Toxi-infections alimentaires.
N° 267	UE 8 douleurs abdominales et lombaires aiguës chez l'enfant et chez l'adulte
N° 282	UE 8 Diarrhée chronique chez l'enfant et l'adulte
N° 283	Diarrhée aiguë et déshydratation chez le nourrisson, l'enfant et l'adulte
N° 271	UE 8 Vomissements du nourrisson, de l'enfant et de l'adulte
N° 275	UE8 Ictère
N° 289	Diagnostic des cancers : signes d'appel et investigations para-cliniques ; caractérisation du stade ; pronostic
N° 292	Prise en charge et accompagnement d'un malade cancéreux à tous les stades
N° 301	UE9 Tumeurs du foie, primitives et secondaires
N° 305	UE 9 Tumeurs du pancréas
N° 322	Identification/gestion des risques liés aux médicaments/biomatériaux, risque iatrogène, erreur médicamenteuse
N° 349	UE11 Syndrome occlusif de l'enfant et de l'adulte

RECOMMANDATIONS ET CONFÉRENCE DE CONSENSUS

Cancer du pancréas : thésaurus national de cancérologie digestive

Dossier 10

Cracheur de feu

Faculté	Nantes
Nom et prénom du rédacteur	Chapelle Nicolas
Nom et prénom du relecteur	Mayer Pierre

Énoncé

Vous voyez un patient de 47 ans, qui consulte pour des « brûlures œsophagiennes. » Il est plombier, fumeur actif à 30 Pa, consomme quelques apéritifs avec les amis en semaine et surtout le week-end. Il n'a pas le temps de faire du sport depuis qu'il a repris l'entreprise de son père et avoue avoir pris du poids progressivement depuis une dizaine d'années (actuellement 85 kg pour 1,72 m).

1 **Quel(s) est (sont) la (les) signe(s) que vous recherchez à l'interrogatoire concernant ses symptômes ?**

a. Caractère nocturne
b. Caractère postural
c. Caractère saisonnier
d. L'association de régurgitations acides
e. Présence d'une dysphagie

Il présente un pyrosis typique, associé à des régurgitations acides, sans signe d'alarme a priori. Vous souhaitez rechercher des signes extra-digestifs.

2 **Quel(s) est (sont) la (les) signe(s) extra-digestif(s) de ce reflux gastro-œsophagien que vous recherchez à l'interrogatoire ?**

a. Douleurs angineuses
b. Caries dentaires récidivantes
c. Toux chronique
d. Troubles de l'acuité visuelle
e. Laryngite postérieure

Après un interrogatoire bien conduit, il s'avère que votre patient souffre d'un RGO pluri hebdomadaire, sans signe extra-digestif ni d'alarme. L'examen clinique est normal.

3 **Quel(s) examen(s) complémentaire(s) réalisez-vous en première intention ?**

a. Gastroscopie
b. Ph-métrie œsophagienne des 24 heures
c. Manométrie œsophagienne
d. Transit baryté œsogastrique
e. Aucun

4 **Quel(s) conseil(s) hygiéno-diététique(s) pouvez-vous lui donner ?**

a. Éviction du tabac et de l'alcool
b. Réduction pondérale
c. Éviction des aliments pimentés
d. Consommation de lait
e. Élévation de la tête du lit

5 **Étant donné la présentation clinique (absence de signe extra-digestif ou d'alarme, symptômes pluri-hebdomadaires) quel(s) est (sont) la (les) classe(s) médicamenteuse(s) que vous utilisez, en partant du principe qu'il n'existe pas d'œsophagite chez ce patient ?**

a. Anti-acides
b. Inhibiteurs de la pompe à proton
c. Anti-H2
d. Alginates
e. Aucun, test des mesures hygiéno-diététiques seules dans un premier temps

Vous prescrivez un traitement par inhibiteur de la pompe à proton pendant un mois, rapidement efficace sur les symptômes. Mais vous ne tardez pas à avoir des nouvelles du patient, qui une semaine après avoir terminé son traitement présente de nouveau la symptomatologie initiale...

6 **Quelle est votre conduite à tenir (plusieurs réponses possibles) ?**

a. Vous réalisez une gastroscopie
b. Vous prescrivez un traitement par IPP « à la demande » en cas d'apparition des symptômes
c. Vous réalisez une ph-métrie œsophagienne
d. Vous réalisez un TOGD
e. Vous prescrivez un anti-H2 au long cours

Le temps passe, et vous revoyez votre patient 8 ans plus tard, car les symptômes se sont aggravés, malgré la prise d'IPP à ½ doses quotidiennes, ainsi qu'un sevrage alcoolo-tabagique complet. Il signale avoir des douleurs lorsqu'il s'alimente, et parfois est obligé de se faire vomir car les « gros morceaux ne passent plus ». Il a perdu 2 kg en un mois.

7 **Quelle est votre conduite à tenir ? (Une seule réponse possible)**

a. Vous doublez les doses d'IPP
b. Vous réalisez une gastroscopie
c. Vous posez une sonde naso-gastrique d'alimentation
d. Vous réalisez un transit œsogastroduodénal
e. Vous prescrivez une vidéocapsule endoscopique

À la gastroscopie, vous butez sur une lésion sténosante du tiers moyen de l'œsophage.

8 **Quelle est votre conduite à tenir (plusieurs réponses possibles) ?**

a. Vous dilatez la sténose
b. Vous organisez une consultation d'annonce de cancer de l'œsophage
c. Vous réalisez des biopsies sur la lésion
d. Vous prescrivez un traitement IPP à pleine dose
e. Vous l'hospitalisez et posez une sonde naso-gastrique d'alimentation

Vous réalisez l'examen suivant :

☛ *Voir photo dossier, p. XIII*

9 **Concernant cet examen, quelle(s) est (sont) la (les) réponse(s) juste(s) ?**

a. Il montre une hernie hiatale par glissement
b. Il montre une fistule œso-trachéale
c. Il montre une sténose partielle du bas œsophage
d. Il montre une hernie hiatale par roulement
e. C'est un moyen fiable d'évaluer la longueur de la sténose

Les biopsies réalisées au pôle supérieur de la lésion ne montrent pas d'élément suspect de malignité, mais des lésions d'œsophagite sévère. Vous revoyez le patient 15 jours plus tard, qui signale une amélioration des symptômes, avec la disparition du pyrosis et de l'odynophagie.

10 **Quelle est votre prise en charge ultérieure (plusieurs réponses possibles) ?**

a. Maintient des IPP au long cours
b. Contrôle endoscopique 2 mois après le début du traitement par IPP
c. Contrôle endoscopique en cas de récidive des symptômes
d. Chirurgie (Type Nissen ou Toupet) rapide en prévention des récidives
e. Dilatation de la sténose en prévention des récidives

Vous réalisez un contrôle endoscopique 2 mois plus tard, avec des biopsies sur les lésions résiduelles. L'analyse anatomopathologie montre la présence d'un endobrachyœsophage.

11 **Quelle(s) est (sont) la (les) information(s) que vous donnez au patient concernant ce résultat ?**

a. Il s'agit d'une muqueuse de type gastrique au niveau de l'œsophage
b. Il s'agit d'une muqueuse de type intestinale au niveau de l'œsophage
c. Il s'agit d'un cancer débutant
d. L s'agit d'une lésion précancéreuse
e. Le traitement par IPP va guérir cette lésion qu'il n'est pas nécessaire de recontrôler

Vous reconvoquez le patient pour le contrôle de cet EBO. Au bout de quelque temps, le patient trouve ce suivi un peu « lourd », étant donné qu'il n'a présenté qu'un épisode de sténose, il y a 2 ans maintenant, et que le traitement par IPP pleine dose est totalement efficace.

2 ans plus tard, il revient vous voir, car la dysphagie est apparue de nouveau, pour les aliments solides, ce qui l'oblige à manger liquide ou mixé très fin. Il est très asthénique et a maigri de 8 kg ce mois-ci, ce qui l'a motivé à consulter...

12 Quelle complication redoutez-vous ?

a. Le développement d'un adénocarcinome œsophagien
b. Le développement d'un carcinome épidermoïde œsophagien
c. La récidive d'une sténose serrée
d. La présence d'une hernie hiatale par roulement
e. Un diverticule de Zenkel

Vous réalisez une nouvelle gastroscopie qui montre une tumeur bourgeonnante du bas œsophage, correspondant à un adénocarcinome. Vous faites l'annonce diagnostic au patient, et programmez avec lui le bilan d'extension pour décider de la prise en charge ultérieur. La TDM Thoraco-abdominale ne met pas en évidence de lésion métastatique, et un traitement chirurgical est envisagé.

13 Quel autre examen permet d'évaluer précisément l'extension métastatique dans cette indication ?

a. Échoendoscopie
b. IRM Thoracique
c. TEP TDM au 18 FDG
d. Scintigraphie au Tc 99 m
e. Aucun ci-dessus

Le TEP TDM ne montre pas d'extension à distance, et le reste bilan ne trouve pas de contre-indication à la résection chirurgicale. L'opération a lieu, et l'état du patient s'améliore nettement, et il est très heureux de retrouver « un bon coup de fourchette » selon ses dires (sa famille lui apportant même des confiseries dont il raffole !). Il est surpris d'avoir eu des réflexions et mises en garde de l'interne qui lui a parlé du « syndrome de renutrition inapproprié ».

14 Comment prévenir et traiter le syndrome de renutrition inapproprié ?

a. Reprise rapide d'une alimentation riche, pour corriger les carences rapidement
b. Reprise très progressive de l'alimentation, apports inférieurs à la normale
c. Surveillance quotidienne des paramètres biologiques (phosphore)
d. Nutrition parentérale exclusive pour contrôler les apports de manière précise
e. Dépistage des patients à risque

15 Quelles manifestations peuvent se voir dans le syndrome de renutrition inapproprié ?

a. Neurologiques (Confusion, coma, syndrome de Guillain-Barré, aréflexie)
b. Respiratoires (détresse respiratoire)
c. Cardiaques (insuffisance cardiaque congestive, torsade de pointe, mort subite)
d. Hématologiques (anémie hémolytique, dysfonction plaquettaire)
e. Hépatiques (insuffisance hépato-cellulaire)

Question 1 (5 points)
Réponses EXACTES : A-B-D-E

Commentaires caractère nocturne = altération de la qualité de vie et risque d'œsophagite.

Caractère postural et régurgitations acides : arguments forts pour le diagnostic.
Dysphagie : signe d'alarme ! À rechercher absolument, car pas toujours mentionnée par les patients qui écartent « naturellement » certains aliments « gênants » (pain, œufs, viande...).

Question 2 (10 points)
Réponses EXACTES : A-B-C-E

Commentaires la recherche des signes extra-digestifs est importante, car elle guide les indications thérapeutiques, et certains symptômes invalidants ou altérants la qualité de vie du patient peuvent être en rapport avec le RGO.

Les signes extra-digestifs sont :
- laryngite postérieure ;
- toux ;
- enrouement ;
- dyspnée asthmatiforme ;
- dysesthésies bucco-pharyngées ;
- douleurs précordiales ;
- otalgies ;
- micro-réveils nocturnes ;
- gingivite, caries dentaires à répétition.

Question 3 (10 points)
Réponse EXACTE : E

Commentaires En présence de signes typiques chez un sujet jeune (< 50 ans) et sans signe d'alarme, le diagnostic clinique ne nécessite pas d'investigations complémentaires. Les signes d'alarme sont la dysphagie, l'anémie, l'hématémèse et un amaigrissement.

Question 4 (5 points)
Réponses EXACTES : A-B-E

Commentaires Même si ces mesures ne suffisent généralement pas, elles découlent du bon sens (et évitent d'autres pathologies...) Il n'y a pas à proscrire d'aliments ou effectuer de régime particulier.

Question 5 (5 points)
Réponse EXACTE : B

Commentaires Étant donné la fréquence > 1/semaine des symptômes, la seule classe recommandée en traitement initial est l'IPP.

Question 6 (5 points)
Réponse EXACTE : B

Commentaires La situation de rechute est fréquente, et n'impose pas, en cas de présentation clinique simple, « d'intensification » thérapeutique ou d'investigations tous azimuts. Le traitement initial est efficace, et doit donc être poursuivi au coup par coup, et en cas de symptômes rapprochés en continu, à dose minimale efficace (Les IPP ne sont pas dénués d'effets secondaires !).

- **Question 7** (10 points)

Réponse EXACTE : B

Commentaires La dysphagie est un signe d'alarme. Pas question de tourner autour du pot en « bidouillant » une augmentation de traitement. Il faut documenter la cause de cette dysphagie, et en première intention la gastroscopie fait l'état des lieux des lésions, et surtout permet de réaliser des biopsies en cas de lésion suspecte.

- **Question 8** (5 points)

Réponses EXACTES : C-D

Commentaires Les biopsies sont indispensables, pour caractériser la lésion (maligne ou non). En l'occurrence il faut se méfier car elles ne portent que sur une petite partie de la lésion, et il existe un risque de méconnaître un cancer plus en aval.

Les IPP doivent être montés à pleine dose pour tenter de cicatriser l'œsophagite.

- **Question 9** (5 points)

Réponses EXACTES : C-E

Commentaires Le TOGD permet d'évaluer la longueur de la sténose puisque l'endoscope ne passe pas. Cette mesure pourra servir de guide si une dilatation est envisagée. Elle permet aussi de rechercher une hernie hiatale qui peut participer à la sévérité du tableau et à la résistance au traitement par IPP.

- **Question 10** (5 points)

Réponses EXACTES : A-B

Commentaires Les IPP sont indiqués au long cours en raison de la sévérité des lésions constatés. Le contrôle endoscopique permet de vérifier la cicatrisation des lésions, et de réaliser des biopsies sur les lésions suspectes résiduelles si présentes, à la recherche d'une métaplasie de Barret, ou d'une lésion maligne.

La dilatation n'est pas décidée d'emblée car le traitement médical est efficace.

- **Question 11** (5 points)

Réponses EXACTES : B-D

Commentaires Muqueuse de Barrett = EBO = métaplasie intestinale et non gastrique ! Il s'agit d'une lésion précancéreuse qu'il convient de surveiller régulièrement pour dépister les foyers de dysplasie ou les foyers cancéreux.

- **Question 12** (10 points)

Réponse EXACTE : A

Commentaires L'EBO est un état précancéreux de l'adénocarcinome. Le risque de développer un adénocarcinome est 30 à 125 fois plus important que dans la population générale. Il s'agit d'une métaplasie de type intestinale qui remonte plus ou moins haut dans l'œsophage. La classification de Prague évalue la hauteur de l'EBO circonférentielle et la hauteur maximale de l'EBO. Les prélèvements réalisés sur l'EBO guident la surveillance ultérieure. Pour information, l'algorithme de surveillance de l'EBO en fonction du degré de dysplasie.

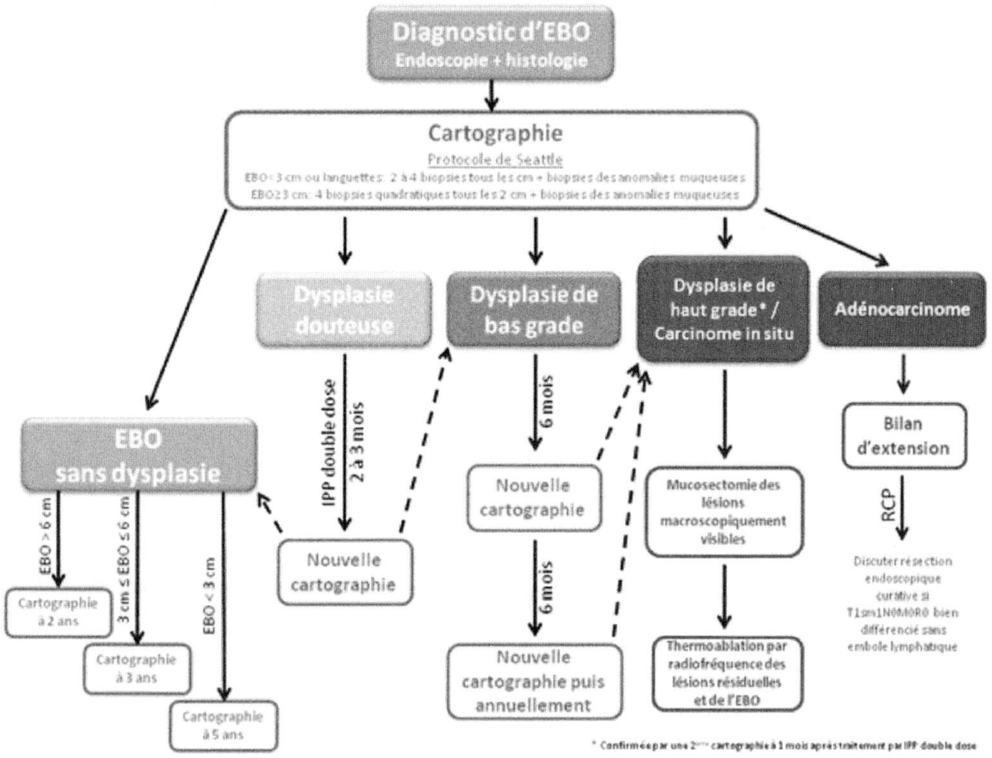

D'après N. Musquer et E. Cron Post'U (2013) 271-280

- **Question 13** (5 points)
  Réponse EXACTE : C

Commentaires C'est l'examen de choix pour rechercher une extension métastatique, particulièrement en pré-opératoire. L'Échoendoscopie est indiquée dans le bilan d'extension sauf en cas de tumeur infranchissable (comme c'est le cas ici) ou de lésion métastatique.

- **Question 14** (10 points)
  Réponses EXACTES : B-C-E

Commentaires Le syndrome de renutrition inapproprié est l'Ensemble des symptômes cliniques et des perturbations métaboliques qui surviennent au début et en cours de renutrition chez des patients préalablement dénutris chroniques ou ayant subi un jeûne prolongé.

La reprise brutale du métabolisme énergétique aggrave les carences préexistantes, et notamment en phosphore et potassium menant à un déficit en ATP, responsable d'un épuisement cellulaire. Ce syndrome est potentiellement létal, et doit être prévenu chez les sujets à risques, par une reprise très progressive de l'alimentation, avec des apports inférieurs à la normale, et sous contrôle étroit de la biologie.

- **Question 15** (5 points)
  Réponses EXACTES : A-B-C-D-E

Commentaires Cet item montre l'étendu du spectre du SRI et la variabilité des présentations. Le traitement le plus efficace est préventif, et le dépistage de telles anomalies chez un sujet à risque doit alerter le clinicien.

Les conséquences du déficit en phosphore sont :

- cardiaques : diminution de la fonction myocardique, arythmie, insuffisance cardiaque congestive, mort subite ;
- neuromusculaires : asthénie, confusion, neuropathie, paresthésies, rhabdomyolyse, syndrome de Guillain-Barré ;
- hépatiques : insuffisance hépatique aiguë ;
- respiratoires : insuffisance respiratoire aiguë ;
- hématologiques : anémie, hémolytique, thrombopénie ;
- squelettiques : ostéomalacie.

Les complications de l'hypokaliémie sont :

- cardiaques : arythmie, arrêt cardiaque, altération ECG ;
- neuromusculaires : aréflexie, asthénie, rhabdomyolyse ;
- métaboliques : intolérance au glucose, alcalose hypoK+ ;
- rénales : polyurie, polydipsie… ;
- gastro-intestinales : constipation, iléus…

ITEMS TRAITÉS

N° 248 UE 8 Dénutrition chez l'adulte
N° 267 UE 8 Douleurs abdominales et lombaires aiguës chez l'enfant et chez l'adulte
N° 268 UE 8 RGO chez le nourrisson, chez l'enfant et chez l'adulte. Hernie hiatale
N° 270 UE 8 Dysphagie
N° 289 Diagnostic des cancers : signes d'appel et investigations para-cliniques ; caractérisation du stade ; Pronostic
N° 302 UE 9 Tumeurs de l'œsophage

RECOMMANDATIONS ET CONFÉRENCE DE CONSENSUS

Les inhibiteurs de la pompe à protons chez l'adulte HAS 2009
Examens complémentaires dans le RGO chez l'adulte HAS 2005
Cancer de l'œsophage, Thésaurus National de Cancérologie Digestive

ANTÉRIORITÉ

Dossier 2011 : RGO du nourrisson

Dossier 11 *Un calcul pas si simple*

Faculté	Lille 2 – Henri Warembourg
Nom et prénom du rédacteur	Mayer Pierre
Nom et prénom du relecteur	Chapelle Nicolas et Dautrecque Flavien

Énoncé

Vous êtes tout jeune interne en hépato-gastro-entérologie de garde ce soir aux urgences de votre hôpital et vous recevez vers 23 h 30 Madame C. 75 ans qui se présente dans un contexte d'altération de l'état général évoluant depuis 3 jours. Elle est amenée par son fils devant d'importantes douleurs abdominales de majoration récentes non calmées par un antalgique de palier 1. Elle a dans ses antécédents :

- une hypertension artérielle sous Ramipril 5 mg 1/j. ;
- une dyslipidémie sous Atorvastatine 40 mg 1/j. ;
- un diabète de type 2 récemment diagnostiqué sous Metformine 850 mg 2/j. ;
- on retrouve également une notion d'ulcère gastroduodénal non suivi ;
- la patiente est G2P1, ménopausée depuis 15 ans sans traitement hormonal substitutif.

Elle vous avoue à demi-mot une consommation d'alcool régulière sans pour autant vous préciser le type d'alcool et la quantité, elle ne fume pas. À son admission au service d'accueil des urgences, les constantes sont les suivantes : température à 39,5 °C, fréquence cardiaque à 120/min, tension artérielle à 170/80 mmHg, fréquence respiratoire à 25 cycles/min, saturation en oxygène à 95 % en air ambiant et une EVA à 8-9/10. Depuis 24 heures la patiente est fébrile à 39 °C avec d'importantes sueurs et des frissons. Son fils vous rapporte également qu'elle est devenue de plus en plus jaune depuis le milieu de l'après-midi ce qui l'inquiète beaucoup. On note 2 épisodes de vomissements dans la journée. Elle se dit très nauséeuse depuis. La patiente pèse 80 kg pour une taille de 160 cm. L'examen clinique que vous pratiquez retrouve un abdomen pléthorique douloureux dans son ensemble spontanément avec majoration de la douleur à la palpation de l'hypochondre droit et de l'épigastre irradiant dans l'épaule droite. Il n'y a pas de bruits hydro-aériques et on note un important météorisme abdominal. Le reste de l'examen clinique est sans particularité. Vous réalisez un premier bilan biologique qui retrouve : globules blancs à 20 000/mm³ (dont 80 % de polynucléaires neutrophiles), une hémoglobine à 11,9 g/dl, VGM à 105 fl, plaquettes à 480 000/mm³, CRP à 150 mg/l, ASAT à 8 N et ALAT à 10 N, gamma-GT à 4 N, phosphatase alcaline à 4 N, Bilirubine totale 85 µmol/l, Bilirubine conjuguée 65 µmol/l, Na^+ à 135 mmol/l, potassium à 4,5 mmol/l, Ca^{2+} à 2,4 mmol/l, urée à 10 mmol/l et une créatininémie à 190 µmol/l, TP à 75 %, TCA ratio à 1, fibrinogène à 4 g/l et des D-Dimères < 500 ng/l. À la lumière de toutes ces informations vous décidez-vous et votre externe de vous lancer dans la résolution de ce cas.

1 **Quel est votre diagnostic ?**

a. Colique hépatique
b. Infarctus du myocarde dans le territoire inférieur
c. Cholécystite aiguë
d. Embolie pulmonaire
e. Angiocholite aiguë

2 **Qu'est-ce que la triade de Charcot ?**

a. Fièvre → ictère → douleur
b. Douleur → fièvre → ictère
c. Douleur → ictère → fièvre
d. Ictère → fièvre → douleur
e. Ictère → douleur → fièvre

3 **Complétez votre bilan biologique.**

a. Lipasémie
b. Troponine Ic
c. Hémocultures aéro- et anaérobies avec réalisation d'un antibiogramme
d. Glycémie capillaire et veineuse
e. LDH, Gaz du sang + lactatémie

4 **Quels examens faites-vous en 1re intention ?**

a. Échographie abdominale
b. Tomodensitométrie abdominale et pelvienne sans et avec injection de produit de contraste
c. Cholangio-IRM
d. Cholangio-pancréatographie par voie rétrograde (CPRE)
e. Électrocardiogramme (ECG)

L'échographie abdominale retrouve une dilatation de la voie biliaire principale à 10 mm avec un calcul enclavé et une dilatation des voies biliaires intra-hépatiques. Elle visualise également des calculs dans la vésicule biliaire. Le foie est d'allure homogène. Le reste de l'examen ne montre pas d'anomalie. Vous décidez donc d'hospitaliser la patiente en service d'hépato-gastro-entérologie pour suite de prise en charge.

5 **Quelles sont les mesures thérapeutiques de 1re intention ?**

a. Antibiothérapie probabiliste à large spectre type amoxicilline + acide clavulanique 1 g 3/j. pendant 10 jours ± associé à des aminosides en cure courte 3 à 5 jours à posologie adaptée à la fonction rénale
b. Vous arrêtez les médicaments néphrotoxiques et instaurez une insulinothérapie et une réhydratation parentérale intraveineuse
c. Antalgique de palier 1 : AINS Kétoprofène intraveineux lent 100 mg sur 20 minutes
d. Antalgique de palier 3 type morphine en PCA après titration
e. Mise à jeun, vitaminothérapie intraveineuse

À 24 heures de votre excellente prise en charge, la patiente présente brutalement des troubles de la conscience à type de somnolence. L'infirmière affolée accourt dans votre bureau et vous presse d'aller la voir. Les constantes prises par sa collègue retrouvent une température à 40 °C, une pression artérielle à 60/25 mmHg avec une tachycardie à 150/min. Vous apprenez également que la patiente n'a pas uriné depuis la veille. Elle présente également des marbrures des genoux. Vous initiez un remplissage vasculaire par du sérum salé avant de recontrôler la pression artérielle. Cette dernière après remplissage vasculaire est à 70/35 mmHg.

6 Quel est votre diagnostic ?

a. Sepsis sévère
b. Syndrome de réponse inflammatoire systémique
c. Choc septique
d. Sepsis
e. Aucune réponse n'est la bonne

Grâce à vos bons réflexes la patiente bénéficie en urgence de la réalisation d'une CPRE avec sphinctérotomie. La procédure est un succès malgré de nombreux échecs de cathétérisation de la papille et la patiente est transférée en réanimation pour suite de prise en charge et adaptation de l'antibiothérapie.

☛ *Voir photo dossier, p. IV et p. VII*

Elle évolue initialement favorablement avec disparition de la fièvre et de l'ictère, et régression du syndrome inflammatoire biologique. À J+3 de la procédure elle présente une ré-augmentation de son syndrome inflammatoire biologique (CRP à 130 mg/l). Le reste du bilan est sans particularité.

7 Quelles sont vos hypothèses diagnostics ?

a. Pneumopathie infectieuse nosocomiale
b. Pancréatite post-CPRE
c. Abcès hépatique
d. Récidive d'angiocholite
e. Ce n'est rien ça passera tout seul !

8 Vous soupçonnez une pancréatite aiguë post-CPRE chez madame C. Quels éléments clinico-biologiques définissent une pancréatite aiguë ?

a. Une douleur épigastrique en barre transfixiante irradiant vers le dos spontané que l'on majore à la palpation
b. Une amylasémie > 3 N
c. Une douleur de l'hypochondre droit irradiant vers l'épaule homolatérale présente spontanément et majorée à la palpation
d. Une lipasémie > 3 N
e. Une cytolyse hépatique prédominant sur les ALAT et cholestase

9 **Quels sont les éléments permettant d'évaluer la gravité d'une pancréatite aiguë ?**

a. Le score de Ranson
b. L'EVA
c. La CRP à 48 heures
d. Le score composite Balthazar-CTSI
e. La cinétique de la lipasémie

10 **La patiente évolue finalement favorablement et est à nouveau transférée en service d'hépato-gastro-entérologie. Consciente de ce qui s'est passé elle décide d'arrêter l'alcool et vous décidez de mettre en place des mesures pour l'aider à arrêter.**

a. Vous débutez une vitaminothérapie par thiamine (vitamine B1) et pyridoxine (vitamine B6) *per os* pour la prévention de l'encéphalopathie de Gayet Wernicke et du syndrome de sevrage
b. Vous lui proposez de lui prendre un rendez-vous en consultation d'addictologie
c. Vous lui parlez des psychothérapies de soutien et cognitivo-comportementale
d. Vous débutez une benzodiazépine type oxazépam *per os*
e. Vous organisez d'office une hospitalisation obligatoire en service conventionnelle pour le sevrage alcoolique

11 **Madame C. qui depuis son hospitalisation ne fait confiance qu'à vous pour ce qui est de sa santé revient vous voir 3 semaines plus tard pour des douleurs abdominales épigastriques et de l'hypochondre gauche invalidante. L'examen clinique ne permettant pas de s'orienter clairement vous décidez de lui faire faire une scanner abdomino-pelvien. Le compte rendu du scanner indique la présence d'un pseudo-kyste pancréatique au dépend de la queue du pancréas comprimant les structures adjacentes.**

☛ *Voir photo dossier, p. XVIII*

Quels sont les éléments de l'observation et du scanner permettant le diagnostic de pseudo-kyste pancréatique ?

a. Un pseudo-kyste apparaît plus de 2 semaines après le début de la pancréatite aiguë
b. Un pseudo-kyste apparaît plus de 4 semaines après le début de la pancréatite aiguë
c. Il peut être responsable de douleurs abdominales
d. Au scanner on note une collection sans paroi propre régulière et avec une forme arrondie
e. Il se localise toujours en extra-pancréatique

12 **Quelles sont les complications d'un pseudo-kyste pancréatique ?**

a. Compression extrinsèque d'organe de voisinage
b. Rupture de pseudo-kyste
c. Insuffisance pancréatique endocrine et exocrine
d. Infection de pseudo-kyste
e. Dégénérescence maligne

13 **Outre la pancréatite aiguë post-CPRE qu'a présenté Madame C., quelles sont les deux principales causes de pancréatite aiguë (par argument de fréquence) ?**

a. Les causes tumorales telles que le cancer du pancréas ou l'ampullome vatérien
b. Les causes métaboliques telles que l'hyperlipidémie ou l'hypercalcémie
c. L'exogénose chronique
d. Les causes infectieuses telles que l'infection par le virus oureliens, le VIH, *Legionnella pneumophilia*, etc.
e. La pathologie lithiasique biliaire

14 **QROC – Comment surveille-t-on l'évolutivité d'un pseudo-kyste ?**

....

15 **Madame C. a présenté une angiocholite, il est nécessaire au décours de cet épisode de réaliser une cholécystectomie mais quand faut-il la programmer ?**

a. Dans les suites immédiates de la pancréatite aiguë (24 heures)
b. 4 mois après la poussée d'angiocholite
c. 4 semaines après la poussée d'angiocholite
d. Lors du prochain épisode
e. Durant la même hospitalisation (J3-J5)

■ **Question 1** (10 points)
Réponse EXACTE : E

Commentaires L'angiocholite correspond à une infection aiguë de la VBP du fait d'une obstruction de la VBP par un calcul ou autre (typiquement tumeur de la tête du pancréas), c'est une septicémie d'origine biliaire. Cliniquement elle se traduit par la fameuse **TRIADE DE CHARCOT** correspondant à la succession en 48 heures de l'apparition d'une DOULEUR brutale d'origine biliaire puis de **FIÈVRE** et enfin d'un **ICTÈRE**. La présence de ces 3 éléments et leur succession dans le temps dans cet ordre permet de faire le diagnostic. D'un point de vue biologique on retrouve une cytolyse hépatique prédominant sur les ALAT associée à une cholestase ainsi qu'une hyperbilirubinémie prédominant sur la bilirubine conjuguée. On retrouve aussi un syndrome inflammatoire biologique avec hyperleucocytose à polynucléaires neutrophiles. Il est bien sur nécessaire de réaliser des hémocultures aérobies et anaérobies de manière systématique. On réalisera en première intention une échographie abdominale à la recherche d'une **dilatation de la VBP** et du calcul (celui-ci étant plus difficile à voir). On pourra également réaliser un scanner abdominal qui montrera principalement une dilatation de la VBP.

La colique hépatique correspond à une mise en tension brutale des voies biliaires accessoires (VBA) par un calcul provenant de la vésicule biliaire mais ne s'enclavant pas dans celles-ci (soit passage dans la voie biliaire principale (VBP) soit retour dans la vésicule biliaire). La douleur siège typiquement au niveau de l'hypochondre droit ou de l'épigastre, débutant brutalement et irradiant vers l'épaule droite ou la scapula et **durant MOINS DE 6 HEURES**. Il n'y a **ni défense ni fièvre ni ictère.** On retrouve un signe de Murphy positif. La douleur cède toute seule soit de manière brutale soit plus progressivement. Au décours de l'épisode on réalisera une cholécystectomie.

La cholécystite aiguë correspond à une mise en tension brutale des VBA par un calcul s'y enclavant. C'est une infection aiguë de la vésicule. La douleur est identique à celle de la colique hépatique mais dure ici **PLUS DE 6 HEURES.** On retrouve cliniquement de la fièvre (38-38,5 °C), une défense de l'hypochondre droit avec signe de Murphy mais **pas d'ictère.** Le bilan biologique retrouve un syndrome inflammatoire biologique sans anomalie de la fonction hépatique. On réalisera des hémocultures systématiquement du fait d'un haut risque infectieux. L'examen d'imagerie à réaliser en première intention est l'échographie abdominale qui recherche un **Murphy échographique**, des **parois vésiculaires épaissis** (> 4 mm) **/doublées/feuilletées** (aspect en triple feuillet) et l'**absence de dilatation de la VBP**. Le traitement est médico-chirurgical associant une antibiothérapie probabiliste et la réalisation d'une cholécystectomie sous cœlioscopie au cours de l'épisode.

■ **Question 2** (5 points)
Réponse EXACTE : B

Commentaires Comme cité précédemment la triade de Charcot est l'apparition successive d'une douleur de type biliaire suivi par de la fièvre et un ictère cutanéo-muqueux dans une période de 48 heures. Elle témoigne de la physiopathologie de l'angiocholite. D'abord un calcul migre jusque dans le VBP, et s'y enclave ce qui donne la douleur brutale, puis la bile stagne du fait d'un obstacle à son écoulement et s'infecte ce qui explique le syndrome infectieux avec la fièvre. Enfin la bilirubine conjuguée (car déjà passée par le foie) s'accumule et passe dans le sang ce qui est responsable d'un ictère cutanéo-muqueux. Sa présence permet d'évoquer le diagnostic d'angiocholite aiguë et donc de débuter une prise en charge adaptée.

- **Question 3** (5 points)
  Réponses EXACTES : A-B-C-D-E
  INDISPENSABLES : A-C

Commentaires La **lipasémie est indispensable**, en effet la VBP est rejoint par le canal de Wirsung au niveau de l'ampoule de Vater avant de s'aboucher au niveau de la papille dans le 2e duodénum. Il est fréquent que des calculs s'enclavent à ce niveau entraînant une obstruction du canal de Wirsung responsable d'une pancréatite aiguë (PA) complication à connaître et à toujours avoir en tête dans le cadre de la pathologie lithiasique biliaire concernant la VBP ou du moins d'une inflammation du pancréas. Le cycle de **troponine Ic** est ici également indispensable car on se doit d'écarter un IDM chez cette patiente on le réalisera à H+6 puis H+12, on le réalise en complément d'un ECG pathologique.

Les **hémocultures** doivent être également **réalisées systématiquement** dans les premiers moments de la prise en charge, il est nécessaire d'avoir une identification d'un germe pour pouvoir adapter l'antibiothérapie il faudra au moins en faire 3 trains, aérobies et anaérobies afin des couvrir l'ensemble des germes d'origine digestive. Elles seront positives dans 90 % des cas environ. On réalise une glycémie veineuse ici de principe, en plus la patiente étant diabétique. L'hyperglycémie étant un état favorisant les infections. Les LDH et la lactatémie seront utiles pour éliminer une ischémie mésentérique. On retrouvera une élévation des LDH et une acidose métabolique lactique. Cependant il existe des ischémies digestives sans hyperlactatémie car le foie métabolise le lactate dans un premier temps. Les gaz du sang permettront le diagnostic d'acidose métabolique et d'avoir un reflet de l'hypoxie et de la souffrance tissulaire.

- **Question 4** (15 points)
  Réponses EXACTES : A-E

Si mise de B dans la réponse 0 à la question car IRA fonctionnelle + metformine + produit de contraste iodé.

Commentaires Dans une démarche diagnostique on ira toujours du moins invasif au plus invasif. Bien que la patiente soit ici obèse on commencera par la réalisation d'une échographie abdominale, examen simple se faisant au lit du malade. Il s'agit de **l'examen de première intention** dans la pathologie biliaire. Elle cherche à montrer la présence d'un calcul dans la VBP (pas toujours visible d'ailleurs car il peut être bas situé. L'élément majeur à rechercher étant la **DILATATION DE LA VBP** (> 8 mm). Le scanner est envisageable au vu de la corpulence de la patiente probablement peu échogène mais il est moins sensible que l'échographie et retrouve les mêmes signes, il devra alors être réalisé **SANS injection de produit de contraste** car :

- la patiente est une diabétique de type 2 sous metformine elle a probablement pris son traitement jusqu'à son arrivée à l'hôpital ;
- il s'agit d'une diabétique de type 2 on peut donc soupçonner que la fonction rénale de cette patiente est déjà altérée du fait d'une possible néphropathie diabétique sous-jacente. Ce n'est pas parce que le diabète de type 2 est de diagnostic récent qu'il est d'apparition récente, en effet les lésions d'organes cibles débutent souvent bien avant le diagnostic de diabète à proprement dit (c'est l'inverse pour le diabète de type 1) et son déjà avancée au début de la prise en charge ;
- de plus elle présente une insuffisance rénale aiguë (IRA) ici d'allure fonctionnelle dans un contexte septique évident avec une créatininémie à 190 µmol/l il s'agit d'une contre-indication absolue à l'injection de produit de contraste iodé qui est néphrotoxique.

Pour pondérer le propos un scanner est tout à fait envisageable et même recommandé dans la pathologie lithiasique même avec injection de produit de contraste à condition d'avoir veillé à bien éliminer les contre-indications. Je vous ai ici mis exprès ici l'IRA (complication très fréquente) dans un contexte de diabète de type 2 sous metformine piège classique de l'ECN qui doit vous faire avoir 2 réflexes d'abord arrêter la metformine avec relais par insuline et ensuite hydrater la patiente si l'IRA est fonctionnelle car elle est due à une hypovolémie vraie ou relative.

La Cholangio-IRM est un excellent examen non invasif pour en ce qui concerne les voies biliaires. Elle permet de mettre en évidence tous les types de lithiase située au niveau de la VBP avec une sensibilité supérieure à 90 %. Il est rarement fait dans le cadre de l'urgence. La CPRE est un examen invasif réalisée sous anesthésie générale au bloc opératoire nécessitant un endoscopiste formé. Il s'agit d'un examen à visée diagnostique et thérapeutique. Cependant elle n'a plus de place pour le diagnostic de la lithiase biliaire (RCP 2010) et n'est donc pas réalisé en 1re intention car la bile est infectée on la réalise le plus souvent après début d'une antibiothérapie efficace (24-48 heures). Elle sera le plus souvent précédée par une écho-endoscopie permettant de bien visualiser les voies biliaires.

L'ECG est indispensable dans le but de toujours éliminer un IDM mais aussi pour la réalisation du bilan préopératoire chez cette patiente > 40 ans.

Question 5 (15 points)

Réponses EXACTES : A-B-D-E

Indispensables : A-B (et si mise de la réponse C zéro à la question car IRA, metformine et antécédent d'ulcère gastroduodénal, pas d'IPP et âge > 65 ans).

Commentaires La prise en charge de cette patiente consiste en une hospitalisation en service conventionnelle d'hépato-gastro-entérologie en urgence. Repos au lit. Pose d'une voie veineuse périphérique de bon calibre voire d'une seconde pour passer les traitements.

Mise à jeun stricte, pose d'une sonde naso-gastrique à discuter si vomissements importants et/ou iléus réflexe secondaire à l'angiocholite. **ARRÊT DE LA METFORMINE** car on a ici une IRA avec risque d'acidose lactique, on fait un relais par de l'insuline soit en sous-cutané (soit en intraveineuse au pousse seringue électrique plutôt en service de soins intensifs ou en réanimation). **ARRÊT des IEC** (ramipril) devant une IRA.

Traitement symptomatique : **antalgie** adapté à l'EVA ici pour rappel 7/10, recours à un palier 3 de type **morphine IV en titration** jusqu'à obtention d'une EVA < 4/10 puis installation d'une PCA. Ici on ne prendra pas le risque de donner des AINS surtout dans un cas ECN (la vraie vie peut parfois être différente) pour plusieurs raisons : l'antécédent d'ulcère gastroduodénal non exploré, la présence d'une IRA fonctionnelle de plus la patiente à plus de 65 ans selon les recommandations en vigueur il faut ajouter un inhibiteur de la pompe à proton (IPP) type ésoméprazole 40 mg/j. Il faudra de plus faire attention à l'utilisation des morphiniques chez une patientes présentant une IRA car il existe un risque de surdosage.

Anti-émétique du type métoclopramide IV 10 mg 3/j. car on a la notion de deux épisodes de vomissements le jour même et la patiente est nauséeuse on traite ici le symptôme.

Rééquilibration hydro-éléctrolytique avec rétablissement d'une volémie correcte pour correction de l'IRA fonctionnelle par hydratation parentérale IV par du sérum salé à 9 g‰ avec surveillance de la fonction rénale et du ionogramme sanguin. **PREVENTION du SYNDROME DE SEVRAGE ALCOOLIQUE** dès que vous lisez dans un énoncé que le patient boit de l'alcool il faut automatiquement penser à ce point cela doit être un réflexe médullaire, le delirium tremens et une pathologie grave et peut être prévenu. La prise en charge repose sur 3 points : l'**hyperhydratation**, ensuite la vitaminothérapie soit **per os** soit IV avec vitamine B1 (thiamine) et vitamine B6 (pyridoxine) pour la prévention notamment de l'encéphalopathie de Gayet-Wernicke, enfin on ajoute une benzodiazépine à demi-vie longue en l'absence de contre-indication par exemple diazépam (IV ou **per os**) afin de prévenir le risque de convulsions à posologie adaptée à la consommation alcoolique antérieur. Prévention des complications thrombo-emboliques (femme, âge > 60 ans, obésité, immobilité) par de l'héparine non fractionnée (HNF) en sous cutané type **Calciparine** sodique 150 UI/kg/j. soit 2 ou 3x 5 000 UI/J, les héparines de bas poids moléculaires (HBPM) sont quant à elles ici contre-indiquées du fait de l'IRA.

Traitement étiologique : antibiothérapie probabiliste à large spectre en intraveineux bactéricide et synergique, ciblant les entérobactéries et les anaérobies à débuter en urgence et secondairement adaptée à l'antibiogramme en l'absence d'allergie avec relais **per os** à 48 heures d'apyrexie **amoxicilline + acide** clavulanique 1 g 3/j. pendant 10 jours associé à des aminosides en cure courte 3 à 5 jours à posologie adaptée à la fonction rénale. Alternative céphalosporine de 3e génération **céfotaxime** 1 g 3/j. + **métronidazole** 500 mg 3/j. pour une durée de 10 jours + **gentamycine** 3 mg/kg/j. (ou amikacine 15 mg/kg/j.) en cure courte sur 2 à 3 jours pour limiter au maximum la néphrotoxicité (quasi-nulle dans ce cas-là). Lorsque l'évolution est favorable et que l'infection est contrôlée on va traiter la lithiase de la VBP on peut réaliser un traitement endoscopique ou chirurgical.

Question 6 (10 points)

Réponse EXACTE : C

Commentaires Le syndrome de réponse inflammatoire systémique (SRIS) correspond à la présence d'au moins 2 des critères suivants :

- fréquence cardiaque > 90/min ;
- fréquence respiratoire > 20/min ou $PaCO_2$ < 32 mmHg ;
- température corporelle > 38 °C ou < 36 °C ;
- leucocytose > 12 000/mm^3 ou < 4000/mm^3 ou > 10 % de cellules immatures ;
- glycémie veineuse > 7,7 mmol/l ;
- altération des fonctions supérieures ;
- temps de recoloration cutanée > 3 secondes ;
- lactatémie > 2 mmol/l.

Le sepsis = SRIS + infection (quel que soit son type). Le sepsis sévère = sepsis + dysfonction d'organe ou hypoperfusion ou hypotension.

Le choc septique = sepsis sévère avec hypotension persistante malgré un remplissage vasculaire bien mené. On retrouve ici les éléments cliniques devant faire penser à une défaillance multiviscérale avec instabilité hémodynamique car la patiente présente brutalement après 24 heures d'antibiothérapie une décharge septique importante. On note :

- une réascension de la température corporelle à 40 °C faisant évoquer la décharge septique malgré l'antibiothérapie probabiliste ;
- des signes de choc avec ici :
  - hypotension artérielle à 70/50 mmHg (Pas < 90 mmHg) avec une tachycardie compensatrice > 120/min ;
  - troubles de la conscience évoquant un bas débit cérébral. (Glasgow < 14) ;
  - anurie évoquant une hypoperfusion rénale ;
  - présence de marbrures au niveau des genoux témoin de la vasoconstriction de la circulation périphérique.

Le choc septique est défini comme un sepsis sévère **réfractaire à un remplissage vasculaire bien mené** c'est-à-dire une PAs restant < 90 mmg. On se retrouve dans ce cas de figure ici, on vous précise que la patiente a été rempli par sur sérum salé à 9 g ‰ et que malgré cela la tension continue de chuter du fait de l'importante vasoplégie on a donc à faire à un véritable choc septique à point de départ biliaire. Un seul réflexe c'est de transférer la patiente en réanimation pour suite de prise en charge et instauration d'un traitement vasoactif et élargissement de l'antibiothérapie.

Question 7 (5 points)

Réponses EXACTES : A-B-D

Commentaires On se retrouve ici dans le cas d'une probable complication iatrogène car la patiente évolue initialement favorablement suite à une prise en charge endoscopique et réanimatoire adaptée. Au vu de l'état de la patiente celle-ci a sûrement dû être intubée et ventilée, il est très fréquent lors d'un séjour en réanimation de développer une pneumopathie infectieuse liée à la ventilation mécanique. La fièvre peut être ici un mauvais moyen de mettre en évidence l'infection si la patiente à un traitement antipyrétique. On réalise devant cette hypothèse des **hémocultures aéro- et anaérobies voire fongiques afin de s'orienter.**

La pancréatite aiguë post-CPRE est une complication rare (1 % des) mais à laquelle il faut penser dans ce contexte de CPRE en urgence avec nombreux échecs de cathétérisation de la papille. Il convient de doser la **lipasémie** dans ce cas pour affirmer ou infirmer le diagnostic. Si le diagnostic est confirmé il convient de réaliser un scanner abdominal sans et avec injection à 72-96 heures pour calculer du **SCORE DE BALTHAZAR** et le score composite CTSI.

Le délai de 3 jours est trop court pour la constitution d'un abcès hépatique. Une récidive d'angiocholite est toujours possible s'il existe encore des calculs dans la vésicule ou une occlusion de la VBP pour tout autre raison. Mais ici c'est peu probable du fait d'une sphinctérotomie.

Question 8 (5 points)

Réponses EXACTES : A-D

Commentaires Une douleur épigastrique en barre transfixiante irradiant vers le dos spontané que l'on majore à la palpation est la description typique de la douleur d'origine pancréatique. De plus si la biologie retrouve une lipasémie > 3 N le diagnostic de pancréatite aiguë est alors posé. La cytolyse et la cholestase ne rentre pas dans la définition de la pancréatite aiguë. Elles permettent par contre de soupçonner une origine lithiasique à la pancréatite aiguë.

Question 9 (5 points)

Réponses EXACTES : C-D

Commentaires Une CRP > 150 mg/l à 48 heures et un score de Balthazar (≥ 4) à 72-96 heures et la présence d'un syndrome de réponse inflammatoire systémique sont des signes de gravités d'une pancréatite aiguë. Les scores permettent en plus d'évaluer la morbi-mortalité d'une pancréatite aiguë.

Score de Balthazar :

Scanner		Scanner avec injection	
A : pancréas normal	0 point	Pas de nécrose	0 point
B : œdème du pancréas (augmentation de volume)	1 point	Nécrose < 30 % de la glande	2 points
C : infiltration de la graisse péri-pancréatique	2 points	Nécrose entre 30 et 50 % de la glande	4 points
D : 1 coulée de nécrose	3 points	Nécrose > 50 % de la glande	6 points
E : 2 ou plusieurs coulées de nécrose et/ou une ou plusieurs bulle(s) d'air intra-nécrose ou intra-pancréatique	4 points		

■ **Question 10** (5 points)
Réponses EXACTES : A-B-C-D

Commentaires La **vitaminothérapie est nécessaire** pour la prévention de l'encéphalopathie de Gayet-Wernicke et du syndrome de Korsakoff notamment. Chez l'alcoolique chronique on retrouve un déficit en vitamine B1 (thiamine). On ajoute de la vitamine B6 (pyridoxine) et parfois de la vitamine PP (vitamine B3 ou niacine). On y associe également une hydratation **per os**. On va de même débuter au moment du sevrage un **traitement court (7 à 10 jours) par benzodiazépine** surtout si le sevrage se fait en ambulatoire ! On aura recours à une benzodiazépine de demi-longue type **diazépam per os** à posologie adaptée à la consommation alcoolique antérieure. On prévient ainsi le risque de convulsions qui augmente lors du sevrage en alcool ainsi que l'agitation et l'agressivité. S'il existe une contre-indication aux benzodiazépines on effectuera le sevrage en milieu hospitalier de façon systématique.

Un sevrage quel qu'il soit est difficile et il peut être intéressant de demander l'expertise d'un spécialiste des addictions afin de faire de la tentative de sevrage un succès. On propose et non on impose à la patiente la consultation c'est elle qui décidera au final de tout façon. Les psychothérapies de soutien sont un complément non négligeable et peuvent s'avérer très utile et efficace pour permettre aux patients de réduire puis d'arrêter leur consommation. Il s'agit d'initier la prise en charge à long terme. Il n'est pas nécessaire ni obligatoire d'hospitaliser un patient pour sevrage. L'initiation et la gestion d'un sevrage à court et à long terme nécessite une prise en charge multidisciplinaire médico-psycho-sociale par une équipe ayant l'habitude de gérer ce genre de cas.

■ **Question 11** (5 points)
Réponses EXACTES : B-C-D

Commentaires Un pseudo-kyste apparaît plus de 4 semaines après le début de la pancréatite aiguë c'est la durée retenue pour sa formation, c'est le temps nécessaire à la formation d'une paroi constituée de tissu inflammatoire et de fibrose. À partir d'une certaine taille il devient compressif. La symptomatologie est fonction de l'organe qu'il comprime, l'abdomen étant distensible jusqu'à un certain point. Les autres causes de douleurs liées à un pseudo-kyste sont : l'infection avec à terme la constitution d'un abcès, l'hémorragie ou la rupture de pseudo-kyste dans un organe creux voisin, dans la cavité abdominale ou dans les séreuses (plèvre/péritoine).

Un pseudo-kyste est le plus souvent intra-pancréatique ! C'est une collection se développant au dépend d'un canal pancréatique dont l'abouchement est occlus (sténose ou obstacle). Il contiendra soit du suc pancréatique stérile soit de la nécrose pancréatique liquéfiée qui s'est organisée en collection. Dans tous les cas son **contenu est stérile**. Il compliquera soit une poussée de pancréatite aiguë soit suite à une rétention canalaire notamment lors d'une pancréatite chronique calcifiante. Au scanner il s'agit d'une collection sans paroi propre régulière et avec une forme arrondie, l'absence de fièvre une localisation autre qu'intra-pancréatique et la temporalité (abcès appariassent plus tôt au bout de 2 semaines environ) permettent de faire la différence avec un abcès pancréatique.

■ **Question 12** (5 points)
Réponses EXACTES : A-B-D

Commentaires Un pseudo-kyste peut être très volumineux et comprimer un organe de voisinage comme la VBP, l'estomac, le duodénum ou les vaisseaux du hile splénique ou la veine porte.

Il peut également se rompre soit dans un organe creux (estomac, duodénum) soit directement dans la cavité péritonéale ou encore entre les deux feuillets composant une séreuse (plèvre ou péritoine). Il est **initialement stérile**, mais il peut s'infecter avec évolution vers un abcès du pancréas.

L'insuffisance pancréatique exocrine et endocrine est complication liée à la pancréatite chronique du fait de l'inflammation permanente du parenchyme pancréatique. Elles surviennent pour l'atteinte exocrine après 10 ans d'évolution de la PC, l'insuffisance endocrine elle apparaît que tardivement, et dans les formes déjà bien évoluées.

La dégénérescence maligne est aussi une complication de la PC. On note une augmentation du risque de développer un adénocarcinome du pancréas chez les patients présentant une PC.

Question 13 (5 points)

Réponses EXACTES : C-E

Commentaires Toutes les causes ici citées sont des causes de pancréatite aiguë. Les deux plus fréquentes sont celles liées à l'alcool et à la pathologie lithiasique biliaire elles représentent 80 % des cas. Un alcoolique peut très bien faire une pancréatite aiguë lithiasique, il est donc impératif d'éliminer cette étiologie avant de conclure à l'origine alcoolique. De manière synthétique voici les grandes causes de pancréatite aiguë :

- **migration d'une lithiase dans la VBP** (critère de Blamey) ;
- **alcool** (chronique et en quantité importante) ;
- métabolique : hypercalcémie, hypertriglycéridémie (dyslipidémie de type IV si triglycérides > 10 g/l) ;
- post-CPRE, post-opératoire de façon plus générale, post-traumatique ;
- tumeurs bénignes ou malignes du pancréas quel que soit le type ;
- médicamenteuse (base de données Pancréatox® disponible sur internet) notamment les antirétroviraux ;
- infection : VIH, CMV, oreillons, légionellose, ascaridiose, etc. ;
- auto-immune ;
- canalaire ;
- génétique.

Question 14 (2,5 points)

Réponse EXACTE : examen clinique et TDM abdomino-pelvien (aussi accepté clinique et/ou scanner)

Commentaires On évalue l'évolutivité d'un pseudo-kyste avant tout sur la clinique notamment la recherche des complications propres aux pseudo-kystes et notamment la compression d'organe de voisinage. L'apparition d'une symptomatologie abdominale chez un patient ayant un pseudo-kyste doit faire évoquer l'évolutivité de la pathologie. En plus de la clinique une TDM abdomino-pelvien complétera le bilan et permettra de déterminer une prise en charge (abstention vs prise en charge invasive).

Question 15 (2,5 points)

Réponses EXACTES : B-C

Commentaires Classiquement elle est réalisée à distance de l'épisode aiguë pour laisser le temps à l'inflammation locorégionale de diminuer c'est-à-dire entre 2 et 4 semaines. On la réalisera en urgence cependant en cas d'échec de la procédure endoscopique ou si celle-ci est impossible.

ITEMS TRAITÉS

N° 74	Addiction à l'alcool
N° 154	Septicémie/Bactériémie/Fongémie de l'adulte et de l'enfant
N° 274	Lithiase biliaire et complications
N° 275	Ictère
N° 318	Principe du bon usage du médicament et des thérapeutiques non médicamenteuses
N° 319	La décision thérapeutique personnalisée : bon usage dans des situations à risque
N° 326	Prescription et surveillance des classes de médicaments les plus courantes chez l'adulte et chez l'enfant
N° 328	État de choc. Principales étiologies : hypovolémique, septique (voir item 154), cardiogénique, anaphylactique

RECOMMANDATIONS ET CONFÉRENCE DE CONSENSUS

Collégiale des universitaires en hépato-gastro-entérologie – 2015

Haute Autorité de Santé - Quand faut-il faire une cholécystectomie ? - Janvier 2013 www.has-sante.fr

Haute Autorité de Santé - Evaluation de l'amylasémie et de la lipasémie pour le diagnostic initial de la pancréatite aiguë – juillet 2009 www.has-sante.fr

SNFGE - Prise en charge de la lithiase biliaire – 2010 www.snfge.org

SFA – Conférence de consensus Objectifs, indications et modalités du sevrage du patient alcoolodépendant – 1999 www.sfalcoologie.asso.fr

SPILF, SFAR, SRLF - Prise en charge initiale des états septiques graves de l'adulte et de l'enfant – 2007 www.infectiologie.com

ANTÉRIORITÉ

Dossier 2012 : diagnostic et prise en charge d'une maladie lithiasique compliquée.

Dossier 2012 : pancréatite aiguë et maladie lithiasique

Dossier 2015 : pancréatite aiguë d'origine lithiasique

Dossier 12 — *Le bon calcul*

Faculté	Lille 2 – Droit & Santé
Nom et prénom du rédacteur	Dautrecque Flavien
Nom et prénom du relecteur	Chapelle Nicolas et Mayer Pierre

1 **Vous êtes médecin généraliste et accueillez une patiente de 38 ans qui se plaint de douleur abdominale prédominant en épigastre et en hypochondre droit et évoluant depuis la veille au soir. Ce jour les douleurs toujours intenses entraînent une inhibition respiratoire. La température de la patiente est 37,6 °C. Son poids est de 85 kg pour 1,65 m. Elle ne présente pas d'ictère, pas de défense, pas d'altération de l'hémodynamique. Quelle(s) pathologie(s) peut (peuvent) être responsable(s) d'un tel tableau ?**

a. Appendicite aiguë
b. Pancréatite aiguë
c. Colique hépatique
d. Syndrome coronarien aigu
e. Pneumopathie infectieuse aiguë basale droite

2 **QROC – Vous orientez la patiente vers le Service d'Accueil des Urgences. L'examen clinique retrouve une douleur en hypochondre droit augmentée à l'inspiration forcée. L'ECG est normal. Un bilan biologique réalisé montre :**

- **hémoglobine 12,5 g/dl ;**
- **leucocytes 8,2 g/l ;**
- **ASAT 112 UI/l ;**
- **ALAT 123 UI/l ;**
- **GGT 39 UI/l ;**
- **phosphatases alcalines 81 UI/l ;**
- **CRP 6 mg/l ;**
- **lipase = 1,5 fois la normale ;**
- **troponine normale.**

Quel est votre diagnostic ?

....

3 **Vous avez fait le diagnostic de colique hépatique. Quel(s) examen(s) d'imagerie effectuez-vous en 1re intention ?**

a. TDM abdominale sans injection de produit de contraste
b. Bili-IRM
c. Abdomen sans préparation
d. Échographie abdominale
e. TDM abdominale avec injection de produit de contraste

4 **Quel traitement prescrivez-vous pour cet épisode ?**

a. Antibiothérapie IV par Céphalosporine de 3e génération - Nitro-imidazolés
b. Antibiothérapie *per os* ambulatoire par Augmentin
c. Antalgique adapté au palier OMS de la douleur
d. Cholécystectomie à chaud dans les jours suivants
e. Cholangiopancréatographie rétrograde endoscopique avec sphinctérotomie endoscopique

5 **La cholécystectomie est prévue 3 semaines plus tard. Une consultation pré-anesthésique doit être effectuée avant l'anesthésie générale. Quelle(s) réponse(s) est (sont) correcte(s) la concernant ?**

a. Elle doit être effectuée dans les 48 heures précédant l'intervention
b. L'ECG est obligatoire
c. Un bilan biologique standard est obligatoire
d. Un examen clinique est obligatoire
e. Une visite post-anesthésique lui fera suite

6 **Il s'agit donc d'une patiente de 38 ans G3P2 ayant une consommation tabagique à 8 Pa, sans autres antécédents. L'examen clinique est normal. Vous visualisez le voile du palais et la base de la luette à l'ouverture buccale. Quelle(s) proposition(s) est (sont) vraie(s) ?**

a. Le score ASA de la patiente est de 6
b. Le score ASA de la patiente est de 0
c. Le score de Mallampati ne peut pas être calculé
d. Le score de Mallampati est de 2
e. Le score d'Aldrete ne peut pas être calculé

7 **Une semaine après cette consultation, la patiente arrive aux urgences car ses douleurs ont récidivé. Elle décrit alors des douleurs identiques à celles présentées lors du premier épisode de colique hépatique et souhaiterait qu'on lui donne rapidement des antalgiques car elle doit aller chercher son fils à l'école. À l'examen, la température est de 38,7 °C. Vous retrouvez un signe de Murphy, un abdomen souple et dépressible par ailleurs. Il n'y a pas d'ictère. Vous évoquez une cholécystite aiguë. Quel bilan réalisez-vous ?**

a. Lipasémie
b. Hémocultures
c. Échographie abdominale
d. ECBU
e. Échographie réno-vésicale

8 **Votre diagnostic se confirme. Et il ne semble pas y avoir d'autres pathologies biliaires associées. Que vous attendez-vous à trouver sur l'échographie réalisée ?**

a. Paroi vésiculaire épaissie
b. Calcul enclavé du cholédoque
c. Slugde vésiculaire
d. Dilatation des voies biliaires intra-pancréatiques
e. Aérobilie

9 **QROC – Les signes ont débuté il y a 24 heures maintenant. La patiente ne présente pas de trouble de la conscience, de détresse respiratoire, de masse de l'hypochondre droit, d'hypotension artérielle. L'échographie ne montrait pas de complications locales à type d'abcès ou de péritonite localisée. Le bilan biologique montre les résultats suivants :**

- **leucocytes 24 g/l dont 66 % de polynucléaires neutrophiles ;**
- **plaquettes 214 g/l ;**
- **créatininémie 92 micromol/l ;**
- **TP 93 %.**

Quel est le score de Tokyo de cette patiente ?

....

10 **La patiente vous questionne sur les suites à attendre. Que lui répondez-vous ?**

a. Une antibiothérapie va être instaurée
b. Une cholécystectomie doit être réalisé dans les 24 heures
c. Une cholécystectomie doit être réalisé à froid après traitement médical de la pathologie
d. Un drainage des vois biliaires sera temporairement nécessaire
e. La prise en charge ambulatoire est impossible

11 **Le traitement médico-chirurgical est réalisé. 20 jours après la fin de tout traitement, la patiente consulte à nouveau son médecin traitant pour l'apparition de diarrhée aqueuse non sanglante depuis 3 jours. La patiente est apyrétique, n'a pas présenté de nausées ou de vomissements. Quel(s) signe(s) de déshydratation extra-cellulaire devez-vous rechercher chez votre patiente ?**

a. Hypotension artérielle
b. Pli cutané persistant moins de 3 secondes
c. Turgescence des veines jugulaires
d. Œdèmes des membres inférieurs prenant le godet
e. Muqueuses sèches

12 **La patiente ne présente aucun de ces signes. Elle continue de s'alimenter et de boire. Vous envisagez la possibilité d'une colite post-antibiotique. Quel(s) germe(s) peut (vent) en être responsable(s) ?**

a. *Escherichia coli entéro-hémorragique*
b. *Clostridium perfringens*
c. *Clostridium difficile*
d. *Klebsiella oxytoca*
e. *Salmonella paratyphi*

13 **Quel(s) antibiotique(s) de première intention prescrivez-vous ?**

a. Association CEFTRIAXONE IM et MÉTRONIDAZOLE *per os*
b. Association AMOXICILLINE et ACIDE CLAVULANIQUE
c. MÉTRONIDAZOLE *per os*
d. VANCOMYCINE IV
e. VANCOMYCINE *per os*

14 **Quelle(s) mesure(s) doit (vent) accompagner cette prescription antibiotique ?**

a. Diminution de l'apport hydrique pour diminuer le débit de selles
b. Conseils d'hygiène, notamment vis-à-vis des personnes fragiles de l'entourage
c. Régime sans fibre
d. Traitement symptomatique y compris les ralentisseurs du transit type lopéramide
e. Prescription de gélule de potassium pour compenser la perte digestive

15 **La patiente vous interroge sur les suites possibles de cette pathologie. Que lui répondez-vous ?**

a. Une récidive à court terme est possible après ce premier épisode
b. Il existe une immunisation contre le germe responsable de cette pathologie
c. Un régime peut diminuer le risque de récidive à long terme
d. La patiente est allergique à l'antibiotique initial
e. Une antibioprophylaxie est inutile au long cours

- **Question 1** (10 points)
  Réponses EXACTES : A-B-C-D-E
  Indispensable : D

Commentaires Diagnostics différentiels d'une douleur épigastrique :

- ulcère gastro-intestinal ;
- pancréatite aiguë ;
- affection biliaire : colique hépatique, cholécystite ;
- dissection ou anévrysme aortique ;
- péricardite ;
- syndrome coronarien aigu inféro-postérieur ;
- pneumonie ou pleurésie infectieuse (fièvre parfois absente ; nombreuses formes frustes de pneumopathie aiguë infectieuse) ;
- appendicite aiguë dans les premières heures.

Diagnostics différentiels d'une douleur en hypochondre droit :

- colique hépatique (1/3 seulement) ;
- cholécystite ;
- angiocholite ;
- tumeur ou abcès du foie ;
- ulcère perforé ;
- appendicite aiguë sous-hépatique ;
- hépatite aiguë ;
- embolie pulmonaire ;
- pneumopathie infectieuse basale droite ;
- pneumothorax ;
- pyélonéphrite ;
- colique néphrétique.

- **Question 2** (5 points)
  Réponse EXACTE : colique hépatique

Commentaires

- terrain : femme jeune, en surpoids (favorise les calculs cholestéroliques) ;
- douleur brutale et intense en hypochondre droit et épigastre ;
- clinique :
  - absence de fièvre ;
  - signes de Murphy ;
  - irradiation épaule droite ;
  - absence de fièvre ;
- biologie :
  - cytolyse modérée témoignant de la migration lithiasique, régressive en 48 heures ;
  - absence de syndrome inflammatoire ;
  - absence d'arguments pour les autres pathologies évoquées.

- **Question 3** (10 points)
  Réponse EXACTE : D
  Inacceptable : C

Commentaires Échographie abdominale :

- meilleur examen pour explorer les voies biliaires ;
- recherche de calculs intravésiculaires en faveur de la pathologie lithiasique : image hyperéchogène avec cône d'ombre postérieur ;

- recherche de complications : dilatation des voies biliaires témoignant d'un calcul dans la voie biliaire principale et de complications possibles : angiocholite, pancréatite aiguë.

ASP :

- plus aucune indication en pathologie digestive.

TDM avec injection de produit de contraste iodé :

- en première intention dans toute pathologie digestive ;
- ne détecte pas les calculs biliaires de petite taille.

Bili-IRM :

- toujours en seconde intention si suspicion de pathologie pancréatique ou de calcul de la voie biliaire principale.

Question 4 (5 points)

Réponse EXACTE : C

Commentaires Traitement de la colique hépatique :

- pas une pathologie infectieuse : pas d'antibiothérapie ;
- cholécystectomie indiquée dans le mois suivant le début de la symptomatologie pour éviter des récidives de migration lithiasique avec complications : angiocholite, cholécystite aiguë, pancréatite aiguë ;
- sphinctérotomie endoscopique indiquée uniquement en cas d'angiocholite aiguë afin de drainer la bile infectée ± traitement étiologique (extraction de calcul).

Question 5 (5 points)

Réponse EXACTE : D

Inacceptable : A

Commentaires La consultation pré-anesthésique :

- réalisée au moins 48 heures avant l'intervention sauf urgences ;
- comporte obligatoirement un examen clinique ;
- aucun examen complémentaire n'est obligatoire, y compris l'ECG et le bilan biologique ; ils sont orientés par la clinique ;
- une visite pré-anesthésique est effectuée dans les 48 heures précédent le geste afin de vérifier l'absence d'éléments nouveaux.

Question 6 (5 points)

Réponses EXACTES : D-E

Commentaires Score ASA (American Society of Anesthesiologists) : utilisé pour décrire l'état de santé d'un malade en pré-opératoire :

- **1 :** patient normal (cas de notre patiente) ;
- **2 :** patient avec anomalie systémique modérée ;
- **3 :** patient avec anomalie systémique sévère ;
- **4 :** patient avec anomalie systémique sévère représentant une menace vitale constante ;
- **5 :** patient moribond dont la survie est improbable sans l'intervention ;
- **6 :** patient déclaré en état de mort cérébrale dont on prélève les organes pour greffe.

Score de Mallampati : score de difficulté d'intubation oro-trachéale

- classe 1 : toute la luette et les loges amygdaliennes sont visibles ;
- classe 2 : la luette est partiellement visible ;
- classe 3 : le palais membraneux est visible ;
- classe 4 : seul le palais osseux est visible.

Score d'Aldrete modifié Évaluation post-opératoire de l'état clinique d'un patient Sortie de SSPI autorisée si supérieur à 9		
Motricité	Immobile	0
	2 membres mobiles	1
	4 membres mobiles	2
Respiration	Apnée	0
	Ventilation superficielle	1
	Ventilation profonde	2
Variation PAS	Supérieure ou égale à 50 %	0
	De 20 à 50 %	1
	Inférieure à 20 %	2
Conscience	Aréactif	0
	Réactif à la demande	1
	Réveillé	2
Coloration	Cyanosé	0
	Pâle	1
	Normale	2
Saturation	< 90 % malgré l'O2	0
	> 90 % grâce à l'O2	1
	> 92 %	2

Question 7 (10 points)

Réponses EXACTES : A-B-C
Indispensables : B-C

Commentaires Bilan devant une suspicion de cholécystite :

- bilan biologique standard : recherche de comorbidités ou de complications ;
- lipasémie : recherche pancréatite associée ;
- hémocultures car syndrome infectieux pour documentation bactériologique avant antibiothérapie ;
- échographie abdominale recherchant des calculs biliaires (déjà connus ici) et une dilatation des voies biliaires orientant vers une angiocholite.

ECBU et échographie réno-vésicale uniquement si infection urinaire évoquée en diagnostic différentiel

Question 8 (5 points)

Réponses EXACTES : A-C
Inacceptable : B

Commentaires Signes échographiques de cholécystite aiguë :

- signe de Murphy échographique ;
- épaississement de la paroi vésiculaire > 4 mm ;
- calculs vésiculaires et sludge vésiculaire (= bile épaissie).

Complications :

- épanchement péri-vésiculaire ;
- dilatation des voies biliaires ;
- angiocholite associée ;

- syndrome de Mirizzi : obstruction de la voie biliaire principale par l'inflammation et l'œdème pariétal de paroi entraînant une dilatation des voies biliaires, une cholestase et un ictère ;
- abcès de la paroi vésiculaire.

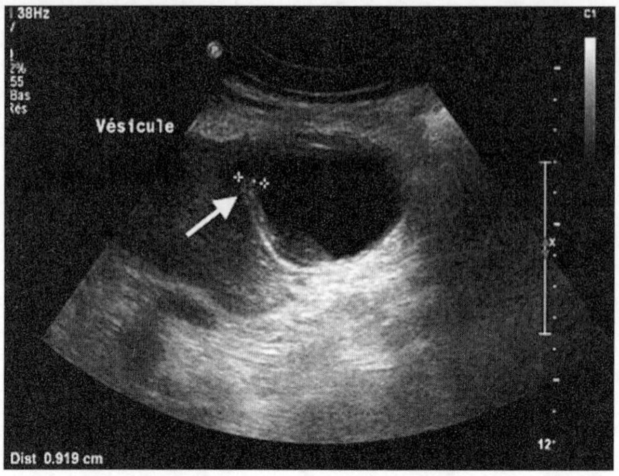

Flèche : épaississement de la paroi vésiculaire

Question 9 (5 points)

Réponse EXACTE : grade 1 de la classification de Tokyo

Commentaires Grade 1 : pas de critère des grades 2 et 3.

Grade 2 :

- un des signes suivants :
  - neutrophiles > 18 g/l (16 g/l dans ce cas) ;
  - masse de l'hypochondre droit ;
  - signes > 72 heures ;
  - ou infection locale (abcès, péritonite localisée).

Grade 3 : un des signes suivants

- hypotension artérielle nécessitant des amines ;
- altération de la conscience ;
- insuffisance respiratoire ;
- insuffisance hépatocellulaire ;
- insuffisance rénale aiguë ;
- plaquettes < 100 g/l.

Question 10 (5 points)

Réponses EXACTES : A-B-E

Commentaires Traitement de la cholécystite :

- traitement médicamenteux :
  - antibiothérapie probabiliste par C3 – Nitro-imidazolés, secondairement adaptée ;
  - remplissage ;
- traitement symptomatique :
  - cholécystectomie à chaud.

■ **Question 11** (5 points)
Réponse EXACTE : A

Commentaires Signes de déshydratation extra-cellulaire : clinique +++
- soif ;
- oligurie ;
- hypotension artérielle ;
- tachycardie ;
- veines jugulaires plates ;
- Pli cutané > 3 secondes ;
- cernes péri-orbitaires ;
- hypotonie des globes oculaires.

Autres signes :
- muqueuses sèches : déshydratation intra-cellulaire ;
- œdèmes des membres inférieurs et turgescence des veines jugulaires : hyperhydratation extra-cellulaire.

■ **Question 12** (10 points)
Réponses EXACTES : C-D-E
Indispensable : C

Commentaires Clostridium difficile le plus fréquent, Klebsiella oxytoca au deuxième rang et Salmonella au 3e rang.

Escherichia coli entéro-hémorragique, Clostridium perfringens & Salmonella paratyphi : germes impliqués dans les TIAC.

■ **Question 13** (5 points)
Réponse EXACTE : C

Commentaires Traitement de la colite à Clostridium difficile :
- MÉTRONIDAZOLE *per os* : 1er épisode et 2e épisode si MÉTRONIDAZOLE efficace sur le 1er épisode ;
- VANCOMYCINE *per os* (pas IV dans ce contexte : seule indication de la VANCOMYCINE *per os*) : à partir de la 2e récidive ou si colite grave ;
- colectomie si pronostic vital menacé.

■ **Question 14** (10 points)
Réponses EXACTES : B-C-D
Indispensable : B

Commentaires Traitement symptomatique d'un syndrome diarrhéique :
- conseils d'hygiène pour éviter la transmission horizontale ;
- hydratation pour éviter la déshydratation extra-cellulaire ;
- régime sans fibre, sans résidu pour diminuer le débit de selles et amélioré la consistance des selles ;
- ralentisseurs du transit et anti-sécrétoires (racécadotril, diosmectite, lopéramide) ;
- antipyrétiques, antalgiques, anti-émétiques ;
- pas de supplémentation potassique chez un patient sans comorbidités car adaptation de l'excrétion rénale.

■ **Question 15** (5 points)
Réponses EXACTES : A-E
Inacceptable : D

Commentaires Pas d'immunisation vis-à-vis du Clostridium : 20 % de récidive fréquente à court terme (dans les 4 semaines), et 40 % des patients qui récidivent présenteront un troisième épisode.

Aucun traitement prophylactique ne peut empêcher la récidive.

Il ne s'agit pas d'une allergie à l'antibiotique ; les signes d'allergie sont les suivants : urticaire, œdème de Quincke, choc anaphylactique dans un délai compatible avec une première prise du médicament.

ITEMS TRAITÉS

N° 274 UE 8 Lithiase biliaire et complications

Prise en charge de la lithiase biliaire

http://www.snfge.org/content/prise-en-charge-de-la-lithiase-biliaire-texte-court

N° 283 UE 8 Diarrhée aiguë et déshydratation chez le nourrisson, l'enfant et l'adulte

Dossier 13 — Le dernier verre ?

Faculté	Lille 2 – Henri Warembourg
Nom et prénom du rédacteur	Mayer Pierre
Nom et prénom du relecteur	Chapelle Nicolas et Dautrecque Flavien

Énoncé

Monsieur Y., 53 ans vous est adressé par son médecin traitant en consultation d'hépatologie pour perturbations de son bilan hépatique déjà observées sur une prise de sang il y a 6 mois. Il vous explique qu'il est commercial dans le domaine du vin, qu'il passe beaucoup de temps hors de chez lui et qu'il mange très fréquemment au restaurant car c'est le métier qui veut ça ! Il se définit lui-même comme un bon vivant. Vous essayez de lui faire préciser sa consommation alcoolique, vous obtenez malheureusement qu'une réponse évasive laissant penser à une consommation régulière sans plus de détails. Il est cependant plus loquace sur sa consommation tabagique vous expliquant qu'il fume 1 paquet de cigarettes par jour et cela depuis l'âge de 18 ans, et ne consomme pas d'autres substances. Il ne connaît pas bien ses antécédents médicaux, il se souvient vaguement d'une opération à la gorge quand il était enfant. Il ne prend pas de médicaments. Monsieur Y. pèse 95 kg pour 180 cm, son abdomen est pléthorique mais souple dépressible et indolore on retrouve une hépatomégalie ferme, diffuse et homogène à 4 travers de doigts à bord inférieur tranchant. Le reste de l'examen clinique est sans particularité. Il vous a ramené également sa dernière prise de sang dont voici les résultats : globules blancs : 7100/mm^3, Hémoglobine : 14 g/dl, VGM : 101 fl, CCMH : 33 %, TCMH : 32 pg, Plaquettes : 380 000/mm^3, PNN : 4 050/mm^3, PNE : 200/mm^3, PNB : 50/mm^3, Lymphocytes : 2 000/mm^3, Monocytes : 800/mm^3. TP : 65 %, TCAr : 1.3, Fibrinogène : 3 g/l. Sodium : 132 mmol/l, Potassium : 4.2 mmol/l, Calcémie : 2.1 mmol/l, Urée : 5 mmol/l, Créatinine : 70 µmol/l, Glycémie : 1,20 g/l, CRP < 3 mg/l, albumine 32 g/l. ASAT : 350 UI/l, ALAT : 115 UI/l, γGT : 250 UI/l, Phosphatases alcalines : 80 UI/l, Bilirubine totale : 10 µmol/l/l, Bilirubine conjuguée : 4 µmol/l. Vous évoquez chez ce patient une hépatopathie au vu du bilan biologique.

1 **Quelles sont les grandes causes d'atteinte hépatique chronique dans les pays occidentaux ?**

a. Virale
b. Auto-immune
c. Exogénose
d. Génétique
e. Métabolique

2 **Complétez votre bilan en fonction des hypothèses de la question précédente.**

a. Dosage du facteur V
b. Échographie abdominale avec doppler des vaisseaux hépatiques
c. Exploration d'une anomalie lipidique (cholestérol total, HDL-c, LDL-c, triglycérides) et bilan martial
d. Auto-anticorps (ANA, ANCA, FR, anti-LKM1, anti-actine, anti-M2, anti-muscle lisse, anti-LM, anti-LC1, anti-SLA)
e. Sérologies virales (VHA, VHB, VHC et VHE)

Vous recevez les résultats des examens demandés peu de temps après la consultation. La biologie retrouve un Facteur V à 85 %, le bilan lipidique retrouve une hypercholestérolémie à 4,0 g/l et les sérologies virales sont négatives pour les hépatites A, C et E on retrouve un profil de vaccination pour l'hépatite B. Vous aviez également rajouté un bilan martial qui s'avère normal. L'échographie hépatique retrouve une hépatomégalie avec un foie dysmorphique et hétérogène et hyperéchogène (« brillant ») avec un aspect granité sans signe d'hypertension portale. Une endoscopie œsogastroduodénale est également réalisée par vos soins celle-ci ne retrouve pas non plus d'élément en faveur d'une hypertension portale.

3 **Parmi les propositions suivantes, à laquelle correspond le profil vaccinal de l'hépatite B ?**

a. Ag HbS positif, anticorps anti-HbS négatifs, anticorps anti-HbC négatifs
b. Ag HbS négatif, anticorps anti-HbS négatifs, anticorps anti-HbC négatifs
c. Ag HbS positif, anticorps anti-HbS positifs, anticorps anti-HbC positifs
d. Ag HbS négatif, anticorps anti-HbS positifs, anticorps anti-HbC négatifs
e. Ag HbS négatif, anticorps anti-HbS positifs, anticorps anti-HbC positifs

Vous émettez l'hypothèse d'une probable hépatite chronique mixte alcoolique et une NASH au stade de cirrhose chez ce patient.

4 **Comment évalue-t-on la sévérité de l'atteinte hépatique une fois le diagnostic de cirrhose posé ?**

a. Score de Child-Pugh
b. L'importance de la cytolyse hépatique
c. Score de Meld
d. Le taux d'urée sanguine
e. Le taux d'ammoniémie

5 **Après avoir complété le bilan initial de la cirrhose et calculé le score de Child-Pugh qui est à A6, vous concluez à une cirrhose d'origine mixte. Quel(s) traitement(s) mettez-vous en place ?**

a. Arrêt de la consommation alcoolique
b. Perte de poids
c. Régime hyposodé
d. Vitaminothérapie *per os* (vitamine B1 1 g 3/j. et vitamine B6 500 mg 3/j.)
e. Traitement médicamenteux par Baclofène 10 mg *per os*

Monsieur Y. est perdu de vue après que vous lui ayez annoncé le diagnostic et le traitement préconisé. Deux ans plus tard alors que vous êtes de garde Monsieur Y. est admis aux urgences de votre hôpital. Il vous apprend qu'il continue de fumer et de boire (d'avantage depuis quelques jours suite à des problèmes personnels). Il a pris en 3 semaines 12 kg, mais ne comprend pas pourquoi car il mange un peu moins. Les constantes à son admission sont : température à 38,7 °C, fréquence cardiaque à 125/min, pression artérielle à 95/55 mmHg et SpO2 à 90 % en air ambiant. Vous allez voir le patient, celui-ci est ictérique, l'abdomen est distendu avec une hépatosplénomégalie, un ombilic déplissé et une circulation veineuse collatérale abdominale. Vous retrouvez également à la percussion une matité déclive et mobilisable. Il présente également des œdèmes des membres inférieurs bilatéraux et prenants le godet et dyspnée de repos avec mise en jeu des muscles respiratoires accessoires. On ne retrouve pas de notion d'extériorisations de sang. La biologie réalisée aux urgences retrouve : globules blanc à 3 500/mm^3, hémoglobine à 13 g/l, VGM = 105 fl, CCMH = 33 %, plaquettes = 250 000/mm^3. TP = 25 %, TCAr = 1.2, fibrinogène = 4,2 g/l, facteur V = 30 %. Sodium 132 mmol/l, potassium 3.5 mmol/l, calcium = 2.0 mmol/l, urée = 3 mmol/l, créatininémie = 90 µmol/l, glycémie = 1,10 g/l, albumine = 21 g/l, pré-albumine = 120 mg/l, CRP = 27 mg/l. ASAT = 825 UI/l, ALAT = 548 UI/l, γGT = 356 UI/l, phosphatase alcaline = 239 UI/l, bilirubine totale = 43 µmol/l, bilirubine conjuguée = 30 µmol/l, lipasémie = 85 U/l (normale < 67 U/l).

6 **Que recherchez-vous en plus à l'examen clinique ?**

a. Angiomes stellaires
b. Flapping tremor
c. Érythrose palmaire
d. Marbrures cutanées
e. Confusion

7 **Quel(s) diagnostic(s) évoquez-vous devant ce tableau clinico-biologique ?**

a. Angiocholite aiguë
b. Pancréatite aiguë
c. Décompensation ictéro-œdémato-ascitique
d. Décompensation cardiaque globale (foie cardiaque)
e. Néoplasie de la tête du pancréas

8 **Complétez votre bilan.**

a. Hémocultures aéro- et anaérobies
b. Ponction d'ascite exploratrice
c. Scanner abdominal sans et avec injection de produit de contraste
d. Ponction biopsie hépatique
e. Gaz du sang en air ambiant et lactatémie

Les premiers résultats vous parviennent en urgences. Les hémocultures ne retrouvent pas de germes à l'examen direct. La ponction d'ascite exploratrice retrouve un taux de protides à 15 g/l, nombre de globules blanc 1 000/mm^3 dont 65 % de PNN, nombres d'hématies 50/mm^3. L'examen direct réalisé sur le liquide d'ascite ne retrouve pas non plus de germes.

9 **QROC – Quel diagnostic évoquez-vous ?**

....

10 **Quel(s) traitement(s) mettez-vous en place ?**

a. Albumine à 20 % à J1 1,5 g/kg et J3 1 g/kg
b. Antibiothérapie probabiliste intraveineuse par Céphalosporines de 3e génération type Céfotaxime 1 g x4/j.
c. Traitement antipyrétique par paracétamol 1 g x6/j.
d. Traitement diurétique intraveineux par Furosémide 40 mg/j.
e. Traitement par 10 mg de vitamine K intraveineuse pour correction des troubles de l'hémostase

11 **Quelles sont les autres grandes causes de décompensation de cirrhose ?**

a. Hémorragie digestive haute
b. Encéphalopathie hépatique
c. Syndrome hépato-rénal
d. Hépatite alcoolique aiguë
e. Carcinome hépato-cellulaire

Après plusieurs jours d'une antibiothérapie bien menée, Monsieur Y. s'améliore tant d'un point de vue clinique que biologique avec perte de 6 kg diminution du périmètre abdominal et amélioration du bilan hépatique (TP à 43 % et Facteur V à 52 %). Vous décidez de refaire le point sur sa cirrhose.

12 **QROC – Vous retrouvez cette image lors de la réalisation d'une endoscopie œsogastroduodénale chez ce patient dans le cadre du bilan que vous réalisez.**

☛ *Voir photo dossier, p. II*

De quoi s'agit-il ?

....

13 **Quelle est le traitement prophylactique à mettre en place au décours d'une infection spontanée du liquide d'ascite ?**

a. Amoxicilline + acide clavulanique 1 g 3 x/j.
b. Ponction d'ascite itérative
c. Norfloxacine 400 mg/j. *per os*
d. Transplantation hépatique
e. Aucune des réponses n'est la bonne

14 **Devant ces varices œsophagiennes de grade II de quelle(s) possibilité(s) disposez-vous pour la prévention de l'hémorragie digestive par rupture de varices œsophagiennes ?**

a. bêta-bloquant non cardio-séléctif de type propranolol 160 mg/j.
b. Transplantation hépatique
c. Ligature élastique des varices œsophagiennes par voie endoscopique 1x/mois jusqu'à disparition
d. TIPS
e. Aucune des réponses n'est la bonne

Finalement Monsieur Y. sort d'hospitalisation avec le traitement optimal de sa cirrhose. Il est bien décidé à arrêter l'alcool cette fois et à être suivi rigoureusement. Dans le cadre de sa pathologie vous le revoyez donc fréquemment en consultation.

15 **Vous mettez en place chez ce patient un dépistage du carcinome hépatocellulaire. Que comporte-t-il ?**

a. Une échographie abdominale tous les 6 mois
b. Une IRM hépatique tous les ans
c. Un dosage de l'α-fœtoproteine tous les 6 mois
d. Un scanner abdomino-pelvien tous les ans
e. Une ponction biopsie hépatique tous les 2 ans

■ **Question 1** (5 points)

Réponses EXACTES : A-C-D-E

Commentaires La première grande cause dans les pays occidentalisés d'atteintes hépatiques chroniques a longtemps été l'alcool. L'exogénose chronique reste tout de même une cause majeure d'atteinte hépatique chronique.

On assiste depuis quelques années à une augmentation très importante des atteintes hépatiques métaboliques au premier rang desquels on retrouve la Non Alcohlic Fatty Liver Disease ou NAFLD (stéatose hépatique et la NASH) qui correspondent à une surcharge hépatocytaire en « gras ». Il s'agit de patient ayant le plus souvent associé à l'atteinte hépatique un syndrome métabolique, surpoids, diabète, dyslipidémie etc. Cette atteinte est principalement liée à l'insulino-résistance développée par ces patients.

En régression dans les pays développés mais très présente dans les pays en voie de développement, les atteintes hépatiques chroniques d'origine virale constitue la troisième grande classe des atteintes hépatiques chroniques. Il s'agit principalement des hépatites chroniques B et C et dans de rare cas une hépatite E.

Dans de nombreux cas on retrouve des atteintes hépatites chroniques mixtes et notamment dans les pays industrialisés une association entre NASH et exogénose chronique.

Enfin il ne faut pas oublier l'hémochromatose génétique qui est la 4e grande cause d'hépatopathie chronique dans nos pays par surcharge en fer des hépatocytes et dérégulation du métabolisme du fer.

■ **Question 2** (5 points)

Réponses EXACTES : A-B-C-E

Commentaires Maintenant que vous connaissez les 4 grandes causes d'atteintes hépatiques chroniques donc de cirrhose il est simple de comprendre le bilan de base HAS qui doit suivre cette suspicion d'hépatopathie chronique.

On dose le **facteur V** pour avoir une idée du fonctionnement hépatique ici on avait déjà un TP diminué.

En ce qui concerne la NAFLD on réalise une **glycémie veineuse** ainsi qu'une **exploration d'une anomalie lipidique** (EAL = cholestérol total, HDL-c, LDL-c et triglycérides). On réalise un bilan martial (fer sérique, ferritine, coefficient de saturation de la transferrine) dans le cadre de la recherche d'une hémochromatose génétique.

On réalisera également les **sérologies virales des hépatites A, B, C et E**. On réalise la sérologie de l'hépatite A pour avoir un bilan complet et éventuellement vacciner le patient au décours du bilan initial.

On réalisera également un examen morphologique en commençant par une **échographie abdominal et un doppler des vaisseaux hépatiques**. On recherchera des éléments morphologiques en faveur d'une cirrhose à savoir : une dysmorphie hépatique, contours bosselé et irréguliers du foie, modification de l'échostructure du foie (aspect hétérogène et/ou granité), recherche de signe d'hypertension portale (lame d'ascite, splénomégalie, circulation veineuse collatérale. On cherchera par la même occasion les complications de la cirrhose à savoir un thrombus porte et un ou plusieurs nodules hépatiques suspects.

La recherche des auto-anticorps et notamment ceux impliqués dans les hépatites auto-immunes n'est à réaliser qu'en seconde intention après avoir éliminé les 4 grandes causes de cirrhose.

En résumé le bilan minimum d'une cirrhose correspond au bilan HAS 2008 et comprend :

- NFS plaquettes ;
- bilan hépatique complet avec ASAT, ALAT, Gamma-GT, Phosphatase alcaline, bilirubine totale et conjuguée ;
- électrophorèse des protéines plasmatiques ;
- TP ;
- glycémie veineuse et EAL ;
- ferritine et coefficient de saturation de la transferrine ;
- sérologie virale B (AgHBs, anticorps anti-HBs et anticorps anti-HBc) et sérologie virale C (anticorps anti-VHC).

Dans cette question le bilan est volontairement plus large car c'est ce que l'on fait dans la vraie vie quand on soupçonne une cirrhose chez un patient.

■ **Question 3** (10 points)
Réponse EXACTE : D

Commentaires Question de cours principalement il s'agit juste de faire la différence avec un sujet infectés **ET** guéri et un sujet vaccinés.

Les patients porteurs d'une **hépatite B active** qu'elle soit aiguë ou chronique sont tous **Ag HBs positif** !

Petite particularité il existe des hépatites B chroniques inactives qui ont un profil sérologique particulier avec Ag HBs et anticorps anti-HBs négatifs, Ag HBc et Ag HBe négatifs mais anticorps anti-HBc et anti-HBe positifs.

Il existe également des virus responsable d'hépatite B chronique mais différent du virus sauvage, il s'agit du virus mutant pré-core avec la aussi un profil sérologique particulier : Ag HBs positif mais anticorps anti-HBs négatifs, anticorps anti-HBc et anti-HBe positifs

Les patients ayant fait une hépatite B mais étant guéris ont donc un **Ag HBs négatif** mais des **anticorps anti-HBs ET anti-HBc positifs**.

Enfin les patients vaccinés et donc jamais exposé au virus sont logiquement **Ag HBs négatif, anticorps anti-HBs positifs et anticorps anti-HBc négatifs.**

■ **Question 4** (5 points)
Réponses EXACTES : A-C

Commentaires Le **score de Child-Pugh** est un score clinico-biologique qui permet d'évaluer la gravité d'une cirrhose à un instant T. Il doit être calculé tout au long de l'évolution de la maladie ce qui permet de suivre l'évolution de l'insuffisance hépato-cellulaire. Il prend en compte 5 paramètres dont les deux paramètres cliniques sont à l'appréciation du clinicien notamment pour l'évaluation de l'ascite.

Petit moyen mnémotechnique pour s'en souvenir facilement : TABAC (**T**P **A**lbuminémie **B**ilirubinémie (totale) **A**scite **C**erveau).
Score de Child-Pugh :

	1 point	2 points	3 points
TP	>50%	Entre 35 et 50 %	< 35 %
Albuminémie	> 35 g/l	Entre 28 et 35 g/l	< 28 g/l
Bilirubinémie	< 35 µmol/l	Entre 35 et 50 µmol/l	>50 µmol/l
Ascite	Absente	Modérée	Abondante
Encéphalopathie	Absente	Confusion	Coma

Classe A : entre 5 et 6 points – Classe B : entre 7 et 9 points – Classe C : entre 10 et 15 points

Une cirrhose classée Child A est considérée comme compensée, alors que les cirrhoses Child B et C sont considérées comme décompensées.

La cytolyse hépatique ne rentre pas en compte dans l'évaluation de la gravité d'une cirrhose quelle qu'en soit la cause. Il existe une cytolyse chronique mais également des cirrhotiques avec des transaminases normales. L'apparition d'une cytolyse hépatique ou son aggravation doivent faire rechercher un facteur faisant décompenser la cirrhose.

Le **score de Meld** est le deuxième grand score pour l'évaluation de la gravité d'une cirrhose. Il est d'apparition plus récente que le score de Child-Pugh mais semble tout aussi fiable pour l'évaluation de la gravité de la maladie hépatique. Il prend en compte trois paramètres à savoir la bilirubine, l'INR et la créatinine. Il s'agit d'un score prédictif de la mortalité d'un patient cirrhotique.

Score de Meld : (3.8 x ln [bilirubine (mg/dl)]) + (11.2 x ln [INR]) + (9.6 x ln [créatinine (mg/dl)]) + 6.43

Le taux d'urée sanguine ainsi que l'ammoniémie ne rentre absolument pas dans l'évaluation de la gravité d'une cirrhose. On dose classiquement l'ammoniémie dans les cas d'encéphalopathie hépatique sans qu'il existe une corrélation entre la sévérité de l'encéphalopathie et la valeur de l'ammoniémie. Il en va de même pour le taux d'urée sanguine, on dit classiquement qu'une augmentation de l'urée sanguine avec une créatininémie précède une hémorragie digestive sans que là aussi il y est de corrélation établie. Le cycle de l'urée se déroule dans le foie et c'est via celui-ci qu'est produit l'ammoniac qu'on retrouve dans l'encéphalopathie hépatique.

Question 5 (5 points)

Réponses EXACTES : A-B-D

Commentaires Ici la cirrhose est compensée car le score de Child-Pugh est à A6. Il va de soi que chez ce patient avec une consommation alcoolique importante il faut entreprendre un sevrage alcoolique avec si besoin recourt à l'équipe d'addictologie. Il est important que le patient comprenne que la poursuite de l'intoxication alcoolique fait courir un risque important tant bien dans l'aggravation de la maladie hépatique que sur la mortalité toute cause confondue.

Le premier traitement de la NASH est la perte pondérale tout en gardant à l'esprit de maintenir un bon état nutritionnel chez le cirrhotique. Il convient également d'encourager le patient à pratiquer une activité sportive régulière et de traiter le syndrome métabolique dans son ensemble.

Il n'est pas nécessaire de mettre en place un régime hyposodé ici car la cirrhose est compensée, qu'il n'y a pas d'ascite ou d'œdème des membres inférieurs.

On mettra en place tout de même une vitaminothérapie par vitamine B1 et B6 car tous les patients alcooliques chroniques sont carencés en vitamines B1. On prévient ainsi l'encéphalopathie de Gayet-Wernicke.

En ce qui concerne le Baclofène il bénéficie actuellement en 2016 d'une recommandation temporaire d'utilisation (RTU cela devrai évoluer) et est uniquement indiqué en seconde intention à des patients dépendants, et après l'échec des autres traitements. C'est donc ici hors de propos de prescrire ce médicament alors qu'aucune tentative de sevrage n'a été entreprise chez ce patient précédemment.

Question 6 (10 points)

Réponses EXACTES : A-B-C-D-E

Commentaires Ce patient présente une hypotension artérielle à 95/55 mmHg avec une détresse respiratoire il convient donc de rechercher les autres signes de choc dont notamment les **marbrures des extrémités** et la **confusion**.

Ce patient étant étiqueté cirrhotique on recherchera les signes cliniques d'insuffisance hépatocellulaire comme les **angiomes stellaires**, le **flapping tremor** et l'**érythrose palmaire**.

Pour rappel chez un patient cirrhotique on pourra rechercher cliniquement :

- signes cliniques d'insuffisance hépatocellulaire :
  - angiome stellaire ;
  - flapping tremor ;
  - foetor hepaticus ;
  - leuconichies ;
  - hippocratisme digital ;
  - érythrose palmaire et plantaire ;
  - hypogonadisme (homme : gynécomastie ; femme : aménorrhée) ;
- signes cliniques d'hypertension portale :
  - ascite ;
  - splénomégalie ;
  - circulation veineuse collatérale ;
- Signes cliniques d'exogénose chronique :
  - hypertrophie parotidienne bilatérale ;
  - érythrose faciale ;
  - rosacée/rhinophyma ;
  - maladie de Dupuytren/Maladie de Lapeyronie/Maladie de Ledderhouse.

Question 7 (10 points)

Réponse EXACTE : C

Commentaires On évoque pour cette question un seul diagnostic il s'agit de la **décompensation ictéro-oedemato-ascitique** (DIOA). On a comme élément en faveur de ce diagnostic le terrain avec un patient ayant une forte consommation d'alcool qu'il a très récemment majorée et chez qui un diagnostic de cirrhose d'origine mixte a déjà été posé.

On retrouve ensuite des signes évocateurs de la DIOA à savoir un abdomen distendu avec un ombilic déplissé une matité déclive et mobilisable faisant bien évidemment évoquer une **ascite** importante. La dyspnée de repos s'explique par le volume de l'ascite empêchant le bon fonctionnement de la mécanique ventilatoire du fait de la pression qu'elle exerce sur le thorax ou par la présence d'un hydrothorax qui correspond en fait au passage du liquide d'ascite dans la plèvre de manière uni- ou bilatérale. On note également la présence d'**œdème des membres inférieurs** prenant le godet deuxième élément expliquant une prise de poids rapide sur une courte période correspondant à l'accumulation d'eau par défaillance hépatique.

On retrouve également l'hépatomégalie déjà présente au moment du diagnostic avec un **ictère** la aussi témoin d'une atteinte aiguë du foie car d'apparition très récente.

On a la présence de tous les **signes cliniques d'hypertension portale** avec splénomégalie, circulation veineuse collatérale et ascite.

Du point de vue biologique on retrouve une **cytolyse hépatique** majorée depuis le dernier bilan avec une **cholestase ictérique**. On retrouve également une **insuffisance hépatocellulaire** avec effondrement du TP et du Facteur V.

Avec tous ces éléments clinico-biologique on se rend bien compte qu'il paraît évident d'évoquer une 1re DIOA chez ce patient cirrhotique ayant poursuivi son intoxication alcoolique. On ne peut cependant pas présumer de la cause de la décompensation à ce stade-là.

On peut éliminer la pancréatite aiguë car pas de douleur épigastrique et lipasémie normale, l'angiocholite aiguë car malgré la biologie, la clinique ne correspond pas, le patient n'a qu'un fébricule et enfin surtout il n'y a pas de douleur et pas la description de la fameuse triade de Charcot. Dans la décompensation cardiaque droite ou globale le foie cardiaque est douloureux car il s'agit de manière imagée d'une éponge rempli de sang par mauvais fonctionnement de la pompe cardiaque distendant la capsule de Glisson. De plus ici nous n'avons pas vraiment d'argument pour s'orienter vers quelque chose d'origine cardiaque au vu du tableau clinico-biologique.

Pour le cancer de la tête du pancréas la aussi la normalité de la lipasémie et l'ensemble du tableau clinique avec les signes d'hypertension portale n'est pas en faveur de ce diagnostic.

■ **Question 8** (5 points)
Réponses EXACTES : A-B-E
Indispensable : B

Commentaires On est ici dans un contexte d'urgence avec un patient présentant une défaillance multi-viscérale (foie, poumon, coagulation). Il faut donc faire un bilan exhaustif pour rechercher les causes de cette décompensation.

Il est impératif de rechercher une infection car les patients cirrhotiques peuvent être infectés sans avoir de fièvre. On se doit donc de réaliser des prélèvements microbiologiques de manière systématique avec hémocultures aéro- et anaérobies, ECBU, coprocultures si nécessaire ET une **ponction d'ascite exploratrice** avec examen bactériologique/biochimique/cytologique et anatomopathologique.

On réalise un gaz du sang et une lactatémie devant la détresse respiratoire et la défaillance hémodynamique que présente ce patient afin d'évaluer l'équilibre acido-basique et l'hypoxie tissulaire.

Le scanner abdominal sans et avec injection de produit de contraste et surtout la ponction biopsie hépatique ne sont pas nécessaire dans ce contexte d'urgence. On pourra discuter de la réalisation d'un scanner en cas de symptomatologie atypique ou de 1re DIAO sans qu'un diagnostic de cirrhose n'ait été posé auparavant.

■ **Question 9** (10 points)
Réponse EXACTE : infection de liquide d'ascite spontanée

Commentaires Définition à connaître ABSOLUMENT pas d'autre choix ! Il est posé grâce à une ponction d'ascite exploratrice à réaliser en urgence dès l'évocation d'une DIAO et s'il y a de l'ascite bien évidemment. On parle d'infection du liquide d'ascite si le taux de polynucléaires neutrophiles est > 250/mm^3.

L'examen bactériologique du liquide d'ascite est positif que dans 50 % des cas et la plupart du temps on retrouve des entérobactéries. Il n'est pas nécessaire d'avoir un germe ou de la fièvre pour traiter le patient si on a un taux de PNN > 250/mm^3 on traite le patient sans se poser plus de questions.

Si on retrouve un germe il s'agit d'une bactériascitie si le taux de PNN < 250/mm^3 la prise en charge ne diffère pas du cas précédent.

■ **Question 10** (5 points)
Réponses EXACTES : A-B

Commentaires Le traitement de l'infection de liquide d'ascite est relativement codifié et a fait l'objet de recommandation en 2007 inchangées depuis.

Il faut démarrer en urgence une fois la cytologie obtenue et si les polynucléaires neutrophiles sont > 250/mm^3 une antibiothérapie par **Céfotaxime 1 g x4/j.** en intraveineux à poursuivre pendant

5 à 7 jours. On associe à cette antibiothérapie une perfusion d'**albumine avec à J1 1,5 g/kg et à J3 1 g/kg** pour la prévention du syndrome hépato-rénal. Il est important de donner de l'albumine à ces patients car on a démontré qu'avec celle-ci il y avait une baisse de la mortalité.

Une ponction d'ascite exploratrice à 48 heures est à réaliser. On doit retrouver une diminution d'au moins 50 % du taux de polynucléaires neutrophiles qui attestera de l'efficacité de l'antibiothérapie.

Le traitement antipyrétique n'a pas de nécessité ici d'une part et la posologie de paracétamol est toxique pour le foie. Il faut arrêter chez les patients cirrhotiques les traitements hépatotoxiques.

Le traitement par diurétique est par contre formellement contre-indiqué dans la situation aiguë on risque d'aggraver l'état clinique du patient. Il sera à instaurer au décours dans la prise en charge au long court.

Question 11 (10 points)

Réponses EXACTES : A-B-C-D-E

Commentaires Beaucoup de choses peuvent faire décompenser une cirrhose voici la liste des pathologies qu'il faudra rechercher de manière systématique chez un cirrhotique présentant une DIOA :

- hémorragie digestive toutes causes confondues particulièrement dans ce contexte par rupture de varices œsophagiennes et/ou cardio-tubérositaires, et gastropathie d'hypertension portale.
- encéphalopathie hépatique
- hépatite alcoolique aiguë
- ascite
- syndrome hépato-rénal
- infection toutes causes et notamment l'infection du liquide d'ascite
- carcinome hépato-cellulaire
- syndrome hépato-pulmonaire

Question 12 (5 points)

Réponse EXACTE : varices œsophagiennes de grade 2

Commentaires Les varices œsophagiennes (VO) tout comme les varices cardio-tubérositaires (VCT) sont une des conséquences de l'**hypertension portale** (HTP) du bloc intra-hépatique crée par la fibrose hépatique.

Les varices sont des voies de dérivation sanguine porto-cave permettant au sang de regagner le cœur droit. Elles peuvent se rompre et être responsable d'une hématémèse.

On distingue différents grades pour les VO lors de la réalisation d'une fibroscopie œsogastro-duodénale permettant de les classer :

- grade 1 : cordons bleutés (=varices) disparaissant lors de l'insufflation.
- grade 2 : cordons bleutés ne disparaissant pas lors de l'insufflation avec intervalle de muqueuse saine, présente sur moins d'un tiers de la lumière de l'œsophage et non confluentes.
- grade 3 : gros cordons bleutés ne disparaissant pas lors de l'insufflation sans intervalle de muqueuse saine, sur plus d'un tiers de la lumière de l'œsophage et confluente.

Il existe également une classification pour les VCT mais ceci est déjà plus du domaine spécialisé et hors programme pour l'iECN.

Le risque hémorragique et donc de rupture des varices est évalué en endoscopie par la présence de **signes rouges** (zébrures rouges, marbrures, macules rouges cerises et tâches hémacystiques).

■ **Question 13** (5 points)
Réponse EXACTE : C

Commentaires Au décours d'une infection de liquide d'ascite on met en place en prévention secondaire une antibioprophylaxie pour éviter une récidive infectieuse. On aura recours à une fluoroquinolone la Norfloxacine 400 mg/j. pour une durée non consensuelle à l'heure actuelle à savoir jusqu'à la disparition de l'ascite ou la réalisation d'une transplantation hépatique.

On ne réalisera de ponction d'ascite itérative qu'en cas d'ascite réfractaire (= ascite persistant ou récidivant malgré un traitement médical optimal).

Pour ce qui est de la transplantation hépatique, il s'agit du seul traitement curatif dans la cirrhose. On y a recours que lorsqu'une cirrhose est décompensée. La décision de transplanter repose sur une décision pluridisciplinaire et sur des critères précis :

- IHC sévère
- Ascite réfractaire
- Infection de liquide d'ascite
- Ictère
- Épisodes répétés d'encéphalopathie hépatique ou encéphalopathie chronique
- Épisodes répétés d'hémorragie digestive malgré traitement adapté
- Carcinome hépatocellulaire (CHC)

Ici de plus la patient est alcoolique, il sera donc nécessaire avant d'envisager une transplantation que celui-ci soit sevré en alcool depuis plusieurs mois

■ **Question 14** (5 points)
Réponses EXACTES : A-C

Commentaires Il s'agit ici de la prévention primaire des ruptures de VO car pas d'antécédents de rupture de VO. La prévention primaire repose sur la classification endoscopique des VO d'où la nécessité de réaliser une fibroscopie œsogastroduodénale.

Pour les patients n'ayant pas de VO ou des VO de grade 1 on réalisera une simple surveillance endoscopique, 3 ans après la première fibroscopie œsogastroduodénale si absence de VO initialement et 1 an après la fibroscopie œsogastroduodénale si on avait retrouvé des VO de grade 1.

Pour les patients ayant des VO de grade 2 ou 3 on mettra en place un traitement préventif par β-bloquants non cardio-sélectif en l'absence de contre-indication type Propranolol entre 80 et 160 mg/j. fonction de la tolérance clinique. En cas de contre-indication aux β-bloquants ou en seconde intention on pourra avoir recours à la ligature élastique de VO par fibroscopie œsogastroduodénale. Il faut savoir que certaines équipes associent d'emblée les deux traitements.

■ **Question 15** (5 points)
Réponse EXACTE : A

Commentaires Actuellement selon les recommandations le dépistage du CHC se fait via une échographie hépatique tous les 6 mois chez le patient cirrhotique. Ce dépistage est facilement réalisable via l'échographie et est non invasif et non irradiant. En effet on réalise ce dépistage dans cette population car elle est plus à risque de développer un CHC, il existe un traitement curatif si on a une tumeur à un stade précoce et enfin un CHC évolué est de pronostic sombre.

En ce qui concerne le dosage de l'α-fœtoproteine en fonction des sociétés savantes son dosage tous les 6 mois est ou non recommandé mais toujours EN PLUS de la réalisation d'une échographie hépatique. Il n'y a pour le moment pas de consensus clair établi.

ITEMS TRAITÉS

N° 74 Addiction à l'alcool
N° 163 Hépatites virales
N° 272 Splénomégalie
N° 273 Hépatomégalie et masse abdominale
N° 275 Ictère
N° 276 Cirrhose et complications
N° 277 Ascite
N° 318 Principe du bon usage du médicament et des thérapeutiques non médicamenteuses
N° 319 La décision thérapeutique personnalisée : bon usage dans des situations à risque
N° 326 Prescription et surveillance des classes de médicaments les plus courantes chez l'adulte et chez l'enfant
N° 350 Hémorragie digestive

RECOMMANDATIONS ET CONFÉRENCE DE CONSENSUS

Collégiale des universitaires en hépato-gastro-entérologie – 2015
HAS – Critères diagnostiques et bilan initial de la cirrhose non compliquée – décembre 2008 www.has-sante.fr
HAS – Surveillance des malades atteints de cirrhose non compliquée et prévention primaire des complications – 2007 www.has-sante.fr
HAS – Méthodes d'évaluation de la fibrose hépatique au cours des hépatopathies chroniques – décembre 2006 www.has-sante.fr
Thésaurus national de cancérologie digestive – Carcinome hépatocellulaire – 2015 http://www.tncd.org
HAS – Prise en charge des complications chez les malades atteints de cirrhose – 2007 www.has-sante.fr

ANTÉRIORITÉ

Dossier 2004 : perturbation du bilan hépatique chez un alcoolique chronique connu
Dossier 2009 : traitement et bilan étiologique d'un méléna et adaptation d'un traitement anti-coagulant

Dossier 14 *Diverticule-Verticule !*

Faculté	Nantes
Nom et prénom du rédacteur	Chapelle Nicolas
Nom et prénom du relecteur	Mayer Pierre

Énoncé

Vous voyez en consultation un patient de 64 ans, qui consulte pour un test de dépistage du cancer colo-rectal positif. Il est diabétique et hypertendu, traité par Metformine et Carvedilol. Il est en surpoids (84 kg pour 1,71 m), sevré en tabac depuis 4 ans, tabagisme estimé à 45 Pa. Il n'a pas d'antécédent familial particulier. Il signale sur le plan digestif quelques rectorragies intermittentes, lorsqu'il est constipé surtout, à l'essuyage mais aussi parfois dans la cuvette.

1 **Concernant le test de dépistage du cancer colo-rectal, quelle(s) est (sont) la (les) réponse(s) juste(s) ?**

a. Il s'agit d'un test sensible
b. Il s'agit d'un test spécifique
c. En cas de positivité, il impose la réalisation d'une coloscopie
d. Les faux-positifs sont plus nombreux que les vrais positifs
e. Il est relativement invasif

Vous l'informez de la nécessite d'une endoscopie digestive, et l'informez des modalités et risques. Pour des raisons professionnelles (il est restaurateur), il souhaite laisser passer l'été, et vous convenez d'un rendez-vous dans 2 mois. Il vous appelle en urgence un soir car il présente des rectorragies abondantes associées à des douleurs abdominales mal systématisées, et a fait un malaise à domicile. Vous le faites admettre au SAU. À l'admission, ses constantes sont : PA : 89/55 mmHg, FC : 100 bpm, T : 36,9°, dyspnéique, SpO_2 : 92 % AA. La biologie montre : Hb 8,2 g/dl, Plt 153 g/l, GB 9,2 g/l. Ionogramme normal.

2 **Devant ce tableau clinique, quel examen paraclinique diagnostique parmi les suivants réalisez-vous en urgence en première intention ?**

a. Échographie abdomino-pelvienne
b. Coloscopie totale
c. Rectosigmoïdoscopie
d. Gastroscopie
e. TDM Abdomino-pelvienne

3 **Quelle est la cause d'hémorragie digestive la plus fréquemment retrouvée avec ce tableau ?**

a. Hémorroïdaire
b. Cancéreuse
c. Diverticulaire
d. Ischémique
e. Angiodysplasie

Votre externe, qui a rapidement lu le dossier de travers, sans se préoccuper de l'hémorragie, pense qu'une embolie pulmonaire massive peut être responsable du tableau... Pour le remettre dans le droit chemin, vous lui demandez quels signes seraient visibles à l'échographie cardiaque d'une embolie pulmonaire massive...

4 **Quelle(s) est (sont) la (les) réponse(s) juste(s) ?**

a. Dilatation du ventricule droit
b. Insuffisance aortique
c. Septum paradoxal
d. HTAP
e. Hypokinésie ventriculaire droite

L'embolie n'étant visiblement pas le problème, après avoir éliminé une cause haute, vous pratiquez une coloscopie qui retrouve un caillot adhérent à l'un des nombreux diverticules sigmoïdiens. Après avoir passé le cap « Aigu », le patient vous interroge sur les diverticules et l'hémorragie diverticulaire.

5 **Quelle(s) est (sont) la (les) réponse(s) juste(s) ?**

a. Le risque de récidive hémorragique est inférieur à 20 % après un premier épisode
b. Les diverticules sont plus fréquents dans le colon droit et le caecum
c. Ils sont constitutionnels
d. L'hémorragie diverticulaire est un signe précurseur de diverticulite
e. La majorité des patients porteurs de diverticules restent asymptomatiques

Il vous interroge sur les mesures thérapeutiques à prendre et l'évolution...

6 **Quelle(s) est (sont) la (les) réponse(s) juste(s) ?**

a. Une chirurgie prophylactique s'impose dans son cas
b. La grande majorité des saignements se tarissent spontanément
c. Un traitement endoscopique prophylactique s'impose dans son cas
d. Il doit maintenant suivre un régime pauvre en résidus, et éviter les pépins
e. Aucun traitement spécifique n'est nécessaire pour l'instant

Vous le revoyez en consultation de suivi trois mois plus tard. Entre temps, il a revu le cardiologue, qui lui a diagnostiqué, outre une insuffisance coronarienne, un rétrécissement aortique serré. Dans l'immédiat il n'a pas osé poser les questions qui lui venaient concernant le rétrécissement aortique...

7 **Quelle(s) est (sont) la (les) réponse(s) juste(s) concernant le rétrécissement aortique ?**

a. Il est responsable d'une pression artérielle « pincée »
b. Il existe un lien entre le rétrécissement aortique et certaines causes d'hémorragies digestives
c. Il peut être responsable de syncopes à l'effort
d. Il s'agit dans la majorité des cas d'une cause « dégénérative »
e. Un rétrécissement aortique serré < 1 cm^2 impose une chirurgie

Vous ne revoyez plus le patient, mais recevez les courriers de son chirurgien cardiaque, qui vous informe du bon déroulement de l'opération. Un an plus tard, le médecin traitant du patient vous téléphone. Il voit le patient en urgence pour des douleurs abdominales récurrentes, qu'il traite de manière périodique par des antalgiques simples. Cependant, depuis quelques jours son état ne s'améliore pas, et il est de plus en plus asthénique. L'auto-médication par Ibuprofène n'a pas amélioré les choses. À l'examen clinique : T : 39,1°, PA : 80/55 mmHG, FC : 105 bpm, CGS 15/15, SpO2 : 93 % AA. Il est marbré, présente une vive douleur en FIG. Il n'est pas allé à la selle depuis 3 jours. La biologie réalisée en externe la veille retrouve : Hb : 11,9 g/dl, GB 17,4 g/l dont PNN 15,2 g/l, Plt 46 g/l G/l, CRP 189 mg/l, Na+ 132 mmol/l, K+ 4,7 mmol/l, Créatinine 269 umol/l Urée 25 mmol/l. Lactatémie (artérielle) 5,2 mmol/l.

8 **Quelle(s) est (sont) la (les) réponse(s) juste(s) ?**

a. Il est au moins en SRIS
b. Il est au moins en sepsis sévère
c. Il est en choc septique
d. Il est en défaillance multi-viscérale
e. Un traitement antibiotique en ambulatoire est possible

9 **Dans l'hypothèse d'une diverticulite sigmoïdienne, quel(s) est (sont) le (les) examen(s) que vous réalisez en urgence ?**

a. TDM abdomino-pelvienne
b. Abdomen sans préparation
c. Coloscopie totale
d. Rectosigmoïdoscopie
e. Échoendoscopie

La TDM réalisée en urgence montre :

Voir photos dossier, p. VI, p. XXIII et p. XXIV

10 **Quelle est votre interprétation ?**

a. Épaississement de la graisse péri-sigmoïdienne
b. Abcès péri-sigmoïdien
c. Péritonite stercorale
d. Pneumo-péritoine
e. Pneumatose digestive

Un traitement médical est décidé dans un premier temps. Le patient reste fébrile au bout de 72 heures d'antibiothérapie intraveineuse.

11 **Quelle(s) est (sont) votre (vos) hypothèse(s) pour expliquer la persistance de la fièvre ?**

a. Germe non sensible à l'antibiotique
b. Abcès profond
c. Processus thrombo-embolique
d. Allergie à l'antibiotique
e. Endocardite infectieuse

Vous souhaitez documenter une éventuelle endocardite infectieuse vu le contexte et les antécédents.

12 **Quel(s) est (sont) le(s) signe(s) échographique évoquent une endocardite ou une de ses complications ?**

a. Fuite valvulaire
b. Septum paradoxal
c. Fistule intra-cardiaque
d. Abcès de l'anneau mitral
e. Végétation

L'hypothèse de l'endocardite est infirmée, et un nouveau scanner est réalisé. Le radiologue vous téléphone pour signaler un volumineux abcès péri-sigmoïdien de 8 cm.

13 **Quel(s) aspect(s) pouvez-vous à retrouver à l'imagerie ?**

a. Lésion homogène hyperdense au temps artériel et veineux
b. Réhaussement « en cocarde » au temps artériel
c. Lésion homogène hypodense au temps veineux
d. Prise de contraste en motte
e. Zones hypodenses de densité aérique intra-lésionnelles

14 **Quelle est l'attitude thérapeutique que vous préconisez ?**

a. Changement d'antibiothérapie
b. Résection chirurgicale en urgence
c. Drainage radiologique
d. Drainage endoscopique
e. Doublement des doses d'antibiotique

Quelque temps plus tard, finalement remis de toutes ces péripéties, le patient vous questionne sur la conduite à tenir ultérieure.

15 **Que préconisez-vous ?**

a. Abstention thérapeutique
b. Régime « sans pépin »
c. Traitement chirurgical à froid (délai > 2 mois)
d. Éviction des corticoïdes et AINS
e. Laxatifs au long cours

Question 1 (5 points)
Réponses EXACTES : A-C

Commentaires Le but du dépistage du cancer colorectal est de dépister des traces de saignement occulte dans les selles. En France, il est proposé à toutes les personnes à risque moyen de cancer colorectal entre 50 et 74 ans, tous les deux ans. L'arrivée des tests immunologiques devrait permettre de dépister plus de lésions, et à un stade plus précoce. Ce test ne dépiste pas le cancer colorectal spécifiquement, mais un saignement. C'est pour cela que c'est un test qui doit être sensible (la présence d'un saignement doit être mise en évidence par le test) mais non spécifique (le saignement peut être dû à une autre cause qu'un CCR : diverticule, hémorroïde, inflammation etc.). En revanche, la présence d'un test positif impose une coloscopie, pour rechercher la cause de ce saignement. Les tests de dépistage proposés en population générale doivent être peu invasifs pour être acceptés par le plus grand nombre.

Question 2 (5 points)
Réponse EXACTE : D

Commentaires Des rectorragies abondantes associées à une mauvaise tolérance hémodynamique doivent faire rechercher en priorité (hors antécédent évident) un saignement d'origine gastrique (ulcère +++). Si les saignements gastriques donnent classiquement du méléna, en cas de grande abondance, le sang peut rester rouge et traverser tout le tube digestif pour sortir par l'extrémité distale... La gastroscopie est un examen plus simple à réaliser que la coloscopie (qui nécessite une préparation colique) et peut être réalisée rapidement. En cas de négativité, on recherche une cause basse. En cas de saignement d'origine basse, avec mauvaise tolérance hémodynamique persistante, on peut réaliser un scanner, à la recherche d'un « blush » (effusion de produit de contraste) dans la lumière digestive pour localiser le saignement, et éventuellement compléter par une artériographie (± embolisation).

Question 3 (10 points)
Réponse EXACTE : C

Commentaires L'hémorragie diverticulaire est la plus fréquente, notamment chez le sujet âgé. La présentation initiale peut être celle d'un choc hémorragique se tarrisant spontanément. Les autres causes n'ont pas cette présentation (hémorroïdaire) où sont plus rares (ischémique : contexte+++, cancéreuse, angiodysplasie)

Question 4 (5 points)
Réponses EXACTES : A-C-D

Commentaires L'échographie cardiaque peut montrer des signes indirects d'embolie pulmonaire, avec un cœur droit, ou cœur pulmonaire. Item tombé en 2012 à l'ECN...

Question 5 (5 points)
Réponses EXACTES : A-E

Commentaires Si tous les porteurs de diverticules devaient saigner ou s'infecter, les gastro-entérologues seraient trop peu nombreux pour s'en occuper : 50-70 % de la population de plus de 80 ans serait porteuse d'une diverticulose ! Les diverticules sont des « hernies » de la paroi colique, présentes dans les zones de fragilité du colon (ie les zones de pénétration des vaisseaux, les vasa recta, ce qui explique la fréquence des hémorragies compliquant les diverticules), préférentiellement au niveau de la charnière recto-sigmoïdienne. Ces hernies s'acquièrent avec le temps comme en témoigne l'incidence en hausse avec les années. Après un premier épisode d'hémorragie diverticulaire, le patient présente un risque de récidive de 15 % après le premier, et 50 après le 2e épisode.

■ **Question 6** (10 points)
Réponses EXACTES : B-E
Inacceptable : A

Commentaires 80 % des hémorragies diverticulaires se tarissent spontanément, et il n'existe ni traitement endoscopique préventif, ni d'indication chirurgicale de prophylaxie secondaire. Aucun régime n'a fait la preuve de son efficacité (dans les diverticulites ou les hémorragies). Il faut simplement rassurer le patient, et espérer qu'il soit dans les 85 % qui ne récidivent pas…

■ **Question 7** (10 points)
Réponses EXACTES : A-B-C-D-E

Commentaires Il existe effectivement un lien entre RA et hémorragies digestives… décrit sous le nom de Syndrome de Heyde : il s'agit d'une association entre RA et angiodysplasies. Le remplacement valvulaire fait disparaître les angiodysplasies. Le rétrécissement est une pathologie non rare, dont il est important d'avoir quelques notions…

■ **Question 8** (5 points)
Réponse EXACTE : B
Inacceptable : E
Commentaires Définition des états septiques

Infection	Réponse inflammatoire liée à la présence de micro-organismes. Invasion de tissus normalement stériles.
Bactériémie, virémie, fongémie, Parasitémie	Présence de bactéries (virus, champignons, parasites) viables dans le sang.
Syndrome de réponse inflammatoire systémique (SRIS) à une agression aiguë	Présence d'au moins deux des signes suivants : – température > 38 °C ou < 36 °C ; – fréquence cardiaque > 90 battements/min ; – fréquence respiratoire > 20/min ou PaCO2 < 32 mmHg ; – leucocytes > 12 000/mm3 ou < 4 000/mm3 ou > 10 % de cellules immatures.
Sepsis	Syndrome de réponse inflammatoire systémique en relation avec une infection.
Sepsis sévère ou état infectieux grave	Sepsis associé à une hypotension répondant au remplissage vasculaire et/ou hypoperfusion et/ou dysfonction d'au moins un organe : – encéphalopathie septique ; – syndrome de détresse respiratoire aiguë (SDRA) ; – oligurie < 1 ml/kg/h ; – acidose métabolique inexpliquée ; – hyperlactacidémie ; – coagulation intravasculaire disséminée (CIVD).
Choc septique	Sepsis sévère avec hypotension persistante malgré un remplissage vasculaire adéquat et/ou la nécessité d'utilisation de drogues vasoactives associée à une hypoperfusion et/ou dysfonction d'au moins un organe.

Une nouvelle conférence de consensus est sortie en 2016 pour définir les états septiques (Sepsis-3).

Sepsis : dysfonction d'un organe secondaire à une réponse inappropriée de l'hôte envers une infection. Il faut utiliser les scores de SOFA et quick SOFA (Fréquence respiratoire > 22/min, coma, pression artérielle systolique < 100 mmHg) pour juger des défaillances d'organes.

Choc septique : sepsis + nécessité d'utiliser des amines vasopressives pour obtenir une Pression artérielle Moyenne > 65 mmHg + lactatémie > 2 mmol/l, tout cela malgré remplissage optimal pour corriger une hypovolémie.

Question 9 (5 points)

Réponse EXACTE : A

Inacceptables : C-D-E

Commentaires Le seul examen utile en cas de suspicion de diverticulite sigmoïdienne est la TDM. L'ASP n'a, en médecine, quasiment plus aucun intérêt, les endoscopies basses sont contre-indiquées en cas de diverticulite (risque de perforation accrue). L'écho-endoscopie n'a pas d'indication pour la visualisation du cadre colique. En cas de fonction rénale limite, même la TDM non injectée peut apporter des informations (visualisation d'abcès, pneumopéritoine, etc.).

Question 10 (5 points)

Réponse EXACTE : A

Commentaires TDM injectée, montrant un épaississement sigmoïdien. Pas de pneumopéritoine (hypodensité aérique positionnelle), pas d'abcès (hypodensité circonscrite, halo péri-lésionnel hyperdense), pas de péritonite stercorale (matières fécales extra-digestives). La pneumatose correspond à la présence d'air dans la paroi digestive, et se voit lors des souffrances importantes de la muqueuse (sepsis graves et ischémie).

Pour mémoire, la classification des infections intrapéritonéales des diverticulites selon Hinchey.

Stade 1	Phlegmon/Abcès péricolique
Stade 2	Abcès pelvien, abdominal ou rétro_péritonéal (péritonite localisée)
Stade 3	Péritonite généralisée purulente
Stade 4	Péritonite stercorale

Question 11 (5 points)

Réponses EXACTES : A-B-C-D-E

Commentaires Voilà un ancien tiroir de l'ECN... pensez à tout cela devant une fièvre persistante... ajoutez la concentration d'antibiotiques insuffisante.

Question 12 (10 points)

Réponses EXACTES : A-C-D-E

Commentaires Catalogue de signes échographiques à connaître... Le septum paradoxal se voit dans les cœurs pulmonaires aigus.

- **Question 13** (5 points)
  Réponses EXACTES : B-C-E

Commentaires La zone hyperdense en cocarde correspond à la zone inflammatoire péri-lésionnelle. Au temps veineux la lésion est hypodense (tissu nécrosé), et les zones de densité intra-aériques peuvent se voir lors d'infection à germes anaérobies.

- **Question 14** (10 points)
  Réponse EXACTE : C

Commentaires « Antibiothérapie + pus = pus » (aphorisme chirurgical). Le traitement médical est inutile en cas de collection profonde, même en augmentant les doses… Il faut donc drainer la collection, par la méthode la moins invasive en priorité : le drainage radiologique est un bon compromis. L'antibiothérapie sera bien sûre poursuivie et adaptée.

- **Question 15** (5 points)
  Réponses EXACTES : C-D

Commentaires Aucun régime n'est formellement validé (ni donc recommandable) pour la prévention secondaire des complications diverticulaires. En revanche, votre patient a présenté plusieurs complications (graves) de sa diverticulose, la sanction chirurgicale doit se discuter en prévention secondaire. L'éviction des corticoïdes et AINS (éducation thérapeutique+++) doit être recommandée pour ne pas aggraver un état septique débutant. La chirurgie doit s'effectuer « à froid », pour limiter le risque de complications.

ITEMS TRAITÉS

N° 154 Septicémie/Bactériémie/Fongémie de l'adulte et de l'enfant
N° 224 Thrombose veineuse profonde et embolie pulmonaire
N° 231 Valvulopathies
N° 267 Douleurs abdominales et lombaires aiguës chez l'enfant et chez l'adulte
N° 284 Diverticulose colique et diverticulite aiguë du sigmoïde
N° 287 Épidémiologie, facteurs de risque, prévention et dépistage des cancers
N° 350 Hémorragie digestive

RECOMMANDATIONS ET CONFÉRENCE DE CONSENSUS

Conférence de consensus Sepsis 3 (en anglais) : The Third International Consensus Definitions for Sepsis and Septic Shock (Sepsis-3) JAMA 2016 vol 315

ANTÉRIORITÉ

ECN 2011 Embolie pulmonaire massive

Dossier 15 — *Un whisky et au lit*

Faculté	LILLE 2 – Droit et Santé
Nom et prénom du rédacteur	Dautrecque Flavien
Nom et prénom du relecteur	Chapelle Nicolas et Mayer Pierre

1 **Vous êtes médecin généraliste et recevez un patient âgé de 48 ans qui se plaint de douleurs épigastriques évoluant depuis plusieurs semaines. Il ne mentionne pas d'antécédent particulier. En lui faisant préciser les caractéristiques de cette douleur, il vous apprend qu'elles sont augmentées au moment des repas, entraînant une diminution de l'apport alimentaire. Vous pesez le patient : son poids est de 69 kg pour 1,75 m (contre 76 kg il y a 8 mois lorsqu'il avait consulté pour une grippe saisonnière). Il a tenté un traitement par anti-acides, sans succès. Quelle(s) est (sont) votre (vos) hypothèse(s) diagnostique(s) ?**

a. Ulcère gastrique
b. Reflux gastro-œsophagien
c. Diverticulose du côlon transverse
d. Colique hépatique
e. Pancréatite chronique

2 **Vous cherchez à savoir si votre patient est dénutri de manière clinique. Quelle(s) proposition(s) est (sont) vraie(s) ?**

a. Le Maxi Nutritional Assessment (MNA) permet d'apprécier la dénutrition chez le sujet âgé
b. L'IMC se calcule en divisant le Poids au carré par la Taille
c. Une perte de poids de plus de 10 % en 1 mois est considérée comme modérée chez les sujets de moins de 70 ans
d. Une perte de poids de plus de 10 % en 6 mois est considérée comme modérée chez les sujets de moins de 70 ans
e. L'index de Buzby n'est pas utilisé de manière courante

3 **Quelle(s) proposition(s) est (sont) vraie(s) concernant le diagnostic biologique de dénutrition ?**

a. L'albumine a une demi-vie de 21 jours
b. L'albuminémie est le premier dosage à réaliser en cas de suspicion de dénutrition
c. Il faut corriger l'albuminémie en fonction de la calcémie pour avoir la valeur réelle
d. La pré-albuminémie a une demi-vie plus longue que l'albumine, elle permet d'apprécier l'état nutritionnel sur les 3 derniers mois
e. Il faut interpréter les valeurs d'albumine et de pré-albumine en fonction de la présence d'un syndrome inflammatoire

4 **La perte de poids est estimée à 9 %. Quelle(s) prise(s) en charge lui proposez-vous pour reprendre du poids ?**

a. Compléments alimentaires oraux
b. Traitement étiologique
c. Nutrition entérale par SNG
d. Nutrition parentérale
e. Enrichissement alimentaire

5 **Quel(s) facteur(s) de risque(s) serait (ent) en faveur d'une colique hépatique ?**

a. Sexe masculin
b. La dénutrition
c. L'hypertriglycéridémie
d. La multiparité
e. L'âge élevé

6 **Aucun de ces facteurs de risque n'est présent et vous envisagez donc la possibilité d'une pancréatite chronique. Vous interrogez le patient sur sa consommation d'alcool. Le patient vous dit, un peu honteusement, avoir majoré sa consommation depuis que sa femme l'a quitté pour le facteur il y a 12 ans de ça. Désormais il consomme 1 bouteille de vin par jour à 10 °C et 1 litre de whisky à 40 °C tous les deux jours, dont un petit verre le soir. Ça l'aide à dormir dit-il. Quelle quantité quotidienne d'alcool est consommée ?**

a. 220 g/jour
b. 240 g/jour
c. 260 g/jour
d. 380 g/jour
e. 400 g/jour

7 **Vous pensez à une pancréatite chronique, quel(s) examen(s) réalisez-vous en première intention ?**

a. TDM abdomino-pelvien avec et sans injection de produit de contraste
b. Abdomen sans préparation
c. Écho-endoscopie
d. Cholangiopancréatographie par résonance magnétique
e. Échographie abdominale

8 **QROC – Quel(s) signe(s) quasi-pathognomonique(s) recherchez-vous en faveur de cette pathologie sur le scanner abdomino-pelvien que vous venez de prescrire ?**

....

9 **Un pseudo-kyste est découvert sur l'imagerie. Deux semaines plus tard, le patient se présente aux urgences pour malaise. L'examen clinique montre :**

– pression artérielle : 80/50 mmHg ;

– pâleur cutanéo-muqueuse.

Le patient est stabilisé sur le plan hémodynamique. Une TDM est réalisée retrouvant une hémorragie pseudo-kystique.

☛ *Voir photos dossier, p. VIII*

Quel(s) traitement(s) envisagez-vous ?

a. Résection chirurgicale du kyste en urgence
b. Drainage percutané après tarissement spontané de l'hémorragie
c. Embolisation par voie radiologique interventionnelle en urgence
d. Drainage endoscopique après tarissement spontané de l'hémorragie
e. Drainage endoscopique en urgence

10 **De quelle(s) autre(s) complication(s) pouvant compliquer cette pancréatite chronique devez-vous informer votre patient ?**

a. Cirrhose biliaire primitive
b. Insuffisance pancréatique endocrine
c. Insuffisance pancréatique exocrine
d. Tumeur endocrine
e. Carence en vitamine C

11 **Il n'aura fallu que quelques mois pour que ce patient vous reconsulte pour l'apparition de selle qu'il vous décrit comme claires, nauséabondes, flottantes. Votre patient ne présente pas d'ictère. Vous évoquez une insuffisance pancréatique exocrine. Comment expliquez-vous le traitement à votre patient ?**

a. Nécessité d'un régime sans graisse pour diminuer le flux de graisses intestinales
b. Prise d'extrait pancréatique pour améliorer l'absorption des graisses
c. Ingestion d'extrait pancréatique en dehors des repas pour améliorer l'absorption de vitamines
d. Supplémentation en vitamines D & K
e. L'insulinothérapie en permettant la lipogenèse permet d'améliorer l'absorption des graisses

12 **Quelle(s) est (sont) la (les) complication(s) d'une insuffisance pancréatique exocrine non traitée ?**

a. Malnutrition
b. Ostéoporose
c. Thrombose veineuse profonde
d. Cécité binoculaire
e. Immunodépression

13 **Quelques années plus tard, le patient vient en consultation d'hépato-gastro-entérologie pour suivi de sa pathologie. Son état est stable selon lui. À l'examen, vous découvrez pourtant un ictère conjonctival et une perte de poids de 4 kg. Quel(s) autre(s) signe(s) ferait suspecter une tumeur pancréatique ?**

a. Diabète
b. Ganglion sus-claviculaire droit
c. Dépression
d. Pancréatite aiguë
e. Augmentation du volume hépatique

14 **Quelle(s) serait (ent) la (les) caractéristique(s) de l'ictère associé à un adénocarcinome du pancréas ?**

a. Ictère à bilirubine conjuguée
b. Ictère à bilirubine non conjuguée
c. Ictère cholestatique
d. Ictère non cholestatique
e. Ictère par obstacle sur les gros vaisseaux

15 **Quelle(s) donnée(s) sur le cancer du pancréas sont exactes ?**

a. 50 % de ces tumeurs sont résécables
b. 80 % sont d'emblée métastatiques
c. La survie globale à 5 ans est de 30 %
d. La survie globale à 5 ans en cas de résection microscopiquement totale est de 30 %
e. La survie médiane en cas de tumeur métastatique est de 6 à 9 mois

■ Question 1 (5 points)

Réponses EXACTES : D-E

Commentaires Le reflux gastro-œsophagien donne une douleur épigastrique ascendante (pyrosis) à type de brûlure. Il n'y a habituellement pas d'amaigrissement. De plus, les anti-acides ont une efficacité, au moins partielle.

L'ulcère gastrique donne une douleur épigastrique soulagée par les repas et non pas augmentée.

La diverticulose, qu'elle soit transverse ou d'un autre segment colique, n'est jamais symptomatique si elle n'est pas compliquée.

La pancréatite chronique donne une douleur épigastrique, chez un patient ayant habituellement une consommation chronique d'alcool. Elle entraîne des douleurs de caractéristiques variables : crises aiguës (avec ou sans pancréatite aiguë), douleurs chroniques constantes, douleurs déclenchées par les repas...

La colique hépatique donne des douleurs déclenchées par les repas par la mise en tension des voies biliaires suite à une migration biliaire. Elle est le plus souvent épigastrique et non pas en hypochondre droit.

■ Question 2 (5 points)

Réponses EXACTES : C-E

Commentaires

	Avant 70 ans		Après 70 ans	
	Modérée	**Sévère**	**Modérée**	**Sévère**
Perte de poids (1 mois)	> 5 %	> 10 %	> 5 %	> 10 %
Perte de poids (6 mois)	> 10 %	> 15 %	> 10 %	> 15 %
MNA (Mini Nutritional Assessment)			< 17	
Index de Buzby	< 97,5	< 83,5	< 97,5	< 83,5
IMC (Poids/Taille²)	< 17		< 21	< 18
Albuminémie	< 30 g/l	< 20 g/l	< 35 g/l	< 30 g/l
Pré-albuminémie (N > 200 mg/l)	< 110 mg/l	< 50 mg/l	< 110 mg/l	< 50 mg/l

■ Question 3 (5 points)

Réponses EXACTES : A-B-E

Commentaires L'albumine a une demi-vie de 21 jours. Elle est à doser en première intention en cas de suspicion de dénutrition. C'est la calcémie qui se corrige avec l'albuminémie et non l'inverse.

La pré-albuminémie a une demi-vie de 48 heures. C'est un marqueur rapide de dénutrition ou d'activité de la prise en charge nutritionnelle.

Il faut interpréter les valeurs d'albumine et de pré-albumine en fonction de la présence d'un syndrome inflammatoire (protéine négative de l'inflammation). Ces protéines sont également diminuées en cas d'insuffisance hépatocellulaire.

■ Question 4 (10 points)

Réponse EXACTE : B

Inacceptables : A-C-D-E

Commentaires Traitement étiologique en première intention, toujours !

Les différents modes de renutrition sont :

- enrichissement de l'alimentation (surtout chez les sujets âgés ayant des difficultés à avoir une alimentation quantitativement et qualitativement normale) ;

- compléments alimentaires (idem) ;
- nutrition entérale :
  - en 2ᵉ intention ;
  - quand impossibilité du patient de se nourrir (dysphagie, maladie neurologique, tumeur ORL) ;
  - nécessité de laisser le patient à jeun ;
  - sonde nasogastrique en 1ʳᵉ intention ;
  - gastrostomie quand durée prévisible de SNG est supérieure à 2 semaines ;
- nutrition parentérale :
  - en 3ᵉ intention ;
  - quand le tube digestif n'est pas fonctionnel ou en cas d'obstruction intestinale chronique empêchant une nutrition entérale ;
  - chez un patient non capable de se nourrir (réanimation) ;
  - dans le cadre des entérocolopathie exsudative.

Question 5 (5 points)

Réponses EXACTES : C-D-E

Commentaires Facteurs de risque de lithiase cholestérolique :

- âge ;
- sexe féminin ;
- surpoids ;
- multiparité ;
- hypertriglycéridémie ;
- médicaments : fibrates, œstrogènes.

Facteurs de risque de lithiase pigmentaire :

- maladies hémolytiques (par augmentation de la production de bilirubine) ;
- infections biliaires ;
- obstacles biliaires ;
- origine géographie : Asie du Sud EST.

Question 6 (5 points)

Réponse EXACTE : A

Commentaires Règle de calcul : DL8

- = Degré x Litre x 8
- = [0,75 l (1 bouteille de vin) x 10 °C x 8] + [1 l/2 x 40 °C x 8]
- = 60 + 160 = 220 g/j.

Question 7 (5 points)

Réponse EXACTE : A

Commentaires La TDM Abdominopelvienne avec injection de produit de contraste est l'examen de première intention pour rechercher une pancréatite chronique.

L'ASP n'a aucune indication dans les pathologies pancréatiques.

L'écho-endoscopie n'est pas l'examen de première intention du fait de son caractère invasif et de ses effets indésirables potentielles. L'écho-endoscopie reste l'examen qui permet d'étudier au mieux le pancréas, elle pourra être nécessaire si la TDM ne permet pas d'apporter un diagnostic.

La cholangiopancréatographie par résonance magnétique est un examen coûteux n'ayant pas d'avantage par rapport au scanner pour le diagnostic de PCC mais qui permet une meilleure étude du parenchyme pancréatique et de ses canaux.

L'échographie est un mauvais examen pour étudier le parenchyme pancréatique.

Question 8 (10 points)

Commentaires Signe de pancréatite chronique :

- calcifications pancréatiques ;
- autres signes : dilatation du Wirsung, complications de la pancréatite chronique.

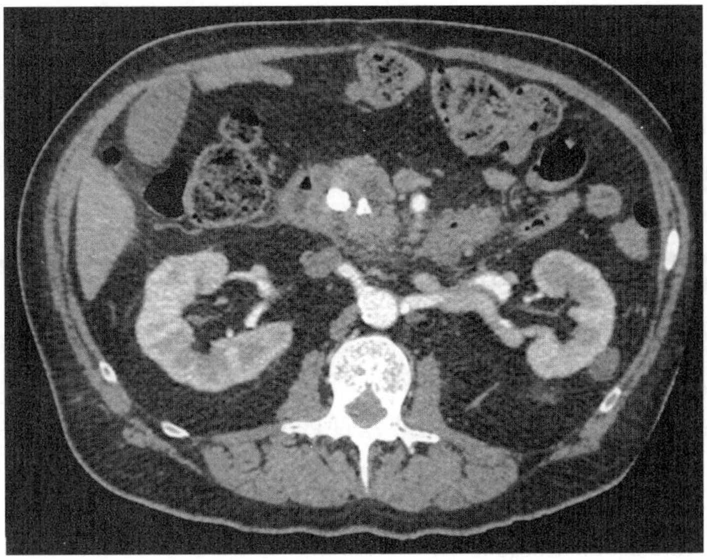

Question 9 (10 points)

Réponse EXACTE : C
Inacceptables : B-D

Commentaires L'hémorragie pseudo-kystique est liée à l'érosion d'une artériole par le pseudo-kyste ou par la rupture d'un micro-anévrysme.

Le traitement est une embolisation par voie radiologique en urgence.

Question 10 (10 points)

Réponses EXACTES : B- C
Inacceptable : D

Commentaires Complications de la pancréatite chronique :

- pseudo-kystes pouvant lui-même se compliquer de : compression d'un organe de voisinage, infection, hémorragie ;
- compressions hépato-biliaires par la fibrose séquellaire, l'inflammation pancréatique, les pseudo-kystes :
  - la compression de la voie biliaire entraîne une cholestase ictérique ou non ;
  - cette compression peut se compliquer d'angiocholite, de fibrose des voies biliaires, de cirrhose biliaire secondaire ;
- compression duodénale ou par d'autres structures avoisinantes ;
- hémorragies digestives : Wirsungorragie, hémorragie pseudo-kystique ou rupture d'un pseudo-anévrysme, rupture de varices cardio-tubérositaires ;

- insuffisance pancréatique exocrine ;
- insuffisance pancréatique endocrine = diabète ;
- adénocarcinome (et non pas tumeur endocrine).

■ **Question 11** (5 points)
Réponse EXACTE : B

Commentaires Le traitement de l'insuffisance pancréatique exocrine est l'ingestion d'extrait pancréatique.

Ce traitement n'est indiqué qu'en cas de symptomatologie franche (stéatorrhée ou amaigrissement).

Il doit être pris au moment des repas et le nombre de gélule doit être proportionnel à la charge lipidique du repas. Il permet d'améliorer l'absorption des graisses et donc des vitamines liposolubles (A, D, E & K). Leur supplémentation n'est donc pas nécessaire puisque les extraits pancréatiques améliorent de fait l'absorption des vitamines liposolubles.

■ **Question 12** (5 points)
Réponses EXACTES : A-B-E

Commentaires L'ostéoporose est liée à la carence en vitamine D.

La malnutrition est liée au défaut d'apport vitaminique et d'absorption d'acides gras essentiels.

L'immunodépression est due à l'état carentiel qui provoque des troubles de l'immunité.

La carence en vitamine A n'est pas suffisamment sévère pour entraîner une cécité.

La TVP est une complication d'un état néoplasique, mais n'est pas augmentée en cas de pancréatite chronique non dégénérée.

■ **Question 13** (5 points)
Réponses EXACTES : A-C-D-E

Commentaires Signes d'adénocarcinome du pancréas :
- diabète ;
- ganglion de Troisier (sus-claviculaire gauche) ;
- syndrome dépressif ;
- pancréatite aiguë ;
- augmentation du volume hépatique : hépatomégalie par métastase ;
- altération de l'état général (anorexie, asthénie) ;
- TVP ;
- masse épigastrique ;
- nodule de carcinose péritonéale ;
- ascite par carcinose.

- **Question 14** (10 points)
  Réponses EXACTES : A-C-E

  Commentaires

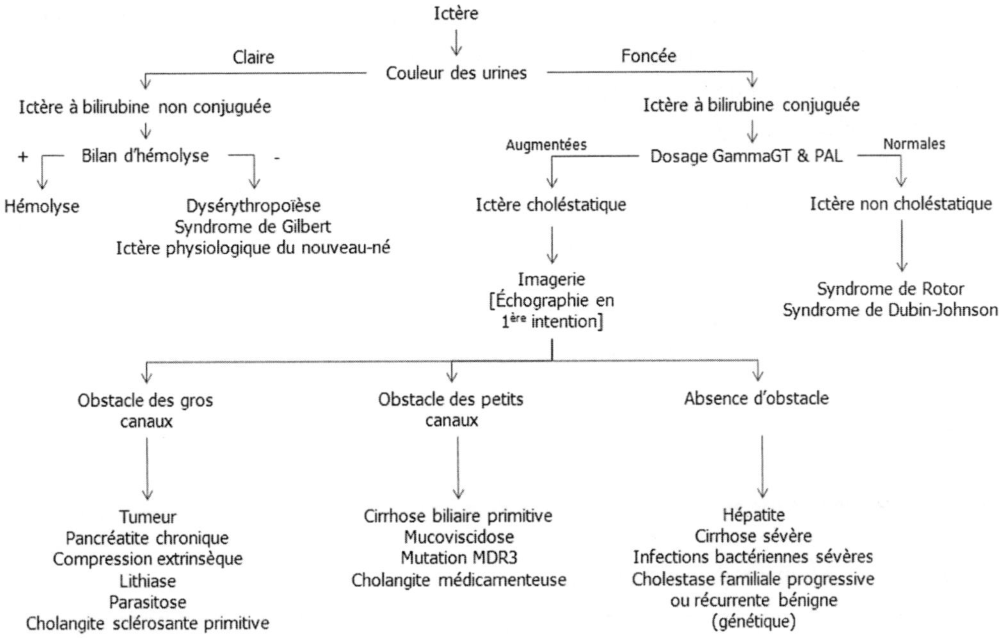

- **Question 15** (5 points)
  Réponses EXACTES : D-E

  Commentaires Quelques données sur l'adénocarcinome pancréatique :
  - âge moyen entre 60 et 70 ans, sex ration de 1 ;
  - 90 % des tumeurs du pancréas ;
  - facteurs de risque : tabac, diabète, pancréatite chronique, forme génétique, antécédents familiaux ;
  - au diagnostic : 30 % des tumeurs sont localement avancées, 50 % sont métastatiques, 20 % sont résécables (10 % ne le sont plus en per-opératoire) ;
  - 5 % de survie globale à 5 ans ! ;
  - survie : 6 à 9 mois en cas de tumeur métastatique non opéré, 18 à 24 mois en cas de chirurgie.

ITEMS TRAITÉS

N° 74 UE 3 Addiction à l'alcool

Prise en charge, au décours d'une intoxication éthylique aiguë - 2001- (HAS) Accompagnement du sujet alcoolo-dépendant après un sevrage - Consensus 2001 - (HAS)

N° 248 UE 8 Dénutrition chez l'adulte

– 2008 Dossier 1

– 2008 Dossier 4

Algorithmes de diagnostic et de prise en charge de la dénutrition chez adultes, enfants, personnes âgées, personnes en réanimation (et leurs notices d'emploi) http://www.nutrimetre.org/telechargements/Telechargements.html

Stratégie de prise en charge en cas de dénutrition protéino-énergétique chez la personne âgée http://www.has-sante.fr/portail/upload/docs/application/pdf/synthese_denutrition_personnes_agees.pdf

N° 275 UE 8 Ictère

– 2004 Dossier 9

– 2005 Dossier 9

N° 278 UE 8 Pancréatite chronique

N° 305 UE 9 Tumeurs du pancréas

Dossier 16 Un séjour inoubliable

Faculté	Lille 2 – Droit & Santé
Nom et prénom du rédacteur	Dautrecque Flavien
Nom et prénom du relecteur	Chapelle Nicolas et Mayer Pierre

1 **QROC – Vous êtes médecin généraliste et recevez un patient âgé de 31 ans vous consultant pour une diarrhée associée à des douleurs abdominales. Nous sommes le 18 février. Votre patient commence à être inquiet. Il vous dit avoir mangé du poisson juste avant le début de la symptomatologie et également 3 jours avant la consultation. Par ailleurs, il a été courir un 10 kilomètres peu avant le début de son tableau, par des températures de -5 °C et se demande s'il n'y aurait pas un lien. Il était parti en voyage en Thaïlande il y a 2 semaines, sans événement particulier au cours de ce voyage. Vous essayez de lui faire caractériser ces douleurs, le patient vous répondant qu'elles sont diffuses sans rythme spécifique, non déclenchées par les repas, sans irradiation. Les douleurs abdominales sont présentes depuis la semaine précédente. La semaine passée, elle était associée à des céphalées, une insomnie et une fièvre. Le patient pensant à un syndrome grippal, il s'est automédiqué par PARACÉTAMOL sans régression totale de la symptomatologie. Quant à la diarrhée, sur lequel vous n'avez pas interrogé votre patient, il tient absolument à vous faire savoir qu'elle est de couleur jaune-orangé. Quel diagnostic évoquez-vous ?**

....

2 **Vous suspectez une fièvre typhoïde. Quel(s) signe(s) spécifique(s) recherchez-vous à l'examen clinique ?**

a. Ictère
b. Pouls dissocié
c. Pâleur cutanéo-muqueuse
d. Splénomégalie
e. Fosse iliaque gauche gargouillante

3 **Quel(s) examen(s) paraclinique(s) est (sont) nécessaire(s) ?**

a. Frottis sanguin
b. Goutte épaisse
c. Coproculture
d. Hémocultures
e. Sérologie de Widal Felix

4 **Quelle(s) mesure(s) thérapeutique(s) instaurez-vous ?**

a. Isolement protecteur
b. Antibiothérapie PO par fluoroquinolones
c. Dépistage de l'entourage par coproculture
d. Pas de corticoïdes, ceux-ci n'étant indiqués qu'en cas de signes neurologiques
e. Mise à jeun

5 **QROC – Quelle mesure est manquante dans votre prise en charge globale de ce cas ?**

....

6 **Vous informez votre patient de manière claire, loyale et appropriée sur sa pathologie. Toujours inquiet, il vous parle des activités réalisées durant son séjour, notamment le ski nautique, les balades pieds nus près des rivières et vous avoue du bout des lèvres avoir eu des relations sexuelles avec de jolies jeunes filles locales. Vous proposez alors la réalisation d'un bilan d'Infections Sexuellement Transmissibles. Interprétez les résultats suivants :**

– sérologie syphilitique : VDRL positif - TPHA négatif ;

– sérologie VHB : Ag HBs négatif – Ac anti-HBs positifs – Ac anti-HBc négatifs ;

– sérologie VHC : Ac anti-VHC positifs ;

– sérologie VIH 1 & 2 : négative.

a. Infection syphilitique – Vaccination Hépatite B – Hépatite C active
b. Fausse sérologie syphilitique – Vaccination Hépatite B – Possible Hépatite C guérie
c. Fausse sérologie syphilitique – Hépatite B guérie – Possible Hépatite C active
d. Syphilis guérie – Hépatite B active – Incertitude sur l'Hépatite C
e. Syphilis guérie – Hépatite B guérie – Hépatite C guérie

7 **Le dosage de l'ARN VHC conclue à une Hépatite C active. Vous dirigez votre patient vers un Hépato-Gastro-Entérologue, un traitement de l'hépatite C est entrepris. Après quelques mois, vous ne recevez plus de courrier de la part de votre confrère. 20 années plus tard, vous êtes un généraliste expérimenté et recevez ce même patient qui revient vous voir alors qu'il a passé les 20 dernières années sans aucun problème. Il consulte pour une augmentation du volume de ses membres inférieurs précédés depuis quelques jours par des selles noires. Quelle(s) étiologie(s) peut (peuvent) être responsable(s) de méléna ?**

a. Ulcère gastro-duodénal hémorragique
b. Syndrome de Mallory-Weiss
c. Hémorroïde interne
d. Rupture de varices œsophagiennes
e. Rectocolite hémorragique

8 **Quel(s) examen(s) paraclinique(s) est (sont) nécessaire(s) en première intention ?**

a. Rectosigmoïdoscopie
b. TDM abdominopelvienne sans injection de produit de contraste
c. Numération Formule Sanguine
d. International Normalized Ratio
e. Fibroscopie œsogastroduodénale

9 **Vous envoyez donc votre patient aux urgences pour réalisation de ces examens. L'HEMOCUE réalisé aux urgences retrouve une hémoglobine à 6,2 g/dl. Vous décidez de transfuser votre patient. Il présente pour seul antécédent apparu dans les dernières années, un phénomène de Raynaud sans étiologie retrouvée. Quelle est votre prescription transfusionnelle ?**

a. Culots compatibilisés et déleucocytés
b. Culots phénotypés et déleucocytés
c. Culots phénotypés CMV négatifs
d. Transfusion de deux culots globulaires
e. L'objectif transfusionnel est de 9 g/dl

10 **L'infirmière réalise le test final suivant avant transfusion :**

– patient :
- **réaction positive (= agglutination) avec les anticorps anti-A ;**
- **réaction positive avec les anticorps anti-B ;**

– culot :
- **réaction positive avec les anticorps anti-A ;**
- **absence de réaction avec les anticorps anti-B.**

☛ *Voir photo dossier, p. XI*

Quelle(s) proposition(s) est (sont) exacte(s) ?

a. Patient de groupe A – Poche de groupe B – Transfusion possible
b. Patient de groupe AB – Poche de groupe A – Transfusion possible
c. Patient de groupe AB – Poche de groupe O – Transfusion possible
d. Patient de groupe O – Poche de groupe A – Transfusion impossible
e. Patient de groupe AB – Poche de groupe A – Transfusion impossible

11 **Au cours de la transfusion, le patient présente un épisode d'hyperthermie. Quelle doit être votre attitude ?**

a. Antibiothérapie IV par céphalosporines de 3e génération
b. Prélèvements infectieux : hémocultures
c. Arrêt de la transfusion et renvoi de la poche au Centre de Transfusion Sanguine
d. Traitement symptomatique
e. Alerter le référent d'hémovigilance de votre centre

12 **La fibroscopie retrouve des varices œsophagiennes > 5 mm, non confluentes et ne disparaissant pas à l'insufflation, sans saignement actif.**

Voir photo dossier, p. XVI

Quel(s) diagnostic(s) pouvez-vous porter ?

a. Varices œsophagiennes de grade II
b. Varices œsophagiennes de grade III
c. Tumeur de l'œsophage
d. Cirrhose hépatique
e. Hypertension portale

13 **La sérologie retrouve évidemment une hépatite C chronique. Quel(s) examen(s) doivent compléter votre bilan à la recherche d'une cirrhose ?**

a. Sérologie Hépatite B : anticorps anti-HBs, anticorps anti-HBc, antigène HBe
b. Imagerie abdominale
c. Exploration des anomalies lipidiques
d. Recherche de la mutation C282Y du gène HFE après accord du patient
e. Ponction biopsie hépatique

14 **Un traitement par Interféron alpha pégylé, ribavirine et antiviral direct est mis en place. De quel(s) effet(s) indésirable(s) fréquent(s) devaient prévenir le patient ?**

a. Syndrome pseudo-grippal
b. Tératogénicité
c. Polyglobulie
d. Hypertension artérielle secondaire
e. Syndrome dépressif

15 **Vous avez découvert une cirrhose secondaire à une hépatite C et compliquée de varices œsophagiennes, chez ce patient ayant pour seul autre antécédent un phénomène de Raynaud. Quel(s) élément(s) fait (font) partie de la prise en charge globale du patient ?**

a. Bêta-bloquants non cardio-sélectifs de type propanolol
b. Vaccination contre l'hépatite D
c. Demande de prise en charge pour affection de longue durée
d. Alimentation normocalorique
e. Antibioprophylaxie en prévention de l'infection du liquide d'ascite

Question 1 (10 points)

Commentaires Fièvre typhoïde (au 2e septénaire) (cf. question 2)

Maladie infectieuse liée à Salmonella enterica typhi, liée au péril fécal

Les pays de forte endémie rassemblent les pays d'Amérique du Sud et Centrale bordant le Pacifique, l'Afrique subsaharienne à l'exception de l'Afrique du Sud, le Moyen-Orient (de l'Iran à l'Inde) et les pays insulaires de l'extrême Orient. Les autres pays d'Amérique du Sud et Centrale ainsi que l'Afrique, tout comme de nombreux pays asiatiques, du Proche Orient et de l'Europe de l'Est sont classés comme étant en endémie modérée.

Question 2 (5 points)

Réponses EXACTES : B-D

Commentaires Symptômes du 1er septénaire :

- fièvre ;
- céphalées ;
- altération de l'état général ;
- insomnie ;
- douleurs abdominales.

Symptômes du 2e septénaire :

- diarrhée jus de melon ;
- douleurs abdominales ;
- éruption maculeuse rosée lenticulaire thoracique ;
- angine de Duguet : ulcérations ovalaires non douloureuses du voile du palais ;
- tuphos : signe neurologique de la fièvre typhoïde (obnubilation, prostration, inversion du rythme nycthéméral).

Signes cliniques présents aux deux phases :

- pouls dissocié ;
- splénomégalie ;
- fosse iliaque droite gargouillante.

Question 3 (5 points)

Réponses EXACTES : A-B-D

Commentaires Hémocultures : retrouve la bactérie responsable (Salmonella typhi) dans 60 % des cas.

Coprocultures inutiles car ne permet pas le diagnostic dans la plupart des cas.

Sérologie de Widal Felix inutile au diagnostic.

Dans le cas d'une fièvre dans les 2 mois suivant un retour de voyage : recherche de paludisme indispensable par frottis sanguin – goutte épaisse.

Question 4 (5 points)

Réponses EXACTES : B-C-D

Indispensable : C

Commentaires Traitement de la fièvre typhoïde :

- antibiothérapie *per os* (parfois intra-veineuse) par fluoroquinolones ou ceftriaxone de 3e génération ;
- corticoïdes indiqués si signes neurologiques (tuphos) ou cardiaques ;
- traitement symptomatique ;

- isolement entérique de type contact (différent de l'isolement protecteur des patients immunodéprimés) ;
- dépistage des sujets contacts par coproculture (transmission féco-orale de la maladie) ;
- déclaration obligatoire (Notification + Signalement) auprès de l'ARS.

■ **Question 5** (10 points)
Réponse EXACTE : déclaration obligatoire (notification + signalement).

■ **Question 6** (5 points)
Réponse EXACTE : B

Commentaires

	Ag HBs	Ac anti-HBs	Ac anti-HBc
Hépatite B guérie	-	+	+
Vaccination Hépatite B	-	+	-
Hépatite B active	+	+	+
Naïf de l'Hépatite B	-	-	-

TPHA	VDRL	Interprétation
-	-	Absence de tréponématose Syphilis en incubation Syphilis primaire dans les 5 à 10 jours du chancre
-	+++	Faux positifs
+	-	Syphilis guérie Séquelles de tréponématose vénérienne
+	+ à +++	Syphilis ou autres tréponématoses

La sérologie VHC est un test de dépistage. On ne peut pas porter de conclusion sur elle seule concernant l'activité de l'hépatite C.

■ **Question 7** (10 points)
Réponses EXACTES : A-D
Indispensable : D

Commentaires Toutes les causes d'hémorragies digestives hautes peuvent être responsables de méléna car il s'agit de sang digéré. Si l'hémorragie est de forte abondance, il peut y avoir une rectorragie.

Les hémorragies digestives basses sont des causes de rectorragies.

Causes d'hémorragie digestive haute	
Ulcérations gastro-duodénales	Œsophagite
VO ou VCT	Cancers
Érosions gastro-duodénales	Syndrome de Mallory-Weiss

Causes d'hémorragie digestive basse	
Colorectale	Grêlique
Hémorragie diverticulaire	Angiodysplasies
Tumeur colique ou rectale	Ulcérations
Angiodysplasies	Diverticule de Meckel
Colites ischémiques	Tumeur
Colites infectieuses	Diverticule
MICI	Maladie de Rendu-Osler
Rectites radiques	
Ulcérations traumatiques rectales	
Maladie hémorroïdaire	
Fissure anale	

■ **Question 8** (5 points)
Réponses EXACTES : C-E

Commentaires La NFS a pour objectif de recherche une déglobulisation, imposant un geste hémostatique en urgence et une transfusion sanguine.

La FOGD est l'examen de première intention, diagnostique et thérapeutique des hémorragies digestives hautes.

La TDM n'a pas d'intérêt dans ce contexte aigu.

La rectosigmoïdoscopie est l'examen de première intention devant une rectorragie.

L'INR n'a d'intérêt que chez un patient traité par anti-coagulant de type anti-vitamine K pour rechercher et traiter un surdosage favorisant l'hémorragie.

■ **Question 9** (5 points)
Réponse EXACTE : B
Inacceptable : E

Commentaires Seuils transfusionnels :

- anémie aiguë :
  - 7 g/dl en l'absence d'antécédent ;
  - 9 g/dl si antécédents cardiovasculaires ;
- anémie chronique :
  - 6 g/dl si absence d'antécédents ;
  - 8 g/dl si antécédents cardiovasculaires ;
  - 10 g/dl si antécédent cardio-pulmonaire et mauvaise tolérance ;
- différents types de culots :
  - déleucocytés : tous le sont (pour éviter la réaction fébrile non hémolytique) ;
  - phénotypés : transfusion selon le groupage ABO, Rh D ± autres Rh et Kell ;
  - compatibilisés : réaction de compatibilité entre le sérum du receveur et les hématies de la poche :
    - à faire chez les patients multitransfusés ;
  - CMV négatifs : chez les patients immunodéprimés pour éviter l'infection généralisée à CMV.

Ici, le patient a une cible d'hémoglobine de 7 g/dl. Un culot globulaire augmentant l'hémoglobine d'environ 1 point, il faut transfuser 1 culot qui doit être déleucocyté, phénotypé.

■ **Question 10** (10 points)

Réponse EXACTE : B

Commentaires Résultats attendus du test de Beth-Vincent :

Résultats attendus du test de Beth-Vincent		
Anticorps anti-A	Anticorps anti-B	Groupe sanguin correspondant
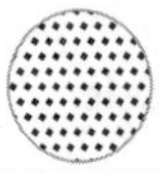		Groupe A
		Groupe O
	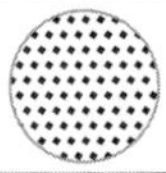	Groupe B
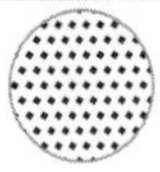	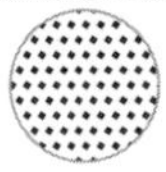	Groupe AB

Compatibilité transfusionnelle :

Compatibilité transfusionnelle									
		Donneur							
		O-	O+	B-	B+	A-	A+	AB-	AB+
Receveur	AB+	+	+	+	+	+	+	+	+
	AB-	+		+		+		+	
	A+	+	+			+	+		
	A-	+				+			
	B+	+	+	+	+				
	B-	+		+					
	O+	+	+						
	O-	+							

O- : donneur universel car absence d'antigènes allo-immuns à la surface des hématies.

AB+ : receveur universel car absence d'anticorps plasmatiques.

■ **Question 11** (5 points)

Réponses EXACTES : B-C-D-E

Indispensable : C

Commentaires Causes d'hyperthermie au cours d'une transfusion sanguine :

- hémolyse intravasculaire ;
- hémolyse intratissulaire ;
- incompatibilité leucoplaquettaire ;
- choc endotoxinique ;
- réaction fébrile non hémolytique : liée au anticorps anti-leucocyte dans le plasma du receveur.

Conduite à tenir devant une hyperthermie per-transfusionnelle :

- arrêt immédiat de la transfusion ;
- alerter le médecin ;
- prélever 2 hémocultures à 1 heure d'intervalle ;

- porter le PSL correctement clampé au laboratoire de bactériologie ;
- mettre en place le traitement symptomatique ;
- noter tous les signes dans le dossier transfusionnel ;
- remplir la fiche d'effet indésirable transfusionnel et alerter le référent d'hémovigilance.

L'antibiothérapie ne doit être administrée que si l'origine infectieuse de la fièvre est prouvée.

Question 12 (5 points)

Réponses EXACTES : A-E

Commentaires Classification des varices œsophagiennes :

- grade I : < 5 mm, non confluentes, disparaissant à l'insufflation ;
- grade II : > 5 mm, non confluentes, ne disparaissant pas à l'insufflation ;
- grade III : > 5 mm, confluentes, ne disparaissant pas à l'insufflation.

VO : conséquence de l'hypertension portale mais la cirrhose n'est pas la seule cause d'hypertension portale bien que la plus fréquente : thrombose porte...

Question 13 (5 points)

Réponses EXACTES : B-C

Commentaires Sérologie Hépatite B : anticorps anti-HBs, anticorps anti-HBc, antigène HBs (anticorps HBe se dose dans le bilan d'une hépatite B).

EAL : recherche de NASH.

Hémochromatose : dosage de la ferritinémie et CST en 1re intention.

Bilan étiologique de 1re intention d'une cirrhose : clinique et paraclinique

- consommation alcool (en grammes) : degré * Quantité en Litre * 8 ;
- IMC ;
- NFS, plaquettes ;
- TP, ASAT, ALAT, GGT, PAL, bilirubine totale et conjuguée, albumine ;
- électrophorèse des protéines sériques : hépatite auto-immune ;
- sérologies VHB et VHC ;
- ferritinémie et Coefficient de saturation de la transferrine ;
- glycémie à jeun, Exploration des anomalies lipidiques ;
- échographie hépatique.

Question 14 (5 points)

Réponses EXACTES : A-B-E

Commentaires Effets indésirables :

- interféron Aplha : syndrome pseudo-grippal, syndrome dépressif, cytopénie, AEG, dysthyroïdie, tératogénicité ;
- ribavirine : cytopénie.

À noter, le traitement de première intention de l'hépatite C est en plein bouleversement avec l'arrivée de nombreux antiviraux directs.

N'en retenir que le nom pour le moment devant l'absence de schéma clairement défini.

■ **Question 15** (10 points)
Réponses EXACTES : C-D
Inacceptable : A

Commentaires Bêta-bloquants contre-indiqués car phénomène de Raynaud : préférer ligature endoscopique (autres CI : bradycardie, BAV II et III non appareillé, asthme, angor de Prinzemetal)

Vaccination contre hépatite D inexistante mais vacciner contre hépatite B

Autres mesures d'hépatoprotection :
- vaccination hépatite A si patient à risque ;
- éviter auto-médication (paracétamol) ;
- arrêt de l'alcool ;
- lutte contre le syndrome métabolique.

L'antibioprophylaxie de lutte contre l'infection du liquide d'ascite n'est indiquée qu'après un premier épisode.

ITEMS TRAITÉS

N° 171 UE6 Voyage en pays tropical de l'adulte et de l'enfant : conseils avant le départ, pathologies du retour : fièvre, diarrhée, manifestations cutanées
N° 325 UE10 Transfusion sanguine et produits dérivés du sang : indications, complications. Hémovigilance
Transfusions de globules rouges homologues : produits, indications, alternatives
http://www.has-sante.fr/portail/jcms/c_1349939/fr/transfusions-de-globules-rouges-homologues-produits-indications-alternatives
N° 163 UE 6 Hépatites virales
– 2004 Dossier 6
– 2005 Dossier 9
Prise en charge de l'hépatite chronique B (PDF 20 pages) - 2006 - (HAS)
Prise en charge de l'hépatite chronique C (PDF 20 pages) - 2006 - (HAS
Stratégies de dépistage biologique des hépatites virales B et C : recommandations - 2011 - (HAS)
N° 276 UE 8 Cirrhose et complications
– 2004 Dossier 6
Prise en charge des complications chez les malades atteints de cirrhose
http://www.has-sante.fr/portail/jcms/c_606527/fr/prise-en-charge-des-complications-chez-les-malades-atteints-de-cirrhose
Critères diagnostiques et bilan initial de la cirrhose non compliquée
http://www.has-sante.fr/portail/jcms/c_476486/fr/criteres-diagnostiques-et-bilan-initial-de-la-cirrhose-non-compliquee

Dossier 17

Le pays des merveilles d'Alice

Faculté	Lille 2 – Henri Warembourg
Nom et prénom du rédacteur	Mayer Pierre
Nom et prénom du relecteur	Chapelle Nicolas et Dautrecque Flavien

Énoncé

Vous êtes ce soir de garde au déchocage, vous recevez un appel du médecin régulateur du SMUR qui vous prévient que vous allez admettre un homme de 42 ans retrouvé inanimé dans la rue à la sortie d'un concert d'Alice Cooper, par des passants. A l'arrivée du SAMU le patient est réveillable mais tient des propos incompréhensibles, il aurait vomis et respire avec grande difficulté, le médecin du SMUR a hésité à l'intuber il a finalement réussi à l'oxygéner avec un masque à haute concentration. Le patient était alors Glasgow 9. À son arrivée, le patient a comme constantes TA = 75/45 mmHg, FC = 130/min, FR = 8/min, SpO2 = 92 % sous masque à haute concentration et la température corporelle est à 34,5 °C. L'examen neurologique retrouve un patient très somnolent, calme, il ne réagit qu'à la douleur avec mouvement de flexion des membres, il ne répond pas aux questions simples et n'ouvre plus les yeux. Il est de plus en myosis serré punctiforme. L'auscultation révèle des crépitants bilatéraux remontants jusqu'à mi-champs. Il n'y a pas souffle cardiaque, l'examen abdominal est strictement normal. Enfin votre externe alerte vous montre de multiples traces de piqûre sur les 4 membres.

1 **D'après l'examen neurologique décrit ci-dessus qu'évoquez-vous comme intoxication ?**

a. Intoxication aiguë aux opiacées
b. Intoxication aiguë aux amphétamines
c. Intoxication aiguë aux barbituriques
d. Intoxication aiguë éthylique
e. Intoxication aiguë aux benzodiazépines

2 **Il s'agit effectivement d'une intoxication aux opiacés, vous retrouvez dans les affaires du patient une seringue et de l'héroïne. Quel médicament peut-on utiliser pour reverser l'action des opiacés ?**

a. Flumazénil
b. Hydroxycobalamine
c. Glucagon
d. Naloxone
e. N-acétyl-cystéine

Vous décidez cependant qu'il est inutile de le reverser devant un faisceau d'argument en faveur de la prise d'opiacés. Le patient est intubé et sédaté au vu de son état neurologique et respiratoire. Il vous reste à prendre en charge la défaillance hémodynamique et la probable infection respiratoire.

3 **Comment corriger la défaillance hémodynamique ?**

a. Remplissage vasculaire par du sérum glucosé à 10 % 500 cc/15-20 minutes
b. Remplissage vasculaire par du sérum salé à 9 g ‰ de NaCl 500 cc/15-20 minutes
c. Soutien vasopresseur par noradrénaline débutée à 0,2 µg/kg/min
d. Soutien vasopresseur par dobutamine débutée à 3 µg/kg/min
e. Position de Tredenlenburg

4 **Comment prenez-vous en charge l'infection pulmonaire ?**

a. Radiographie du thorax de face
b. Hémocultures aéro- et anaérobies
c. Réalisation d'aspiration trachéale protégée
d. Kinésithérapie respiratoire
e. Antibiothérapie probabiliste ciblant à la fois les germes aérobies et anaérobies type Rocéphine 1 g/24 heures et flagyl 500 mg x3/j.

Vous faites réaliser le bilan suivant dont voici les résultats : NFS : globules blancs 25 000/mm^3 (dont polynucléaires neutrophiles 22 000/mm^3, polynucléaires éosinophile 120/mm^3, polynucléaires basophiles 80/mm^3, lymphocytes 500/mm^3, monocytes 2 300/mm^3). Plaquettes 80 000/mm^3. Hémoglobine 11,7 g/dl, VGM 85 fl, CCMH 32 %. Hémostase : TP 42 %, TCAr 1,6, fibrinogène 2 g/l, D-Dimères 2 500 ng/ml. Ionogramme sanguin : Na+ 131 mmol/l, K+ 3,5 mmol/l, Ca2+ 2,4 mmol/l, HCO3- 16 mmol/l. Fonction rénale : créatinine 120 µmol/l ; urée 0,55 g/l. Bilan hépatique : bilirubine totale 75 µmol/l dont bilirubine conjuguée 55 µmol/l. Phosphatase alcaline 450 U/l, γ-GT 560 U/l. ALAT 1 545 U/l, ASAT 2568U/l. Lipasémie 150 U/l, LDH 658 U/l, CRP 259 mg/l. Gaz du sang : pH 7,28, PCO2 37 mmHg, PO2 75 mmHg, lactatémie 3,7 mmol/l. Hémocultures en cours. Sérologies virales :

- VHA négatif ;
- VHB antigène HbS négatifs ; anticorps anti-HbS positif ; anticorps anti-HbC négatif ;
- VHC anticorps anti-VHC positifs ;
- VHE négatifs.

5 **Quelles anomalies retrouvez-vous sur ce bilan biologique ?**

a. Acidose métabolique lactique
b. Insuffisance rénale aiguë
c. Coagulation intravasculaire disséminée
d. Cholestase
e. Cytolyse hépatique

La situation du patient s'améliore du point de vue clinique et biologique. Il persiste cependant toujours une cytolyse hépatique modérée avec une sérologie VHC positive. Vous soupçonnez donc une hépatite C chez cet homme. En discutant avec lui vous apprenez qu'il se drogue depuis l'âge de 15 ans et qu'à cette époque il partageait les seringues avec d'autres toxicomanes.

6 **Quel(s) examen(s) complémentaire(s) devez-vous réaliser impérativement pour confirmer le diagnostic d'hépatite C ?**

a. Seconde sérologie 15 jours après la première
b. Recherche de l'ARN viral par PCR dans le sérum
c. Ponction biopsie hépatique pour examen histologique
d. Fibroscan®
e. Fibrotest®

7 **Quelle co-infection est fréquente sur ce genre de terrain ?**

a. Co-infection VHVIH
b. Co-infection VHVHD
c. Co-infection VHCMV
d. Co-infection VHVHB
e. Co-infection VHHSV

8 **Comment peut-on poser le diagnostic d'hépatite C chronique ?**

a. Détection d'un ARN VHC positif dans le sérum pendant plus de 6 mois
b. Troisième sérologie VHC positive à 6 mois
c. Détection d'un ARN VHC positif dans le sérum pendant plus de 3 mois
d. Présence de virus VHC sur examen histologique de lame de ponction biopsie hépatique à 3 mois d'intervalle
e. Persistance d'une cytolyse hépatique sur plusieurs bilans biologiques pendant plus de 12 mois

Voici 6 mois que les premiers prélèvements ont été réalisés la PCR ARN VHC sur sérum est toujours fortement positive, vous pouvez enfin conclure à une hépatite virale C chronique. Le patient vous demande comment il a pu contracter cette infection chronique.

9 **Quel(s) est (sont) le(s) mode(s) de transmission du virus de l'hépatite C ?**

a. Transmission sexuelle
b. Transmission parentérale
c. Transmission lors d'acte médicaux
d. Transmission salivaire
e. Transmission mère-enfant

10 **Quel score composite permet d'évaluer la part inflammatoire et la fibrose sur des lames de biopsie hépatique ?**

a. Score de MADDREY
b. Score MELD
c. Score METAVIR
d. Score de LILLE
e. Score de CHILPUGH

11 **Quelle(s) information(s) vous manque-t-il avant de décider de mettre en place ou non un traitement ?**

a. Présence d'une cirrhose
b. Exogénose chronique
c. Pathologie psychiatrique
d. Sevrage en opiacés
e. Génotype du VHC

Le Fibroscan® que vous réalisez rend le résultat suivant 17 kPa, l'échographie abdominale retrouve un foie dysmorphique avec ascite péri-hépatique et splénomégalie. Il s'agit donc d'une hépatite C au stade de cirrhose.

12 **En 2016, de quel(s) traitement(s) dispose-t-on pour une hépatite C chronique ?**

a. Ribavirine
b. Transplantaton hépatique
c. Interféron α pégylé
d. Sofosbuvir
e. Ténofovir

13 **Comment surveille-t-on ce patient ?**

a. Négativation de la sérologie virale 5 ans après la fin du traitement
b. Disparition de la cytolyse hépatique 3 mois après le début du traitement
c. Échographie abdominale tous les 6 mois après le diagnostic
d. Négativation de la charge virale VHC (PCR ARN VHC) 6 mois après la fin du traitement
e. Dosage de l'alpha-foetoproteine tous les 6 mois après le diagnostic

14 **Doit-il être pratiqué chez ce patient un dépistage systématique et régulier du carcinome hépatocellulaire ?**

a. Oui car il existe une risque de développer un carcinome hépatocellulaire comme chez tout cirrhotique
b. Non les cirrhoses d'origine virale ne donnent jamais de carcinome hépatocellulaire
c. Seul le dosage de l'α-fœtoprotéine est suffisant pour le dépistage et le suivi
d. Oui car une infection par le VHC peut donner un carcinome hépatocellulaire sans qu'il y ait de cirrhose sous-jacente
e. Aucune des réponses n'est la bonne

Lors du suivi de votre patient celui-ci vous décrit souffrir depuis peu d'arthralgies diffuses et vous mettez en évidence une hypertension artérielle que vous ne lui connaissiez pas. Lors d'un bilan sanguin réalisé met en évidence une insuffisance rénale avec majoration des valeurs de la créatininémie aux contrôles rapprochés suivants. Devant un patient cirrhotique compensée chez lequel il est apparu des œdèmes des membres inférieurs et avec une hypoalbuminémie majorée mais déjà existante du fait de sa pathologie hépatique, vous faites réaliser une protéinurie des 24 heures. Le résultat est sans appel avec une protéinurie à 3,5 g/24 heures. Vous concluez à un syndrome néphrotique.

15 **Quelle manifestation extra-hépatique associée à une hépatite C chronique évoquez-vous ?**

a. Syndrome de Gougerot-Sjörgen
b. Cryoglobulinémie
c. Diabète
d. Amylose AA
e. Purpura rhumatoïde

- **Question 1** (5 points)
Réponse EXACTE : A

Commentaires Ici avec les données de l'énoncé on peut facilement évoquer une intoxication aux opioïdes dans un contexte de toxicomanie. On retrouve des traces de piqûres multiples sur les 4 membres indiquant un probable usage parentéral de drogue. On a ici probablement un contexte d'overdose avec inhalation du contenu gastrique compliquant la prise en charge du patient.

L'intoxication aux opioïdes se manifeste par un coma calme hypotonique avec bradypnée et myosis serré.

- **Question 2** (5 points)
Réponse EXACTE : D

Commentaires La naloxone est l'antidote des intoxications aux opioïdes permettant de reverser l'effet de ceux-ci très transitoirement. On l'utilise dans les cas de coma aux opioïdes ou de détresse respiratoire importante en titration puis une fois la bonne dose obtenue on passe celle-ci au pousse seringue électrique. L'objectif est d'obtenir une fréquence respiratoire ≥ 15/min.

- **Question 3** (2,5 points)
Réponses EXACTES : B-C-E

Commentaires Question classique de gestion d'une hypotension ici dans un contexte mixte d'overdose et de pneumopathie d'inhalation. L'overdose peut en elle-même donner une détresse respiratoire et un collapsus à cela s'ajoute une part septique. La prise en charge est toujours la même avec mise en position de Treddenlenburg pour augmenter le retour veineux des membres inférieurs et ainsi la pré-charge, début d'un remplissage vasculaire par cristalloïdes type sérum salé à 9 g‰ de NaCl à la posologie de 30 ml/kg en débit libre. Si le remplissage s'avère être inefficace ou peu efficace on mettra en place très rapidement un soutien tensionnel par utilisation de drogue vaso-active type noradrénaline à la posologie initiale de 0,2 µg/kg/min que l'on augmentera en fonction de la réponse tensionnelle.

La dobutamine est un inotrope positif permettant d'essayer d'optimiser la fonction cardiaque lors d'une défaillance de cet organe. Cette drogue n'est ici pas utile en première intention dans ce contexte.

- **Question 4** (5 points)
Réponses EXACTES : A-B-C-D-E

Commentaires Pas de questions à se poser ici tout est à faire, il faut prélever des hémocultures, réaliser des aspirations trachéales protégées via la sonde d'intubation et faire une radiographie du thorax pour documenter l'infection pulmonaire.

On réalise une bi-antibiothérapie probabiliste couvrant à la fois les bactéries aérobies et anaérobies devant la forte suspicion de pneumopathie d'inhalation.

On demande aussi la mise en place de kinésithérapie respiratoire afin d'optimiser la prise en charge sur le plan respiratoire.

- **Question 5** (5 points)
Réponses EXACTE : A-B-C-D-E

Commentaires Questions de lecture uniquement pour tous les items de la question il suffit de regarder les valeurs chiffrées.

Petite précision pour ce qui est de la CIVD, elle se définit sur un tableau clinico-biologique. Ici on s'intéresse uniquement à la partie biologique. Il existe des scores de CIVD dont en voici 1 en exemple (partie uniquement biologique) prenant en compte :

- numération plaquettaire supérieur ou inférieur à 100 000/mm^3 ;
- D-Dimères : normaux, modérément augmentés, très augmentés ;
- allongement de temps de prothrombine en seconde ou le TP supérieur ou inférieur à 50 %
- taux de fibrinogène supérieur ou inférieur à 1 g/l.

Question 6 (5 points)

Réponses EXACTES : A-B

Commentaires En pratique on réalise une deuxième sérologie 15 jours après la première sérologie positive pour éliminer un faux positif. Si la seconde sérologie est positive alors on demandera la réalisation d'une PCR ARN du VHC avec quantification de la charge virale qui une fois revenue positive confirme le diagnostic d'infection par le virus de l'hépatite C.

Question 7 (10 points)

Réponse EXACTE : A

Commentaires Il s'agit d'un patient qui reconnaît ouvertement une toxicomanie intraveineuse avec partage de seringue, déjà infecté par le VHC. Il faut systématiquement rechercher une co-infection par le VIH, qui n'est pas rare notamment dans ce type de population particulière.

Question 8 (10 points)

Réponse EXACTE : A

Commentaires Le diagnostic d'hépatite virale C chronique est simple il s'agit d'un patient ayant une sérologie VHC positive avec une PCR ARN viral VHC positive initialement et au contrôle à *6 mois*. À partir de là on peut parler d'hépatite virale C chronique. Le taux de transaminases ne rentre pas en compte pour poser le diagnostic.

Question 9 (15 points)

Réponses EXACTES : A-B-C-E

Commentaires Le mode de contamination principale pour le VHC est la transmission parentérale (transfusion avant 1991, toxicomanie IV, etc.). Il existe de rare cas de contamination sexuelle et il faut aussi savoir qu'il peut y avoir des infections fœtales par le VHC par transmission materno-fœtale dans ces deux cas le risque de transmission est majoré en cas de co-infection VIH-VHC.

Question 10 (5 points)

Réponse EXACTE : C

Commentaires Il s'agit ici du score METAVIR qui comprend deux composantes. La première évaluant l'activité de la maladie A côté de 0 à 3 et le degré de fibrose F côté de 0 à 4. Il s'effectue après réalisation d'une ponction biopsie hépatique (PBH).

Il s'agissait du score de référence dans l'hépatite C chronique pour la décision de traiter avant l'avènement des méthodes de diagnostic non invasives validées par la HAS pour l'évaluation du degré de fibrose hépatique que sont le Fibrotest (marqueurs sériques) et le Fibroscan (méthode d'élastométrie). Ce sont actuellement les deux techniques de référence actuellement, la PBH est devenue plus rare maintenant.

■ **Question 11** (15 points)
Réponses EXACTES : A-B-C-D-E

Commentaires Avant de décider de traiter un patient porteur d'une hépatite C chronique il faut différents éléments pour établir la meilleure stratégie thérapeutique.

- Recherche du degré de fibrose hépatique et d'une cirrhose sous-jacente (échographie abdominale avec élastométrie hépatique, Fibroscan, Fibrotest, FOGD).
- Recherche de comorbidité (consommation éthylique, tabagique ou de drogue, co-infection, autres pathologies notamment psychiatriques pouvant éventuellement compromettre l'observance).
- Génotypage du virus de l'hépatite C. Il existe 6 génotypes dont les plus fréquents sont en France les génotypes 1, 2, 3 et 4. Les associations d'antiviraux dépendent du génotype du VHC.

■ **Question 12** (5 points)
Réponses EXACTES : A-C-D

Commentaires La prise en charge thérapeutique de l'hépatite C a complètement été bouleversée au cours de ces dernières années avec le développement de nouvelles molécules très efficace permettant l'obtention de taux de guérison jamais atteints avant.

Pour n'en citer qu'une le *Sofosbuvir* est une de ces nouvelles molécules qu'on utilise dans quasiment toutes les associations antivirales quel que soit le génotype viral.

Historiquement le traitement de l'hépatite C reposait sur l'association Ribavirine et Interféron pégylé avec une durée de traitement variant en fonction du génotype de 24 à 48 semaines et un taux de réponse virologique soutenue (RVS) au traitement de plus de 50 % tout génotype confondu. En comparaison tout génotype confondu toujours la RVS avec les nouvelles molécules est de l'ordre de 90 %.

■ **Question 13** (5 points)
Réponses EXACTES : C-D-E

Commentaires Deux parties à cette surveillance :

- surveillance de l'efficacité du traitement antiviral avec PCR ARN du VHC au cours du traitement et à 6 mois après la fin du traitement permettant en cas de négativité de la PCR à M+6 de la fin du traitement de définir la RVS synonyme de guérison « définitive » ;
- surveillance et dépistage du carcinome hépatocellulaire (CHC) chez ce patient présentant une cirrhose post-virale C avec nécessité de réaliser une échographie abdominale tous les 6 mois ± associée au dosage de α-fœtoprotéine.

■ **Question 14** (2,5 points)
Réponses EXACTES : A-D

Commentaires Il s'agit d'un patient cirrhotique post-viral C donc bien évidemment il rentre dans le cadre du dépistage du CHC comme mentionné si dessus.

De plus dans le cadre de l'hépatite C il existe des cas de CHC sans cirrhose sous-jacente. Un patient avec une infection chronique par le VHC peut très bien avoir un CHC sur un foie non fibrosé (2 à 4 % des infections chroniques évoluent spontanément vers le CHC)

- **Question 15** (5 points)
Réponse EXACTE : B

Commentaires Devant ce tableau néphrologique avec apparition et majoration rapide d'une insuffisance rénale aiguë dans un contexte de syndrome néphrotique (diagnostic très difficile ici chez un cirrhotique qui du fait de sa pathologie hépatique à une hypoalbuminémie et d'apparition d'œdèmes des membres inférieurs).

Il s'agit ici d'un tableau de glomérulonéphrite rapidement progressive (GNRP) dans un contexte d'hépatite virale C chronique il vous faut donc impérativement évoquer et rechercher une cryoglobulinémie (de type 2 dans le cadre des infections par le VHC avec des dépôts glomérulaires de complexes immuns IgG, IgM, C3 et ± C1q). Il faut rapidement adresser ce patient à un néphrologue et discuter de la ponction biopsie rénale car la GNRP est une urgence thérapeutique.

ITEMS TRAITÉS

N° 151 Infection broncho-pulmonaires communautaires de l'adulte et de l'enfant
N° 154 Septicémie/Bactériémie/Fongémie de l'adulte et de l'enfant.
N° 163 Hépatites virales
N° 258 Néphropathies glomérulaires
N° 273 Hépatomégalie et masse abdominale
N° 276 Cirrhose et complications
N° 277 Ascite
N° 328 États de choc.
N° 331 Coma non traumatique chez l'enfant et l'adulte
N° 332 Principales intoxications aiguës
N° 355 Insuffisance respiratoire aiguë

RECOMMANDATIONS ET CONFÉRENCE DE CONSENSUS

Collégiale des universitaires en hépato-gastro-entérologie – 2015
Polycopié du Collège des Enseignants de Pneumologie pour la préparation des ECN et objectifs d'enseignements pour la Pneumologie à l'ECN – http://cep.splf.fr
HAS – Prise en charge de l'hépatite C par les médicaments antiviraux à action directe (AAD) – 2014 *www.has-sante.fr*
HAS – Prise en charge de l'hépatite C chronique – 2006 *www.has-sante.fr*
HAS – Stratégies de dépistage biologique des hépatites virales B et C – 2011 www.has-sante.fr
EASL – Recommandations on Treatment of Hepatitis C – 2015 http://www.easl.eu
EASL-ALEH – Clinical Practice Guidelines : non-invasive tests for evaluation of liver disease severity and prognosis – 2015 http://www.easl.eu
HAS – Critères diagnostiques et bilan initial de la cirrhose non compliquée – décembre 2008 www.has-sante.fr
HAS – Surveillance des malades atteints de cirrhose non compliquée et prévention primaire des complications – 2007 www.has-sante.fr
HAS – Méthodes d'évaluation de la fibrose hépatique au cours des hépatopathies chroniques – décembre 2006 www.has-sante.fr
HAS – Prise en charge des complications chez les malades atteints de cirrhose – 2007 www.has-sante.fr

ANTÉRIORITÉ

Dossier 2005 : hépatite C et grossesse

Dossier 18 *Les chutes du Niagara*

Faculté	Lille 2 – Henri Warembourg
Nom et prénom du rédacteur	Mayer Pierre
Nom et prénom du relecteur	Chapelle Nicolas et Dautrecque Flavien

Énoncé

Alors que vous êtes d'astreinte en ce beau samedi du mois de septembre, vous êtes appelé par l'urgentiste de garde pour un avis gastroentérologique. Il vous expose le cas de Monsieur F. jeune homme de 31 ans qui présente depuis environ trois semaines des diarrhées profuses glaireuses avec apparition de sang il y a 2 jours. Ce patient n'a pas d'antécédents particuliers. Il est marié, père de 2 enfants et est cadre dans une grande multinationale. Il ne consomme pas de tabac ni de drogue et boit très occasionnellement de l'alcool. Il existe une notion de voyage récent (il y a 1 mois et demi) au Kenya pour les vacances d'été. Son histoire commence donc il y a 3 semaine avec l'apparition de diarrhées glaireuses mais initialement non sanglantes avec plus de 5-6 épisodes par jour pour lesquelles il met du temps avant de consulter son médecin traitant, car malgré la gêne Monsieur F. a beaucoup de travail en ce moment et se dit « sous pression au boulot ». Devant ce tableau il lui est prescrit de la Diosmectine et du Racécadotril comme traitement symptomatique sans que cela n'améliore vraiment ses diarrhées. Il décrit de plus une altération de l'état général avec asthénie et amaigrissement de 6 kg en 1 mois. Son transit était parfaitement normal avant. Est apparu avant-hier dans la fin de journée de la fièvre avec des frissons ainsi que des douleurs au niveau de l'abdomen puis du sang et des glaires dans les selles. À l'examen clinique Monsieur F. pèse 72 kg pour 182 cm soit un IMC à 21,7 kg/m^2. La pression artérielle est à 100/60 mmHg avec une fréquence cardiaque à 80/min et une saturation en oxygène en air ambiant à 100 %. La température corporelle est à 38,8 °C. L'abdomen est souple dépressible mais sensible dans son ensemble principalement en fosse iliaque gauche et au niveau du flanc gauche. Il n'y a pas de défense ni de contracture, les bruits hydro-aériques sont présents. On note un météorisme abdominal modéré et il n'y a pas d'organomégalie. Le toucher rectal réalisé ne retrouve pas de masse mais la présence de sang au retrait du doigtier. Le reste de l'examen clinique est normale.

1 **Qualifiez le type de diarrhée que présente actuellement ce patient ?**

a. Diarrhée cholériforme
b. Diarrhée dysentériforme
c. Diarrhée volumnogénique
d. Diarrhée gastroentéritique
e. Diarrhée osmotique

2 **Parmi les bactéries suivantes, lesquelles sont responsables de syndrome dysentérique ?**

a. *Shigella spp*
b. *Vibrio Cholerae*
c. *Escherichia Coli entéro-invasif*
d. *Staphylococcus aureus*
e. *Campylobacter jejuni*

L'urgentiste de garde vous communique également les premiers résultats du bilan biologique de débrouillage qu'il a demandé avant de vous appeler. Leucocytes 15 000/mm^3 (dont PNN 11 400/mm^3, PNE 103/mm^3, PNB 57/mm^3, Lymphocytes 1 940/mm^3, Monocytes 1 500/mm^3). Hémoglobine 11,7 g/dl, VGM 92 fl, Hématocrite 37 %, CCMH 32 %. Plaquettes 205 000/mm^3. TP 87 %, TCAr 1,1, fibrinogène 6 g/l. Na+= 133 mmol/l, K+= 2,3 mmol/l, Ca2+= 1,9 mmol/l. Urée 8 mg/l, créatinine 103 µmol/l. Le bilan hépatique est normal. Les hémocultures sont en cours.

3 **Complétez votre bilan biologique.**

a. Procalcitonine
b. Coproculture et recherche des toxines de *Clostridium difficile*
c. Facteur V
d. Examen parasitologique des selles
e. Scanner abdomino-pelvien sans et avec injection de produit de contraste iodé

Vous décidez finalement mû par l'appel du devoir de vous rendre auprès de ce patient pour vous faire votre propre idée sur la question. Vous demandez que soit réalisé un scanner abdomino-pelvien pour compléter le bilan afin d'avoir le maximum d'éléments pour décider.

☛ *Voir photo dossier, p. IX*

4 **Quels sont les signes scannographiques en faveur d'une colite non compliquée quelle qu'en soit l'étiologie ?**

a. Épaississement pariétal
b. Rehaussement des parois de manière homogène après injection de produit de contraste iodé
c. Pneumatose pariétale
d. Infiltration de la graisse péricolique
e. Aéroportie

5 **Quel(s) traitement(s) probabiliste(s) mettez-vous en place ?**

a. Traitement antalgique par Kétoprofène 100 mg LP x2/j.
b. Traitement ralentisseur du transit type Lopéramide 2 mg 2 gélules après diarrhée sans dépasser 6/24 heures
c. Biantibiothérapie probabiliste IV par Rocéphine 1 g/j. et flagyl 500 mg x3/j.
d. Traitement anti-sécrétoire par Racécadotril 1 comprimés x3/j.
e. Biantibiothérapie probabiliste *per os* par Ofloxacine 200 mg x1/j. et Métronidazole 500 mg x2/j.

En réinterrogeant ce dernier vous apprenez que ce n'est pas le premier épisode de diarrhée. En effet Monsieur F. a présenté un épisode similaire il y a 6 mois avec diarrhées profuses pendant environ 2 semaines et douleurs abdominales traitées à l'époque par son médecin traitant par Ofloxacine 200 mg x2/j. et Métronidazole 500 mg x3/j. ainsi qu'un traitement symptomatique des douleurs et de la diarrhée. L'épisode avait évolué favorablement sous ce traitement.

6 **QROC – Au vu de ces nouvelles informations quel diagnostic peut-on évoquer chez ce patient ?**

....

7 **Quelles sont les différentes formes d'atteintes de l'intestin dans la RCH ?**

a. Rectite
b. Colite droite
c. Colite gauche
d. Pan-colite
e. Iléite terminale

Vous décidez de réaliser une coloscopie totale dont voici les images, après avoir hospitalisé le patient dans votre service.

Voir photo dossier, p. XXII et p. XXIV

Celle-ci retrouve une pancolite sans atteinte du tractus digestif haut ou de l'iléon. De plus les prélèvements à visée microbiologique reviennent tous négatifs. Vous évoquez donc une possible rectocolite hémorragique (RCH).

8 **Quelles sont les caractéristiques endoscopiques typiques d'une RCH ?**

a. Disparition de la trame vasculaire
b. Ulcérations en carte de géographie ou aphtoïdes
c. Atteinte continue sans intervalle de muqueuse saine et homogène partant toujours du bas rectum
d. Lésions muqueuse avec intervalle de muqueuse saine
e. Muqueuse érythémateuse granitée hémorragique saignant de manière spontanée et au contact de l'endoscope

9 **Quel score clinique permet d'évaluer la sévérité d'une poussée de RCH ?**

a. Score UCEIS
b. Score de Truelove et Witts
c. Score CDAI
d. Score de Lichtiger
e. Score de Lémann

10 **Il s'agit d'une probable poussée RCH, quel(s) est/sont le(s) traitement(s) que l'on peut mettre en place dans les poussées de RCH de légère à modérée ?**

a. Les corticoïdes par voie systémique
b. Les dérivés 5-amino-salicylés par voie systémique
c. La chirurgie
d. Les biothérapies
e. Les anti-inflammatoires non stéroïdiens

11 **Quel traitement de fond peut-être instauré chez ce patient suite à la poussée qu'il a présenté ?**

a. Corticothérapie par voie orale type Prédnisolone
b. Immunosuppresseurs type Aziathropine
c. Dérivés salicylés type mésalazine
d. Une biothérapie type infliximab
e. Antibiothérapie prophylactique au long court type Métronidazole 500 mg x3/j.

12 **Quelles mesures associées mettez-vous en place ?**

a. Vaccination anti-pneumococcique tous les 5 ans
b. Vaccination anti-grippale tous les ans
c. Régime sans résidus et sans gluten
d. Traitement anti-diarrhéique au long court type Racécadotril
e. Activité sportive régulière

Après 3 jours de Méthylprédnisolone IV avec relais par Prédisolone PO et introduction d'Aziathropine, Monsieur F. évolue favorablement et peut rentrer chez lui. Vous instaurez alors un suivi régulier en consultation pour évaluer le contrôle de la maladie. 1 an après alors qu'il était stable sous traitement immunosuppresseurs seul (aziathropine), il consulte aux urgences devant des douleurs abdominales insupportables résistantes à toute antalgie et des rectorragies abondantes (> 15/j.) et une fièvre persistant depuis jours à 38,5 °C. À l'examen son abdomen est distendu et tympanique avec une nette défense en fosse iliaque gauche et au niveau du flanc gauche. Il existe de plus une tachycardie à 125/min. Les premiers résultats du bilan biologique montre : Hb = 9,5 g/dl, leucocytes = 8 480/mm^3, plaquettes = 550 000/mm^3 et CRP = 280 mg/l. Vous décidez sans attendre de faire réaliser un scanner abdomino-pelvien.

☛ *Voir photo dossier, p. XXI*

13 **QROC – Quel diagnostic évoquez-vous devant ce tableau clinico-biologique et scanographique ?**

....

14 **Quel(s) traitement(s) de la colite aiguë grave débutez-vous rapidement en 1re intention ?**

a. Début d'une biothérapie par anti-TNFα type Infliximab
b. Chirurgie type coloproctectomie totale avec anastomose iléo-anale et iléostomie de décharge
c. Antibiothérapie probabiliste à large spectre type Rocéphine et Métronidazole
d. Corticothérapie par Méthylprédnisolone IV 80 mg/j. pendant 7 jours
e. Chirurgie type intervention de Hartmann avec colectomie gauche et colostomie avant rétablissement de continuité secondaire

15 **Si Monsieur F. avait présenté, plusieurs années après le diagnostic de RCH, une cytolyse hépatique modérée et une cholestase biologique et bilirubinémie normale sans aucune anomalie clinique quelle maladie associée auriez-vous recherchée ?**

a. Une hépatite virale alphabétique
b. Une cirrhose biliaire primitive
c. Une hépatite auto-immune
d. Une cholangite sclérosante primitive
e. Une migration lithiasique

■ **Question 1** (2,5 points)
Réponse EXACTE : B

Commentaires Ici on se retrouve devant une diarrhée glairo-sanglante associée à de la fièvre et des frissons témoignant d'une probable atteinte pariétale colique. Dans un contexte infectieux celle-ci est dû à la destruction des entérocytes par un germe (bactérie ou parasite). Dans un contexte de maladie inflammatoire chronique de l'intestin, il existe une lésion de la paroi intestinale du fait du processus inflammatoire responsable de ce type de diarrhée.

La fréquence des selles dépend de l'intensité du syndrome dysentérique. Il s'y associe parfois un syndrome rectal (faux-besoins, épreintes, ténesmes) et quasiment toujours des douleurs abdominales importantes. Du fait de la lésion de la muqueuse il existe un risque important de sepsis, de colectasie voir de perforation.

Pour rappel :

	Syndrome gastro-enéritique	Syndrome dysentérique	Syndrome cholériforme
Germes	Virus (adénovirus, norovirus, rotavirus, calcivirus)	Parasites : amibiase, Ankylostomose Bactéries : campylobacter jejuni, *Yersinia enterocolitica* et *pseudo-tuberculosis*, *E. Coli* entéro-hémorragique et entéro-invasif, *Samonella* mineures et majeures Shigelles, *Clostridium difficile*, *Klebsiella oxytoca*	*S. aureus*, *Clostridium perfringens*, *Bacillus cereus* = > TIAC *Vibrio cholerae*, *E. Coli* entérotoxinogène
Descriptif	Diarrhée peu sévère avec nausées et/ou vomissements Fébricule Douleurs abdominales.	Diarrhée ± abondante avec glaires, sang, pus, débris muqueux. Fièvre Douleurs abdominales	Diarrhée profuse sans matières Fièvre ±
Signes associés	Syndrome pseudo-grippal : arthralgie, myalgie, céphalée éruption cutanée ±, pharyngite, laryngite, otite etc.	Syndrome rectal	Pas de signes associés
Risques évolutifs	aucun	Sepsis, colectasie, perforation colique et péritonite	Déshydratation aiguë sévère

■ **Question 2** (2,5 points)
Réponses EXACTES : A-C-E

Commentaires Le princeps du syndrome dysentérique est la lésion de la muqueuse colique par des germes qui pénètrent dans les entérocytes et entraînent leur destruction. Ceci explique la diarrhée glairo-sanglante afécale avec pus et débris muqueux.

On retrouve comme germes invasifs :

- bactéries : *campylobacter jejuni*, *Yersinia pseudo-tuberculosis* et *enterocolitica*, *E. Coli* entéro-hémorragique et entéro-invasif, *Salmonella* mineurs et *Salmonella typhi* et *paratyphi*, les Shigelles dont *Shigella dysenteriae* et *Shigella flexneri*, *Clostridium* difficile et *Klebsiella oxytoca* ;

- parasites : *entamœba histolytica histolytica*.

Question 3 (2,5 points)

Réponses EXACTES : A-B-D

Commentaires Le dosage de la procalcitonine peut avoir un intérêt ici car son élévation est le reflet d'une infection notamment bactérienne. Lors d'un stimulus pro-inflammatoire, les cellules de l'organisme relarguent des granules contenant la procalcitonine dans l'organisme ce qui entraîne son augmentation dans le sang. Il s'agit d'un marqueur précoce d'infection intéressant si on le couple au dosage de la CRP notamment pour obtenir un argument en faveur d'une origine infectieuse au syndrome inflammatoire biologique.

Les coprocultures standards sont ici indispensables car on soupçonne devant ce tableau clinico-biologique une colite infectieuse il convient donc de rechercher des germes classiques responsables de ces colites. Il faudra préciser sur la demande au laboratoire la recherche de Clostridium difficile et de ces toxines A et B mais aussi la recherche de Klebsiella oxytoca notamment dans un contexte post-antibiothérapie.

Tout comme les coprocultures standards la réalisation d'un examen parasitologique des selles 3 jours de suites est dans ce cas indispensables car on a une notion de voyage récent.

Question 4 (5 points)

Réponses EXACTES : A-B-D

Commentaires Le scanner est l'examen de référence dans les tableaux abdominaux aigus. Il permet une analyse « fine » du tube digestif notamment dans un contexte d'urgence grâce à l'injection de produit de contraste iode quand celle-ci est possible.

La sémiologie scanographique permet de poser le diagnostic de colite lorsqu'on observe différents éléments :

- modification de l'épaisseur pariétale avec épaississement des parois > 4 mm du fait de la réaction inflammatoire ;
- rehaussement de façon homogène lors de l'injection de produit de contraste iodé de la paroi colique ;
- infiltration de la graisse péricolique du fait de l'œdème réactionnel à la réaction inflammatoire.

On recherchera aussi en plus de ces signes permettant le diagnostic positif, des signes de gravités ou de complications : abcès/péritonite, adénopathies, pneumatose pariétale, occlusion, mégacôlon toxique, aéroportie, thrombose et ischémie.

Question 5 (5 points)

Réponses EXACTES : C-D

Commentaires Devant ce tableau aigu avec apparition de fièvre associée à des diarrhées glairo-sanglantes il faut impérativement débuter en urgence une antibiothérapie probabiliste parentérale associant une C3G ici de la ceftriaxone à la posologie de 1 g/24 heures associée à du métronidazole 500 mg x3/j. pour avoir une action sur les bactéries anaérobies et ici en plus sur l'amibiase colique du fait d'une notion de voyage récent en pays d'endémie.

On peut mettre aussi en place un traitement symptomatique de la diarrhée avec du racécadotril qui est un anti-sécrétoire et/ou de la diosmectine. Il est par contre formellement contre-indiqué de prescrire du lopéramide qui est un ralentisseur du transit et donc diminue l'élimination des germes par les selles. Il en va de même pour les AINS ou on a un risque d'hémorragie et de perforation notamment.

Les fluoroquinolones sont également une alternative mais ici les posologies ne sont pas suffisantes. On peut également avoir recours à l'Augmentin.

Question 6 (15 points)

Réponse EXACTE : poussée de maladie inflammatoire chronique de l'intestin - poussée de MICI- 2e poussée de MICI – 2e poussée de maladie inflammatoire chronique de l'intestin – MICI en poussée – Maladie inflammatoire chronique de l'intestin en poussée.

Commentaires On ici un faisceau d'argument pouvant faire évoquer le diagnostic de maladie inflammatoire chronique de l'intestin sans pouvoir apporter pour le moment plus de précision.

- âge du patient ;
- la symptomatologie avec douleurs abdominales, fièvre et diarrhées galiro-sanglantes = > syndrome dysentérique ;
- diarrhées évoluant depuis plusieurs semaines ;
- une notion d'épisode antérieur similaire ;
- syndrome inflammatoire biologique ;
- aspect de colite au scanner.

On confirmera le diagnostic par la réalisation d'un bilan endoscopique avec biopsies et sérologique (ASCA et ANCA).

Question 7 (10 points)

Réponses EXACTES : A-C-D

Commentaires On distingue trois formes d'atteintes dans le RCH qui sont bien souvent corrélées à la sévérité de la maladie. La forme le plus limité dans son extension est la proctite/rectite qui correspond à une atteinte isolée de la partie toute terminale du tube digestif.

La seconde forme est la colite gauche ou on retrouve une atteinte partant du bas rectum et allant jusqu'à l'angle gauche. Il existe dans cette forme une atteinte particulière suspendu péri-appendiculaire.

Enfin il existe une troisième forme qui correspond à une pancolite, on retrouve une atteinte de l'ensemble du côlon, démarrant depuis la partie toute basse du rectum avec des lésions continues. À noter qu'il existe dans cette forme la possibilité d'observer une iléite rendant le diagnostic entre maladie de Crohn et RCH. Il s'agit en fait d'une iléite de reflux compliquant une RCH.

Question 8 (10 points)

Réponses EXACTES : A-C-E

Commentaires C'est une question de cours, il est important de connaître la description endoscopique des MICI car il s'agit d'un élément majeur pour porter un diagnostic.

On réalisera dès qu'on soupçonne une MICI un bilan endoscopique complet avec fibroscopie œsogastroduodénale et une coloscopie totale avec iléoscopie.

Dans une RCH on retrouve macroscopiquement à l'endoscopie

- lésions s'étendant de la jonction ano-rectale remontant plus ou moins haut et s'interrompant de façon brusque ;
- anomalie du réseau vasculaire muqueux avec au maximum une disparition de la trame vasculaire ;

- aspect granité de la muqueuse saignant spontanément ou au contact de l'endoscope ;
- lésions de la muqueuse type érosions ou ulcérations.

Question 9 (2,5 points)

Réponse EXACTE : B

Commentaires Le score clinico-biologique qui permet d'évaluer la sévérité d'une poussée de RCH est actuellement le score de Truelove-Witts il est composé de 4 items cliniques et 2 items biologiques. On utilise actuellement aussi le score de Lichtiger qui est une actualisation du score de Truelove-Witts. Il n'est cependant pas encore mentionné dans les ouvrages de références.

Sévérité de la poussée de RCH	Légère	Modérée	Sévère
Nombre d'émission sanglante/24 heures	≤ 4	Entre 4 et 5	≥ 6
Température (°C)	≤ 37,5 °C	Fièvre légère et inconstante	T° ≥ 37,5 °C 4 J/4 ou T° ≥ 37,8 °C 2 J/4
Fréquence cardiaque	Absence de tachycardie	FC entre 60 et 90/min	FC ≥ 90/min
Taux d'hémoglobine	Normal	>75% du taux d'hémoglobine basal	< 75 % du taux d'hémoglobine basal
Vitesse de sédimentation (en mm à la première heure)	< 20 mm à la première heure	Entre 20 et 29 mm à la première heure	> 30 mm à la première heure

Le score UCEIS est le score endoscopique de la poussée de RCH il prend en compte 3 items la trame vasculaire, le saignement et les lésions muqueuses (érosions et ulcérations).

Le score CDAI et le score de Lémann sont tous les deux des scores de la maladie de Crohn, le premier vise à évaluer la qualité de vie du patient, le second est récent et sert à évaluer la destruction intestinale dans la maladie de Crohn.

Question 10 (10 points)

Réponses EXACTES : A-B

Commentaires Devant une suspicion de poussée de MICI on se doit avant de commencer le traitement de réaliser des prélèvements à visée microbiologique (hémocultures, ECBU, coprocultures, EPS selon le contexte, PCR CMV et si une endoscopie est réalisée on effectuera des biopsies pour examen bactériologique, virologique et PCR CMV sur biopsie.)

Le traitement de la poussée repose avant tout sur les corticoïdes d'abord par voie parentérale Méthylprédnisolone 1 mg/kg/j. sans dépasser 60 mg/j. avec un relais à J+3 *per os* par de la Prédnisolone à la même posologie. On maintien le traitement pour un mois avec une décroissance progressive de la dose. On observe en général une amélioration de la symptomatologie rapidement, s'il y a une récidive de la symptomatologie lors de la décroissance on parle de cortico-résistance. Si les corticoïdes n'améliorent pas la symptomatologie du patient on parle alors de cortico-résistance. Les corticoïdes ne sont JAMAIS le traitement de fond des MICI. On peut avoir recours à ceux-ci pour n'importe quelle sévérité de la poussée.

Dans les poussées peu sévères à modérées on peut également avoir recours au traitement par dérivés 5-amino-salicylés par voie locale en cas de rectite isolée et/ou par voie systémique avec une dose de charge dans les atteintes plus importantes.

■ **Question 11** (10 points)
Réponses EXACTES : B-C

Commentaires Il existe 3 grandes catégories de traitement de fond auquel on pourra avoir recours pour le traitement d'une RCH au long cours. Aucun de ces traitements ne permet la guérison de la maladie, ils n'ont qu'un effet suspensif.
Les dérivés 5-amino-salicylés soit par voie locale soit par voie générale peuvent être utilisé en traitement de fond dans les formes de la maladie peu sévère.
Les immunosuppresseurs avec en premier lieu l'aziathropine ou la 6-mercaptopurine. Chez certain patient on aura recours en seconde ligne au méthotrexate. On les introduira lors d'une poussée en bithérapie avec les corticoïdes car leur délai d'action est long à se mettre en place. On peut également avoir recours à la ciclosporine mais ceci est affaire de spécialiste.

Les biothérapies ont révolutionné la prise en charge des patients atteints de MICI permettant d'en mettre plus en rémission et d'avoir moins recours à la chirurgie. On les utilise par voie parentérale ou sous-cutanée avec des doses adaptées. On aura recours principalement aux anticorps anti-TNFα (infliximab, adalimumab, golimumab etc.), aux anticorps anti-interleukines (ustekinumab) ou aux anticorps anti-intégrines (védolizumab).

■ **Question 12** (5 points)
Réponses EXACTES : A-B-E

Commentaires Hors de poussée il n'y a pas d'intérêt à faire un régime particulier chez les patient atteint de MICI. Le régime sans gluten n'a d'intérêt que dans la maladie cœliaque.

Le traitement par anti-diarrhéique au long court ne sert à rien c'est le traitement de fond suspensif qui permettra d'amender la symptomatologie.

Il est par contre indiqué de mettre à jour les vaccinations des patients, de les vacciner annuellement contre la grippe et tous les 5 ans contre le pneumocoque. Enfin l'activité sportive est toujours recommandée dans les maladies chroniques.

■ **Question 13** (15 points)
Réponse EXACTE : colite aiguë grave – poussée sévère de MICI – poussée sévère de maladie inflammatoire chronique de l'intestin – poussée sévère de RCH – poussée sévère de rectocolite hémorragique – RCH en poussée sévère – rectocolite hémorragique en poussée sévère – MICI en poussée sévère – maladie inflammatoire chronique de l'intestin en poussée sévère

Commentaires D'après le score de Truelove et Witts on a ici affaire à une poussée sévère de RCH appelée également colite aiguë grave. Il s'agit d'une urgence médicale et plus ou moins chirurgicale en fonction de la réponse au traitement médical de la poussée.

Ici sévère car :

- nombre de selles sanglantes/j. > 6 ;
- fièvre à 38,5 °C ;
- tachycardie > 90/min ;
- hémoglobine < 75 % de la valeur normale.

Se rajoute ici la distension abdominale et la défense en fosse iliaque gauche faisant craindre une possible colectasie.

Question 14 (2,5 points)
Réponses EXACTES : A-C

Commentaires C'est une question difficile plutôt affaire de spécialistes. Ce qu'il faut retenir ici c'est avant tout que chez un patient qui présente un tableau de poussée de sa MICI il faut débuter sans hésiter un traitement antibiotique après avoir réalisé l'ensemble des prélèvements bactériologique/virologique en urgence car ces patients sont plus à risque d'infection du fait d'abord des lésions de la muqueuse digestive et d'autre part du traitement suspensif de la maladie qui les expose à un plus grand risque infectieux.

Avec l'avènement des biothérapies, le devenir des colites aiguës grave a complètement changé. En effet le recours à la chirurgie a beaucoup diminué car un traitement par anti-TNFα peut permettre de passer le cap. Les recommandations sont claires, dans la colite aiguë grave après 3 jours de corticothérapie parentérale on réévalue le traitement. En l'absence de réponse satisfaisante à la corticothérapie on pourra avoir recours soit aux anti-TNFα soit à la ciclosporine en deuxième ligne. La troisième ligne de traitement correspond à la chirurgie

Il ne faut cependant pas oublier que dans la RCH le seul traitement curatif est le traitement chirurgical mise à part le risque de pochite.

Question 15 (2,5 points)
Réponse EXACTE : D

Commentaires La cholangite sclérosante primitive est une atteinte des voies biliaires auto-immune sans anticorps spécifique fortement associée aux MICI (50 % des cas) et notamment à la RCH. Le diagnostic doit être évoqué chez un patient atteint d'une MICI qui présente des perturbations de son bilan hépatique tout comme il faudra évoquer une MICI chez un patient à qui l'on vient de diagnostiquer une cholangite sclérosante primitive.

Le diagnostic sera porté sur un faisceau d'argument biologique, histologique, morphologique et l'association éventuelle à une MICI.

L'examen d'imagerie de référence est la cholangio-IRM montrant un aspect typique avec des sténoses multiples plus ou moins longues sans dilatation en amont franche. Du point de vue histologique on retrouvera une cholangite fibreuse et oblitérante (cependant peu de fois mise en évidence).

ITEMS TRAITÉS

N° 172	Diarrhées infectieuses de l'adulte et de l'enfant
N° 181	Réaction inflammatoire : aspects biologiques et cliniques. Conduite à tenir
N° 188	Pathologies auto-immunes : aspects épidémiologiques, diagnostiques et principes de traitement
N° 198	Biothérapies et thérapies ciblées
N° 267	Douleurs abdominales et lombaires aiguës chez l'enfant et chez l'adulte
N° 279	Maladies inflammatoires chroniques de l'intestin (MICI) chez l'adulte et l'enfant
N° 282	Diarrhée chronique chez l'adulte et l'enfant
N° 319	La décision thérapeutique personnalisée : bon usage dans des situations à risque
N° 326	Prescription et surveillance des classes de médicaments les plus courantes chez l'adulte et chez l'enfant

RECOMMANDATIONS ET CONFÉRENCE DE CONSENSUS

Collégiale des universitaires en hépato-gastro-entérologie – 2015

GETAID (groupement d'étude thérapeutique des affections inflammatoires du tube digestif) – https ://www.getaid.org

ECN Pilly – 2016

SFRNET (société française de radiologie) – IMAGERIE DES COLITES EN TDM : CE QUE TOUT RADIOLOGUE DEVRAIT SAVOIR. http://pe.sfrnet.org

SIED (société française d'endoscopie digestive) – http://www.sfed.org

SNFGE (société nationale française de gastro-entérologie) – http://www.snfge.org/recommandations

SNFGE-CREGG-GETAID – Indication et suivi des corticoïdes – 2014 http://www.snfge.org

SNFGE-CREGG-GETAID – Conduite à tenir lors d'un premier épisode de colite aiguë – 2014 http://www.snfge.org

SNFGE-CREGG-GETAID – ANTI-TNFα : bilan initial et suivi – 2014 http://www.snfge.org

GETAID – Dérivés aminosalicylés (fiche patients) – 2011 https ://www.getaid.org

ANTÉRIORITÉS

Dossier 2005 : hypothèse diagnostic pour un retard staturo-pondéral accompagné d'un syndrome carentiel chez un enfant de 18 mois

Dossier 2008 : diagnostic de maladie de Crohn

Dossier 2011 : fièvre typhoïde

Dossier 19

Boire ou conduire... Fallait choisir

Faculté	Nantes
Nom et prénom du rédacteur	Chapelle Nicolas
Nom et prénom du relecteur	Mayer Pierre

Énoncé

Vous recevez en consultation un patient de 58 ans adressé pour « perturbations du bilan hépatique ». Il est cadre, à la retraite depuis un an. Il n'a jamais fumé, et ne boit de l'alcool qu'occasionnellement. Il est traité pour une hypertension artérielle par Valsartan, et ne présente pas d'autre antécédent médical. Il a été hospitalisé et opéré de multiples fractures lorsqu'il avait 20 ans, après un accident de la voie publique des suites d'une soirée un peu trop arrosée. Il avait passé quelques semaines en réanimation à l'époque. Il consulte car sur un bilan de routine réalisé par son médecin traitant, on retrouve : ASAT 3 N, ALAT 3 N, PAL 1,2 N, Bilirubine 23 umol/l.

1 Quelle(s) cause(s) peuvent expliquer un tel bilan ?

a. Une intoxication alcoolique
b. Une stéato-hépatite non alcoolique
c. Une cause médicamenteuse
d. Une hépatite B
e. Une hépatite aiguë E

Le patient est en surpoids, et vous apprenez que son médecin traitant l'a encouragé à réduire sa surcharge pondérale, car il a un « début de diabète ». Le bilan a été contrôlé à 3 mois d'intervalle, les chiffres étant sensiblement identiques.

2 Quelle est votre conduite à tenir ?

a. Vous ne revoyez pas le patient tant qu'il n'a pas perdu du poids
b. Vous prescrivez un bilan complémentaire
c. Vous recherchez des signes de maladie chronique du foie
d. Vous arrêtez ses traitements anti-hypertenseurs
e. Vous prescrivez une échographie hépatique + doppler

3 **Il vous montre les images d'une échographie récente, identifiez les structures en 1 et 2**

☛ *Voir photos dossier, p. XXII*

a. 1 : veine porte
b. 2 : vésicule biliaire
c. 1 : veine sus-hépatique gauche
d. 2 : kyste biliaire
e. 1 : canal de Wirsung

Vous avez résultats du bilan que vous avez prescrit vous parviennent. Parmi eux, vous recevez les résultats suivants : Ag Hbs : -, Ac Anti Hbs : +, Ac Anti Hbc -, Ac anti VHC +.

4 **Comment interprétez-vous le résultat de la sérologie de l'hépatite B ?**

a. Il est compatible avec une hépatite B aiguë
b. Il est compatible avec une hépatite B ancienne guérie
c. Il est compatible avec une hépatite B chronique
d. Il est compatible avec une vaccination
e. Il est compatible avec une séroconversion

Il vous confirme avoir été vacciné contre l'hépatite B, ayant travaillé il y a 10 ans en milieu hospitalier.

5 **Comment interprétez-vous le résultat de la sérologie de l'hépatite C ?**

a. Il est compatible avec une vaccination
b. Il montre une Hépatite C ancienne guérie
c. Il montre une hépatite C chronique
d. Il manque une information pour l'interprétation complète du résultat
e. Il signale la présence d'un contact entre le virus de l'hépatite C et le patient

Vous faites réaliser un second dosage, qui confirme l'Ac anti VHC+

6 **Comment recherchez-vous une infection en cours ?**

a. Par le dosage de l'ADN viral
b. Par le dosage de l'ARN viral sanguin
c. Par le suivi des transaminases
d. Par une ponction biopsie hépatique
e. Par la réalisation d'un Fibro-test

Le dosage de l'ARN viral sanguin revient positif.

7 **Quelle est votre conclusion ?**

a. Il présente une infection aiguë
b. Il présente une infection chronique
c. On ne peut pas encore statuer sur le caractère chronique ou aigu de l'infection
d. Les perturbations du bilan hépatique sont typiques d'une infection aiguë
e. Les transaminases se normalisent pendant l'infection chronique, il s'agit donc d'une infection aiguë

Le patient vous demande comment l'on peut savoir si une infection par le VHC est chronique.

8 **Quelle est la définition d'une infection chronique par le virus de l'hépatite C ?**

a. Présence d'une sérologie virale C et de l'ARN viral C sur 2 dosages à 6 mois d'intervalle
b. Présence d'une sérologie virale C et de l'ARN viral C sur 2 dosages à 3 mois d'intervalle
c. Présence d'une sérologie virale C et de l'ARN viral C sur 2 dosages à 6 semaines d'intervalle
d. Présence d'une sérologie virale C sur 2 dosages à 3 mois d'intervalle
e. Présence d'une sérologie virale C sur 2 dosages à 6 mois d'intervalle

Vous expliquez au patient la nécessité d'effectuer un nouveau dosage dans 6 mois. Cependant, il vous presse de questions concernant le virus de l'hépatite C...

9 **Quelle(s) est (sont) la (les) réponse(s) juste(s) ?**

a. C'est un virus peu répandu
b. La contamination s'effectue par voie sanguine
c. La contamination s'effectue par voie materno-fœtale. Non, c'est le cas du VHB
d. Il a pu se faire contaminer dans les suites de son AVP
e. Le taux de guérison spontané est faible

Vous revoyez le patient 6 mois plus tard avec un nouveau bilan positif qui confirme l'infection chronique. Il s'est renseigné et veut vérifier des informations...

10 **Quelle(s) est (sont) la (les) réponse(s) juste(s) ?**

a. L'infection chronique peut se compliquer d'une cirrhose
b. Le virus de l'hépatite C est responsable de la majorité des CHC dans le monde
c. Le vaccin contre l'hépatite C protège efficacement pendant les 10 premières années
d. Il s'agit d'une affection de longue durée
e. Les manifestations de la maladie peuvent être systémiques

11 **Quelle(s) est (sont) la (les) réponse(s) fausse(s) ?**

a. Contrairement à l'hépatite B, les tests non invasifs sont efficaces pour l'évaluation de la fibrose
b. La co-infection par le virus D aggrave le pronostique
c. Les transaminases sont toujours élevées au cours de l'infection chronique
d. Les nouveaux traitements permettent environ 90 % de guérison
e. Le critère d'efficacité du traitement est la disparition de l'Ac anti VHC

Les tests non invasifs montrent une fibrose F3. Vous instaurez un traitement de nouvelle génération, que le patient interrompt en raison des effets indésirables, qui lui « pourrissent sa retraite ». Il dit que l'infection est là depuis bien longtemps, et qu'elle ne lui a jamais causé de problèmes. Malgré vos explications et mises en garde, vous le perdez de vue. Malheureusement, il vient vous voir 3 ans plus tard et se plaint d'une volumineuse ascite... Vous confirmez rapidement le diagnostic de cirrhose.

12 **Chez un patient cirrhotique, quel(s) est (sont) le (les) facteur(s) pouvant déclencher une décompensation œdemato-ascitique que vous devez rechercher ?**

a. Une infection intercurrente
b. Un excès de sel dans l'alimentation
c. Une thrombose porte
d. Une hémorragie digestive
e. Un carcinome hépato-cellulaire

Vous le revoyez longuement pour lui expliquer les tenants et aboutissants du diagnostic. Son bilan est le suivant : ASAT 4 N, ALAT 5 N, PAL 3 N, Bilirubine 48 umol/l, TP 44 %, Albumine 29 g/l. L'ascite est abondante et il présente un astérixis. Vous diagnostiquez et traitez par ailleurs une pneumopathie communautaire, élément déclenchant de la décompensation.

13 **Calculez le score de Child-Pugh de ce patient ?**

a. B9
b. B8
c. C10
d. C11
e. C12

14 **Quelle classe de traitement médicamenteux pourrez-vous prescrire au long cours chez ce patient ?**

a. Un Inhibiteur de la pompe à protons
b. Un bêtabloquant cardio sélectif
c. Un anti-aldostérone
d. Un bêtabloquant non cardio sélectif
e. Un diurétique de l'anse

15 **Quel(s) est (sont) le(s) contre-indications des bêtabloquants non cardiosélectifs ?**

a. Bradycardie
b. Syndrome de Raynaud
c. Impuissance
d. Asthme
e. Antécédent d'angor de Prinzmetal

Question 1 (5 points)
Réponses EXACTES : A-B-C-D-E

Commentaires Toutes ces causes peuvent donner une élévation plus ou moins marquée des transaminases. À noter que la séato-hépatite non alcoolique est retrouvée chez la moitié des élévations modérées des transaminases dans les pays industrialisés.

Question 2 (10 points)
Réponses EXACTES : B-C-E

Commentaires Le bilan a été contrôlé à 3 mois d'intervalle, vous devez donc rechercher la cause de ces anomalies. Par ailleurs, vous devez rechercher les signes de cirrhose, cliniquement et biologiquement. L'échographie donne plusieurs informations morphologiques, et élimine certaines causes (vasculaires notamment).

Question 3 (5 points)
Réponses EXACTES : B-C-D

Question 4 (5 points)
Réponse EXACTE : D

Commentaires AgHBs = portage du virus VHB. Ac AntiHBs : séroconversion ou vaccination. Ac anti Hbc : antécédent de contact avec le virus de l'hépatite B.

Profil biologique	Interprétation : « profil compatible avec... »
Ac anti-HBc-* Ag HBs- Ac anti-HBs-	**Absence de contact avec le virus**
Ac anti-HBc- Ag HBs- Ac anti-HBs+	**Antécédent de vaccination** (taux protecteur d'Ac anti-HBs défini par l'OMS : > 10 UI/L)
Ac anti-HBc+ Ag HBs- Ac anti-HBs+	**Infection ancienne et guérie**†
Ac anti-HBc+ Ag HBs- Ac anti-HBs-	**Infection ancienne et guérie† avec disparition des Ac anti-HBs** Profil ne pouvant exclure une guérison en cours (les Ac anti-HBs vont apparaître) Profil ne pouvant exclure une infection occulte‡ ou un mutant de l'Ag HBs§ (situations exceptionnelles) ni un faux positif pour l'Ac anti-HBc
Ac anti-HBc- Ag HBs+ Ac anti-HBs-	**Infection aiguë B récente avant apparition des Ac anti-HBc**
Ac anti-HBc+ Ag HBs+ Ac anti-HBs-	**Infection B en cours (aiguë ou chronique)**
Ac anti-HBc+ AgHBs+ Ac anti-HBs+	**Séroconversion HBs en cours** Profil ne pouvant exclure une infection chronique avec présence d'Ac anti-HBs (situation exceptionnelle)

- * Ac anti-HBc totaux en l'absence d'autre précision
- † le patient est considéré comme actuellement guéri mais une réactivation reste possible dans certaines circonstances (immunodépression sévère)
- ‡ infection B occulte : infection B chronique caractérisée par un Ag HBs indétectable mais un ADN viral sérique généralement faible
- § des mutations du gène S codant la protéine virale d'enveloppe peuvent être à l'origine de l'absence de détection de l'Ag HBs par certains dispositifs de diagnostic commercialisés

D'après stratégie de dépistage biologique des hépatites B et C HAS 2011

- **Question 5** (10 points)
Réponses EXACTES : D-E

Commentaires Ac anti VHC : contact avec le virus. ARN VHC : virus présent (infection en cours)

- **Question 6** (5 points)
Réponse EXACTE : B

Commentaires Le VHC est un virus à ARN. L'ARN est le premier marqueur à se positiver en cas d'infection aiguë (1 semaine) puis viennent les Ac Anti VHC (3 mois plus tard). La présence de l'ARN viral VHC signe une infection en cours.

- **Question 7** (10 points)
Réponse EXACTE : A

Commentaires Comme dans toutes les pathologies du foie, il faut un délai de 6 mois pour établir une différence entre pathologie aiguë ou chronique. Ici vous pouvez simplement dire qu'une infection est en cours, mais un patient sur cinq infecté par le VHC guérit spontanément. Il faut donc attendre...

- **Question 8** (5 points)
Réponse EXACTE : A

Commentaires Définition simple...

- **Question 9** (5 points)
Réponses EXACTES : B-D-E

Commentaires 3 % de la population mondiale est porteuse chronique du VHC. La contamination périnatale est l'apanage du VHB. Les infections suite aux transfusions avant les années 1980 ne sont pas rares. Contrairement au VHB, la grande majorité (80 %) des patients développent une infection chronique.

- **Question 10** (5 points)
Réponses EXACTES : A-D-E

Commentaires Toutes les hépatopathies chroniques peuvent se compliquer de cirrhose. L'évolution vers une cirrhose est moins fréquente en cas d'infection par le VHC que pour le VHB (15 % VS 25 %), et c'est le VHB qui est responsable de la majorité (les ¾) des CHC dans le monde. Malheureusement il n'existe pas de vaccin contre le VHC.

Plus que dans l'infection par le VHB, on peut observer des manifestations systémiques telles que vascularite, anémie hémolytique, cryoglobulinémie, lymphome...

- **Question 11** (5 points)
Réponses EXACTES : B-C-E

Commentaires Le VHD est défectif, et nécessite la présence du VHB. Dans l'infection par le VHC, le taux de transaminases fluctue au cours du temps, et peu se normaliser. Les Ac anti VHC signe le contact avec le virus, et restent positifs plusieurs années, même après guérison. L'efficacité du traitement se mesure sur la quantification de l'ARN viral.

■ **Question 12** (10 points)
Réponses EXACTES : A-B-C-D-E

Commentaires L'équilibre du cirrhotique est fragile, et n'importe quel événement intercurrent peut entraîner une décompensation de la maladie, des huîtres à Noël au CHC… Donc, lors d'une poussée de DOA, il faut rechercher toutes ces causes, une poussée de la maladie causale, une insuffisance rénale.

■ **Question 13** (5 points)
Réponse EXACTE : D

Commentaires Catégorie la plus grave du score de Child pugh. Il est intéressant de connaître le score « de base » du patient, hors décompensation aiguë

■ **Question 14** (10 points)
Réponses EXACTES : C-D-E

Commentaires Les IPP augmentent le risque d'infection du liquide d'ascite chez le cirrhotique, et doivent donc être arrêtés s'ils ne sont pas indispensables. Le beta bloquant non sélectif est utilisé en prévention primaire d'hémorragie par hypertension portale (aucun intérêt des cardio-sélectifs dans cette indication !). Les 2 catégories efficaces sur l'ascite sont les antialdostérone (spironolactone) et les diurétiques de l'anse (Furosémide), sous contrôle de la tension artérielle (risque hypotension orthostatique) et du ionogramme (hyponatrémie, et kaliémie à surveiller)

■ **Question 15** (5 points)
Réponses EXACTES : A-B-D-E

Commentaires Item classique… Moyen mnémo technique :

- Ray Bradbury Bave car Asimov est un Prince ;
- Raynaud/Bradycardie/BAV haut degré non appareillé/Asthme/angor de Prinzmetal ;
- l'impuissance est un effet indésirable et non une contre-indication…

ITEMS TRAITÉS

N° 163	UE 6 Hépatites virales
N° 276	UE 8 Cirrhose et complications
N° 277	UE 8 Ascite
N° 318	Principe du bon usage du médicament et des thérapeutiques non médicamenteuses
N° 326	Prescription/surveillance des classes de médicaments les plus courantes chez l'adulte (antihypertenseurs, diurétiques)

RECOMMANDATIONS ET CONFÉRENCE DE CONSENSUS

Stratégies de dépistage biologique des hépatites virales B et C. HAS 2011
Critères diagnostiques et bilan initial de la cirrhose non compliquée HAS 2009
Prise en charge des complications chez les malades atteints de cirrhose HAS 2007

Dossier 20

L'alcool : de la tête aux pieds !

Faculté	Lille 2 – Droit & Santé
Nom et prénom du rédacteur	Dautrecque Flavien
Nom et prénom du relecteur	Chapelle Nicolas et Mayer Pierre

1 **QROC – Un patient âgé de 54 ans se présente aux urgences un doux soir de printemps, amené par le SAMU. Il est accompagné par sa sœur chez qui il vit depuis plusieurs années. Au moment où vous l'examinez, il présente encore des troubles de la conscience. C'est sa sœur qui vous décrit ce qui s'est passé. C'était la fin d'après-midi, son frère était assis dans le canapé regardant l'incontournable *Des chiffres et des lettres* quand elle est rentrée du travail. Elle l'a alors trouvé tout pâle, en sueurs et tremblotant. Alors qu'elle essayait de comprendre ce qui se passait, son frère s'est mis à avoir d'amples mouvements des 4 membres. Ses yeux étaient ouverts et révulsés. Puis il est devenu tout raide avant de perdre conscience. « Tout cela n'a duré qu'une minute mais c'était impressionnant alors j'ai appelé le 15 ». Quel est votre diagnostic ?**

....

2 **À l'arrivée du SAMU, moins de 10 minutes plus tard, le patient avait présenté deux nouveaux épisodes identiques. Vous portez le diagnostic d'état de mal. Quelle a été l'attitude thérapeutique de l'équipe du SAMU ?**

a. Administration première de phénytoïne IV
b. Administration première de diazépam IV
c. Administration première de clonazépam IV
d. Administration en troisième intention de fosphénytoïne
e. Administration dans tous les cas de léviteracetam

3 **Vous interrogez la sœur sur les antécédents de votre patient. C'est le premier épisode de ce type. Elle vous apprend qu'il est hypertendu, alcoolique non sevré et qu'il fait parfois des crises de goutte. Son tabagisme est estimé à 43 paquets-année, et n'est pas sevré. Il a déjà été opéré à deux reprises de son genou gauche atteint d'une pathologie méniscale. Il n'a pas d'allergie connue. Son traitement habituel comprend : AMLODIPINE 5 mg le Matin, ALLOPURINOL 200 mg le soir. Vous pensez que l'alcool pourrait être la cause de sa pathologie actuelle. Quelle(s) peut (peuvent) être la (les) cause(s) d'une telle crise chez un alcoolique ?**

a. Ivresse alcoolique aiguë
b. Prise concomitante de benzodiazépines
c. Hypoglycémie
d. Sevrage alcoolique
e. Traumatisme crânien post-chute

4 **Quel doit être votre bilan vis-à-vis de la pathologie actuelle du patient ?**

a. Aucun bilan n'est nécessaire car l'origine alcoolique est la plus probable
b. Bilan métabolique : glycémie, ionogramme sanguin, calcémie
c. TDM cérébrale ou IRM cérébrale en urgence
d. IRM cérébrale en urgence
e. EEG dans la semaine suivante

5 **À tort ou à raison, vous réalisez l'imagerie suivante.**

☛ *Voir photo dossier, p. XV*

Quelle(s) proposition(s) est (sont) vraie(s) concernant cet examen ?

a. IRM cérébrale en séquence T1
b. IRM cérébrale en séquence T2 flAIR
c. TDM cérébrale
d. Coupe axiale
e. Coupe sagittale

6 **Cet épisode est totalement résolutif. Le patient ne présente aucune séquelle. Tous les examens demandés (à tort ou à raison) sont normaux et l'origine alcoolique est retenue. Vous hospitalisez votre patient en service de neurologie. Quelle(s) mesure(s) doit (doivent) être prise(s) au cours de l'hospitalisation ?**

a. Hydratation par voie parentérale
b. Vitaminothérapie B1-B5-PP
c. Reprise du traitement habituel du patient
d. Prescription de benzodiazépine
e. Anti-coagulation préventive par Héparine de Bas Poids Moléculaire en deux injections journalières

7 **QROC – Malgré vos bons soins, au transmission du lendemain matin, l'infirmière vous indique que le patient n'a pas dormi de la nuit, il était agité, en sueurs et il voyait des lézards multicolores au plafond en racontant leurs dernières vacances. Quel terme correspond au dernier des symptômes mentionnés ci-dessus ?**

....

8 **Comment traitez-vous l'épisode actuel ?**

a. Poursuite de la prise en charge préventive des complications du sevrage
b. Ingestion d'alcool à dose minimale pour faire régresser les symptômes
c. Traitement par neuroleptiques sédatifs en première intention
d. Prévention du risque suicidaire
e. Traitement par thymorégulateur en cure courte

9 **Le patient sort d'hospitalisation après plusieurs jours. L'épisode aigu a été totalement résolutif. Un bilan des complications de l'alcoolisme est négatif. Vous proposez à votre patient une prise en charge addictologique afin d'obtenir un sevrage. Quelques années plus tard, celui-ci consulte son médecin généraliste pour l'apparition de fourmillements, associée à des douleurs des pieds remontant jusqu'à mi-jambe et des difficultés à la marche. Quel(s) diagnostic(s) pouvez-vous porter ?**

a. Polyneuropathies démyélinisantes
b. Neuronopathies sensitives
c. Polyneuropathies axonales longueur-dépendantes
d. Mononeuropathies multiples
e. L'alcool peut être une cause du tableau présenté

10 **Vous utilisez le questionnaire DN4 et portez le diagnostic de douleurs neuropathiques. Quel(s) traitement(s) antalgique(s) pouvez-vous spécifiquement prescrire à votre patient en première intention ?**

a. Thymorégulateur
b. Anti-épileptique
c. Opioïdes
d. Inhibiteur de l'acétylcholinestérase
e. Anti-dépresseur

11 **Vous contrôlez les symptômes de votre patient et il réussit à se sevrer de l'alcool quelques mois plus tard. Quatre ans et demi se passent avant que vous ne revoyez votre patient. Il vous consulte car il se plaint d'une gêne lors de ses repas. En effet, il est obligé de manger de plus en plus lentement car le passage du bol alimentaire s'accompagne d'une sensation de blocage. Il accompagne ses mots d'un geste au niveau de la poitrine. Quel(s) caractéristique(s) serait (ent) en faveur d'une origine lésionnelle ?**

a. Prédominance sur les liquides
b. Dysphagie paradoxale
c. Aggravation progressive
d. Absence d'altération de l'état général
e. Contexte alcoolo-tabagique

12 **Quel(s) examen(s) demandez-vous en première intention pour explorer cette dysphagie ?**

a. L'écho-endoscopie doit être réalisée en première intention pour rechercher une achalasie
b. La manométrie œsophagienne permet de rechercher une sténose peptique sur RGO
c. L'endoscopie œso-gastro-duodénale doit être réalisée après une imagerie de type radio thoracique recherchant un élargissement du médiastin
d. Un scanner thoracique peut être réalisé si l'endoscopie montre une compression extrinsèque
e. Des biopsies doivent être réalisées à la recherche d'une maladie inflammatoire chronique intestinale de type collagène ou lymphocytaire

13 **À tort ou à raison, l'un des examens réalisés (l'endoscopie œso-gastro-duodénale) retrouve une lésion bourgeonnante du tiers moyen de l'œsophage. Quelle(s) proposition(s) est (sont) vraie(s) concernant le diagnostic envisagé de cancer ?**

a. Il atteint plus les hommes que les femmes
b. Il s'agit le plus souvent d'un carcinome épidermoïde
c. Le carcinome épidermoïde se développe sur endobrachyœsophage
d. L'adénocarcinome se développe sur un terrain éthylique
e. L'hématémèse est son principal mode de révélation

14 **Vous avez réalisé un interrogatoire et un examen clinique de votre patient pour évaluer l'extension. Le patient n'a pas d'autres symptômes que la dysphagie et un amaigrissement de 3 kg. Quel(s) examen(s) complémentaire(s) fera (ont) partie de votre bilan d'extension ?**

a. TEP scanner
b. Fibroscopie bronchique
c. Scanner thoraco-abdominopelvien
d. Scintigraphie osseuse
e. Scanner cérébral

15 **Les différents examens prescrits ne retrouvent pas d'extension régionale ou à distance. La tumeur est classée pT1N0M0. Quelle(s) proposition(s) thérapeutique(s) pouvez-vous faire à votre patient ?**

a. Radiothérapie
b. Traitement chirurgical
c. Traitement endoscopique
d. Soins de support
e. Soins palliatifs

■ **Question 1** (5 points)
Réponse EXACTE : crise convulsive généralisée

Commentaires Succession des 3 phases classiques :
- phase clonique : mouvements de trémulations des 4 membres avec parfois morsure latérale de langue ;
- phase tonique : raideur du corps ;
- phase post-critique : relâchement des muscles du corps, le patient s'endort généralement ou perd connaissance, possible perte d'urine.

■ **Question 2** (10 points)
Réponses EXACTES : B-C-D

Commentaires Traitement de l'état de mal convulsivant :
- mesures générales :
  - assurer la perméabilité des voies aériennes (canule de Mayo) et l'oxygénation (10 l/min) ;
  - juger en urgence de l'opportunité d'une assistance respiratoire ;
  - rechercher et traiter une hypoglycémie ;
  - mettre en place deux abords veineux, l'un étant réservé à l'administration des médicaments antiépileptiques (sérum salé isotonique + 50 cm^3 de sérum glucosé 30 %) ;
  - mettre en place une surveillance hémodynamique continue ;
- interrompre l'activité épileptique :
  - injecter immédiatement (t0) : 1 ampoule à 10 mg de diazépam en 3 minutes ou 1 ampoule à 1 mg de clonazépam en 3 minutes ;
  - si échec : répéter immédiatement une seule fois ;
  - mettre en place immédiatement après : fosphénytoïne ou phénytoïne :
    - 20 mg/kg d'équivalent-phénytoïne (E-PHT) ;
    - sans dépasser 150 mg par minute pour la fosphénytoïne ;
    - sans dépasser 50 mg par minute pour la phénytoïne ;
  - si les crises persistent après 20 minutes : phénobarbital 20 mg/kg :
    - sans dépasser 100 mg par minute ;
  - si les crises persistent après 40 minutes : thiopental (Nesdonal®), 5 mg/kg en bolus puis 5 mg/kg par heure.

N'oubliez pas que c'est le SAMU qui est sur place : possibilité de voie veineuse !

■ **Question 3** (5 points)
Réponses EXACTES : A-C-D-E

Commentaires Causes de crises convulsives généralisées chez le patient alcoolique :
- causes générales :
  - arrêt des médicaments ;
  - médicaments épileptogènes ;
  - dette de sommeil ;
- causes spécifiques :
  - ivresse alcoolique aiguë ;
  - hypoglycémie ;
  - sevrage alcoolique ;
  - traumatisme crânien post-chute ;
  - épilepsie alcoolique : crises convulsives en dehors de tous ces facteurs par atteinte cérébrale de l'alcool.

■ **Question 4** (5 points)

Réponses EXACTES : B-C

Indispensables : B-C

Commentaires Bilan paraclinique après une première crise convulsive :

- bilan biologique : glycémie, électrolytes, fonction rénale et hépatique, alcoolémie ;
- TDM ou IRM cérébrale selon la disponibilité afin de rechercher une origine lésionnelle focale ;
- ponction lombaire si imagerie normale et contexte fébrile ;
- EEG dans les 24 à 48 heures.

■ **Question 5** (5 points)

Réponses EXACTES : B-D

Commentaires

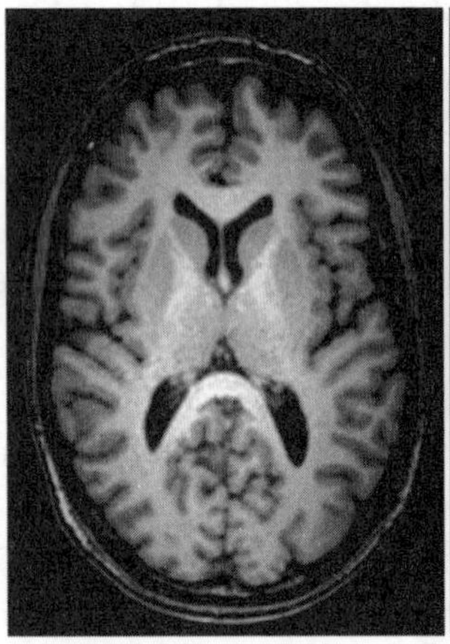

Substance grise est grise
Substance blanche est blanche
⇒Séquence T1 anatomique

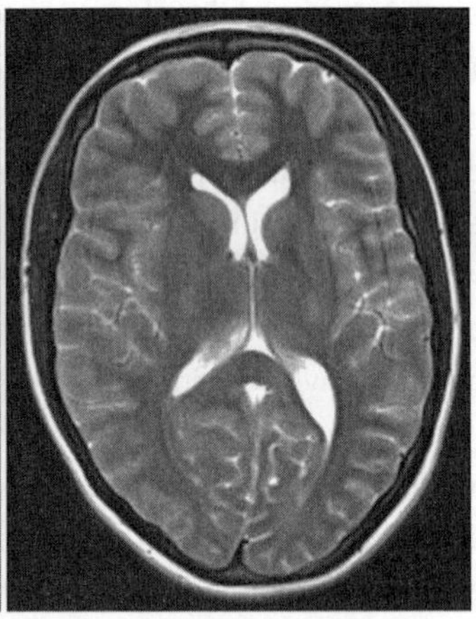

Substance grise est blanche
Substance blanche est grise
LCR blanc
⇒Séquence T2

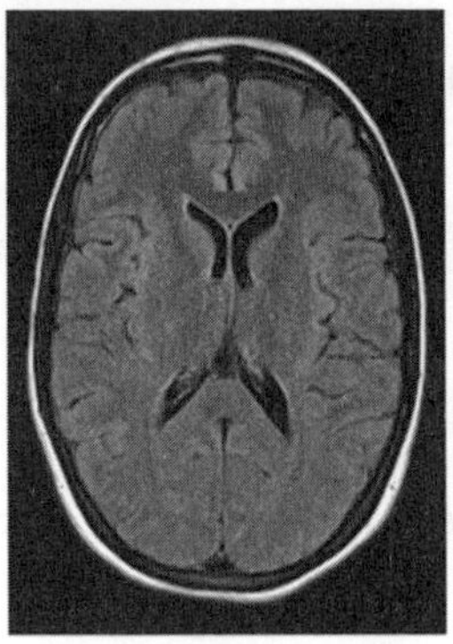

Substance grise est blanche
Substance blanche est grise
LCR noir
⇒Séquence T2 FLAIR

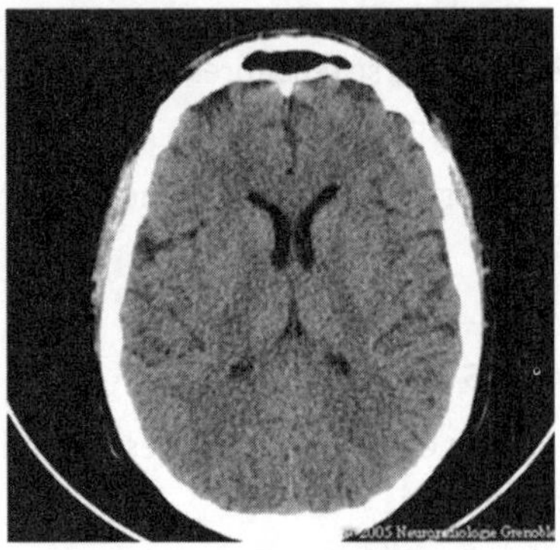

Substance grise est blanche
Substance blanche est grise
Structures moins bien définies
⇒TDM cérébrale sans injection

- **Question 6** (10 points)
Réponses EXACTES : A-C-D
Indispensable : A

Commentaires Hospitalisation d'un patient alcoolique :
- reprise et adaptation du traitement habituel (comme tout patient) ;
- traitement de l'affection aiguë justifiant l'hospitalisation ;
- hydratation importante ;
- vitaminothérapie B1-B6-PP en prophylaxie des encéphalopathies de Gayet-Wernicke, pellagreuse et de Korsakoff ;
- benzodiazépines en prévention des complications du sevrage (Delirium Tremens) et d'une récidive convulsive.

- **Question 7** (10 points)
Réponse EXACTE : zoopsies = hallucinations visuelles d'animaux

- **Question 8** (5 points)
Réponses EXACTES : A-D
Inacceptable : B

Commentaires Traitement du delirium tremens :
- hospitalisation en urgence, au calme ;
- hydratation IV ;
- vitaminothérapie B1-B6-PP ;
- benzodiazépines à visée symptomatique ;
- neuroleptiques sédatifs si persistance de l'agitation malgré les benzodiazépines ;
- recherche et traitement d'un facteur déclenchant ;
- prévention du risque suicidaire ;
- surveillance clinique.

- **Question 9** (5 points)
Réponses EXACTES : C-E

Commentaires Symptômes :
- initialement :
  - paresthésies à type de fourmillements ;
  - crampes nocturnes des mollets ;
  - faiblesse motrice (fatigabilité à la marche) ;
- secondairement :
  - douleurs en étau ou brûlures avec paroxysmes en éclair ;
  - hyperpathie douloureuse diffuse ;
  - troubles cutanés (dépilation, anhydrose, ongles cassants).

Examen clinique :
- hypoesthésie symétrique « en chaussettes » ;
- aréflexie achilléenne ;
- amyotrophie et déficit moteur.

Autres formes cliniques :
- polyneuropathie aiguë : paraparésie flasque amyotrophiante, troubles sensitifs, aréflexie rapidement ascendante en 24 heures ;
- forme ulcéromutilante : déficit thermoalgique sévère, maux perforants plantaires avec ostéolyse, arthropathies.

Traitement :
- vitaminothérapie IV, surtout B1 ;
- régime riche en protéines ;
- antalgiques dirigés contre les douleurs neuropathiques ;
- arrêt de l'intoxication.

■ **Question 10** (5 points)
Réponses EXACTES : B-E

Commentaires Traitement des douleurs neuropathiques en première intention :
- anti-dépresseurs tricycliques voire inhibiteur sélectif de la noradrénaline ;
- anti-épileptiques (gabapentine, prégabaline).

Traitement de seconde intention :
- lidocaïne locale ;
- opioïdes forts ;
- tramadol.

■ **Question 11** (5 points)
Réponses EXACTES : C-E

Commentaires Dysphagie lésionnelle :
- prédominance sur les solides ;
- aggravation progressive ;
- altération de l'état général.

Causes de dysphagie lésionnelle :
- tumorale
- sténose par œsophagite peptique, caustique, radique, à éosinophiles ;
- œsophagite non sténosante : médicamenteuse, infectieuse (CMV, Candida, herpès) ;
- diverticule de Zenker ;
- compression extrinsèque.

■ **Question 12** (10 points)
Réponse EXACTE : D
Inacceptable : E

Commentaires En première intention :
- endoscopie œso-gastro-duodénale afin de rechercher une lésion œsophagienne.

En deuxième intention :
- TDM thoracique : recherche de lésion médiastinale compressive ;
- écho-endoscopie : permet de préciser l'extension en profondeur d'une tumeur superficielle.

En troisième intention :
- manométrie œsophagienne pour rechercher un trouble moteur.

■ **Question 13** (5 points)
Réponses EXACTES : A-B

Commentaires Épidémiologie du cancer œsophagien :
- 5 000 nouveaux cas par an ;
- sex-ratio 4,5 ;

- 4e cancer digestif (après les cancers colorectaux, de l'estomac et du pancréas) ;
- augmentation des adénocarcinomes et diminution de la fréquence des épidermoïdes.

Facteurs de risque du carcinome épidermoïde :

- tabac ;
- alcool.

Facteurs de risque de l'adénocarcinome :

- tabac ;
- RGO ;
- surpoids ;
- sexe masculin.

L'adénocarcinome se développe sur endobrachyœsophage.

■ **Question 14** (10 points)
Réponses EXACTES : B-C
Indispensable : B

Commentaires Bilan d'extension :

- clinique +++ :
  - examen habituel ;
  - examen ORL : terrain alcoolo-tabagique ;
- paraclinique :
  - bilan biologique standard et nutritionnel ;
  - TDM thoraco-abdomino-pelvienne ;
  - fibroscopie bronchique : terrain commun de tabagisme ;
  - écho-endoscopie si tumeur superficielle pour rechercher un envahissement profond ;
  - TEP scan si résection chirurgicale envisagée ;
  - autres examens (TDM cérébrale, scintigraphie osseuse) uniquement sur point d'appel :
    - TDM cérébrale systématique uniquement dans cancer pulmonaire.

■ **Question 15** (5 points)
Réponses EXACTES : A-B-C-D
Indispensable : D

Commentaires Traitement du stade I :

- traitement endoscopique (mucosectomie) ;
- chirurgie ou radiochimiothérapie à discuter si :
  - taille tumorale > 2-3 cm de diamètre ;
  - tumeur ulcérée ;
  - tumeur invasive.

Retenez simplement qu'il ne faut jamais exclure la possibilité chirurgicale ou les thérapies complémentaires.

Traitement du stade II :

- chirurgie ;
- radio ± chimiothérapie pré-adjuvante.

Traitement du stade III et IV :

- radio-chimiothérapie de première intention ;
- ± Chirurgie secondaire.

ITEMS TRAITÉS

N° 74 UE 3 Addiction à l'alcool

Prise en charge, au décours d'une intoxication éthylique aiguë - 2001- (HAS) Accompagnement du sujet alcoolo-dépendant après un sevrage - Consensus 2001 - (HAS)

N° 270 UE 8 Dysphagie

– 2002 Sud Dossier 4

Manométrie œsophagienne de haute résolution et classification de Chicago des troubles moteurs œsophagiens - Conseil de pratique SNFGE-GFNG - 2012 http://www.snfge.org/download/file/fid/290

ACG clinical guideline : diagnosis and management of achalasia - Vaezi MF, Pandolfino JE, Vela MF - 2013 - Am J Gastroenterol 2013 ; 108 (8) : 1238-49 http://www.nature.com/ajg/journal/v108/n8/full/ajg2013196a.htlm

N° 302 UE 9 Tumeurs de l'œsophage

Cancer de l'œsophage

http://www.snfge.org/content/1-cancer-de-loesophage

N° 103 Épilepsie de l'adulte et de l'enfant

– 2010 Dossier 4

Prise en charge d'une première crise d'épilepsie chez l'adulte

http://www.has-sante.fr/portail/jcms/c_1770362/fr/prise-en-charge-d-une-premiere-crise-d-epilepsie-chez-l-adulte

N° 94 Neuropathie périphérique

– 2004 Dossier 6

Prise en charge diagnostique des neuropathies périphériques (polyneuropathies et mononeuropathies multiples)

http://www.has-sante.fr/portail/jcms/c_598221/fr/prise-en-charge-diagnostique-des-neuropathies-peripheriques-polyneuropathies-et-mononeuropathies-multiples

Dossier 21

Que c'est compliqué !

Faculté	Lille 2 – Henri Warembourg
Nom et prénom du rédacteur	Mayer Pierre
Nom et prénom du relecteur	Chapelle Nicolas et Dautrecque Flavien

Énoncé

Vous recevez ce jour en consultation de proctologie Mademoiselle K., 25 ans, qui vous est adressée par son médecin traitant pour syndrome rectal. Cette jeune fille n'a pas d'antécédent particulier hormis une amygdalectomie dans l'enfance. Elle ne prend pas de traitement mise à part une pilule œstroprogestative. Depuis 15 jours elle se plaint de douleurs au niveau de la marge anale majorée lors de la défécation.

1 À quoi correspond le syndrome rectal ?

a. Épreintes
b. Ténesmes
c. Borborygmes
d. Suintements
e. Sensation de faux besoins

Vous examinez la patiente et vous retrouvez au niveau de la marge anale cet aspect ulcéré atypique sans autre lésion de la marge.

☛ *Voir photo dossier, p. XXI*

2 Quel(s) diagnostic(s) évoquez-vous ?

a. Primo-infection à Herpes virus
b. Syphilis primaire anale
c. Anite à gonocoque
d. Lésion ano-périnéale dans le cadre d'une maladie de Crohn
e. Lésion post-traumatique

3 Au vu des diagnostics évoquez que recherchez-vous à l'interrogatoire ?

a. Épisode de diarrhée glairo-sanglante
b. Rapport sexuel à risque
c. Antécédent de maladie digestive dans la famille
d. Statut vaccinal/sérologique
e. Antécédent personnel de constipation

4 **Quel bilan complémentaire faites-vous ?**

a. Prélèvements infectieux locaux
b. Sérologies VIH 1 et 2
c. Sérologie syphilis (TPHA/VDRL)
d. Coloscopie totale avec biopsies
e. Biopsie de la marge anale

Devant le peu d'éléments recueillis et en attendant les résultats de tous les prélèvements à visée infectieuse vous instaurez un traitement médical simple pour soulager la patiente et de la revoir en consultation sous quinzaine. 2 semaines plus tard la patiente revient à votre consultation car non seulement elle aimerait connaître les résultats des prélèvements mais aussi par ce que malgré le traitement médical simple, elle présente toujours un franc syndrome rectal. En plus de tout cela elle présente depuis 5 jours une diarrhée non profuse avec présence de sang et de glaires. À noter aussi au domicile 2 épisodes de fièvre d'évolution favorable avec prise de paracétamol.

5 **Qu'évoquez-vous comme diagnostic ?**

a. Poussée de rectocolite hémorragique
b. Poussée de maladie de Crohn
c. Diverticulite colique
d. Rectite à *Chlamydia trachomatis*
e. Colite infectieuse à germe banal

6 **Vous décidez d'hospitaliser la patiente, quel(s) examen(s) complémentaire(s) réalisez-vous ?**

a. Tomodensitométrie abdomino-pelvienne
b. Rectosigmoïdoscopie
c. Coprocultures
d. Bilan sanguin
e. Échographie abdominale

7 **Quels éléments définissent le syndrome de Köenig ?**

a. Douleurs abdominales
b. Régurgitations et éructations d'intensité croissantes
c. Ballonnements croissants postprandiaux
d. Vomissements alimentaires postprandiaux
e. Soulagements dans un vacarme hydro-aérique

8 **À quoi correspond un syndrome de Köenig chez un patient atteint d'une maladie de Crohn ?**

a. Sténose pylorique
b. Présence de fistule entre le tube digestif et un organe extra-digestif
c. Sténose inflammatoire grêlique
d. Poussée de la maladie
e. Sténose inflammatoire colique

9 **Quelles sont les formes décrites de la maladie de Crohn ?**

a. Maladie sténosante
b. Maladie abcédante
c. Maladie perforante
d. Maladie pénétrante
e. Maladie inflammatoire

10 **Quelles sont les lésions observées en endoscopie lors d'une maladie de Crohn ?**

a. Présence d'ulcérations aphtoïdes ou en carte de géographie
b. Lésions continues à partir de la partie basse du rectum
c. Intervalle de muqueuse saine entre les lésions
d. Érythème de la muqueuse
e. Disparition de la trame vasculaire de la paroi colique

11 **Quels sont les éléments histologiques sur des biopsies coliques en faveur d'une maladie de Crohn ?**

a. Perte de la mucosécrétion
b. Présence de de granulome épithélioïdes gigantocellulaire sans nécrose caséeuse
c. Infiltrat lympho-plasmocytaire du chorion muqueux
d. Fibrose pariétale
e. Abcès cryptiques

Le scanner abdomino-pelvien que vous aviez demandé retrouve une pancolite avec iléite terminale et la coloscopie que vous réalisez montre des ulcérations profondes en carte de géographie tout le long du côlon associées à des ulcérations aphtoïdes vous soupçonnez très fortement une maladie de Crohn.

☛ *Voir photo dossier, p. XVI*

12 **Est-il nécessaire d'avoir une sérologie ASCA positive pour affirmer le diagnostic de maladie de Crohn ?**

a. Oui, car la présence d'ASCA permet de faire le diagnostic de certitude de maladie de Crohn
b. Non, il s'agit uniquement d'une aide diagnostic dans les cas compliqués
c. Oui, les ASCA sont les auto-anticorps de la maladie de Crohn
d. Non, leur absence ne permet pas d'exclure le diagnostic de maladie de Crohn
e. Toutes les réponses sont fausses

13 **Votre bilan pré-thérapeutique est complet vous décidez d'instaurer un traitement de la poussée, quelle est votre stratégie thérapeutique ?**

a. Cure de 5-ASA *per os* et en suppositoire pendant 1 mois
b. Traitement par corticoïdes d'action locale *per os* type Budésonide pendant 1 mois
c. Traitement par corticoïdes systémique *per os* type Prédnisolone pendant 1 mois
d. Traitement par immunosuppresseurs type Azathioprine pendant 1 mois
e. Traitement par antibiotique (Rocéphine + Flagyl) 10 jours en association avec des anti-inflammatoires stéroïdiens type kétoconazole *per os* pendant 1 mois

La patiente évolue favorablement sous traitement adapté de la poussée et vous la suivez régulièrement en consultation. Il est débuté un traitement de fond pour contrôler la maladie intestinale et ano-périnéale et permettre à la patiente d'avoir une qualité de vie normale. On note une cicatrisation complète de la lésion au niveau anale et une normalité de l'intestin à l'entéro-IRM que vous aviez demandé à bonne distance de la poussée.

14 **Il existe une prédisposition génétique inconstante retrouvée pour la maladie de Crohn de laquelle s'agit-il ?**

a. Mutation du gène codant pour SPINK 1
b. Mutation du gène codant pour HLA B27
c. Mutation du gène K-RAS
d. Mutation du gène codant pour NOD 2
e. Mutation du gène codant pour CFTR

15 **La recherche-t-on systématiquement ?**

a. Oui
b. Non

■ **Question 1** (10 points)
Réponses EXACTES : A-B-E

Commentaires Le syndrome rectal est une entité défini par l'association de 3 éléments :

- épreintes = violentes contractions coliques et notamment rectales répétitives qui s'achèvent par une envie pressante d'aller à la selle ;
- ténesmes = il s'agit d'une violente et douloureuse contraction de l'anus avec envie d'aller à la selle ;
- faux besoins impérieux.

■ **Question 2** (15 points)
Réponses EXACTES : A-B-D

Commentaires Devant cette lésion de la marge anale il vous faut évoquer du fait de la localisation plutôt antérolatérale d'une part les causes infectieuses et principalement la primo-infection herpétique qui au tout début peut se présenter comme une fissure atypique de la marge de l'anus. Il s'agit d'une infection sexuellement transmissible (IST) très fréquente, il conviendra de rechercher les autres IST et de dépister les partenaires.

On se doit également d'évoquer la syphilis primaire anale même en l'absence d'un chancre typique, il s'agit d'une ulcération anale atypique, on ne retrouve pas d'informations sur la sexualité de la jeune fille il s'agit d'une des étiologies d'ulcérations anale. Comme pour l'infection à herpès il faudra rechercher les autres IST et dépister les partenaires.

Enfin il faut garder à l'esprit au vu du contexte et du terrain (jeune fille) qu'il peut tout à fait s'agir d'une maladie de Crohn ano-périnéale en 1re poussée se présentant comme une banale fissure. Les fissures banales se retrouvent au pôle postérieur. Toute fissure atypique doit faire évoquer une maladie inflammatoire chronique de l'intestin (MICI) et plus particulièrement une maladie de Crohn.

■ **Question 3** (5 points)
Réponses EXACTES : A-B-C-D

Commentaires La recherche d'épisode de diarrhée glairo-sanglante tout comme un antécédent familial de maladie digestive cherche à avoir des arguments supplémentaires pour entreprendre une recherche de MICI chez cette patiente devant des éléments cliniques pour le moment peu nombreux.

Pour ce qui est du statut sérologique et des rapports sexuels à risque le but est double, d'une part l'obtention d'un argument supplémentaire en faveur d'une cause infectieuse. D'autre part de connaître le risque infectieux encouru par la patiente surtout vis-à-vis de l'hépatite B.

■ **Question 4** (5 points)
Réponses EXACTES : A-B-C

Commentaires Il est bien évidemment impératif de réaliser un bilan complémentaire à la recherche d'une IST avec réalisation des sérologies virales de l'hépatite B et C ainsi que celle du VIH 1 et 2 et la sérologie syphilitique TPHA/VDRL.

On réalisera également des prélèvements locaux au niveau de la marge de l'anus avec écouvillonnage à la recherche d'une part de *Neisseria gonorrahae* et *Chlamydia trachomatis* mais aussi à la recherche d'*Herpes virus simplex*.

Il va de soi que l'on devra également informer le patient de la nécessité de dépister son/ses partenaires même en l'absence de symptomatologie.

■ **Question 5** (5 points)

Réponses EXACTES : A-B-D-E

Commentaires Devant l'association de diarrhée glairo-sanglante et de lésions périnéales le diagnostic de MICI doit bien évidemment être évoqué et plus particulièrement celui de maladie de Crohn. La maladie de Crohn a la particularité contrairement à la Rectocolite hémorragique (RCH) de pouvoir toucher tout le tube digestif « de la bouche à l'anus ». Il existe différentes atteintes isolées ou associées du tube digestif au cours de la maladie de Crohn reprise dans la classification de Montréal (à surtout ne pas apprendre pour votre ECN !!!!). Cette classification a pour but d'offrir une classification clinique de la maladie en fonction de l'âge de début, de la localisation des lésions et de l'évolution. On distingue donc différents types de maladie de Crohn en fonction de la localisation des lésions et de leur association.

La voici pour ceux que ça intéresse histoire d'en savoir un peu plus sur la maladie de Crohn :

Age de diagnostic	A1 : avant l'âge de 16 ans
	A2 : entre l'âge de 17 ans et 40 ans
	A3 : après l'âge de 40 ans
Localisation des lésions	L1 : iléale
	L2 : colique
	L3 : iléocolique
	L4 : atteinte isolée du tractus digestif haut (œsophage et estomac)
Évolution	B1 : inflammatoire
	B2 : sténosante
	B3 : fistulisante
	P : atteinte périnéale

Les diagnostics à également évoquer dans ce contexte sont les atteintes infectieuses avec toutes les causes de colites (bactérienne : Yersinia, Campylobacter, Shigelle, Salmonelle, etc. virale : VIH, CMV, HSV etc. parasitaire), la rectite à Chlamydia qui peut donner une atteinte de la marge anale et du rectum.

La diverticulite sigmoïdienne est très peu probable dans ce contexte de patiente jeune avec lésions proctologique. Enfin pour la RCH il n'y a jamais d'atteinte périnéale !

■ **Question 6** (5 points)

Réponses EXACTES : A-B-C-D

Commentaires Devant ce tableau clinique la réalisation d'un scanner abdomino-pelvien va permettre de rechercher des signes en faveur d'une colite (épaississement de la paroi colique, infiltration de la graisse péricolique, épanchement liquidien intra-péritonéal) mais également une atteinte de l'iléon terminale pouvant être un argument en plus en faveur d'une maladie de Crohn. Il s'agit de l'imagerie de référence disponible rapidement et en urgence permettant d'affiner le diagnostic et de rechercher de potentielles complications.

La réalisation d'une rectosigmoïdoscopie présente également un intérêt dans ce contexte elle permettra de rechercher des lésions macroscopiques pouvant éventuellement faire évoquer un diagnostic et surtout elle permettra la réalisation de biopsies pour envoi en anatomopathologie pour examen histologique, mais également en bactériologie et en virologie.

La coproculture est également indispensable afin de rechercher les germes entéro-invasifs responsable de diarrhée glairo-sanglante.

On réalise bien évidemment un bilan sanguin avec numération-formule sanguine ionogramme sanguin fonction rénale et CRP au minimum pour évaluer le retentissement de l'épisode et savoir si le scanner peut être injecté.

L'échographie abdominale n'a pas ici de place car elle ne permettra pas de réaliser facilement le diagnostic et nécessite un opérateur expérimenté. On ne pourra de plus explorer tout le cadre colique et les anses grêles.

■ **Question 7** (10 points)
Réponses EXACTES : A-C-E

Commentaires Le syndrome de Koenig est une entité avant tout clinique et le diagnostic est essentiellement un diagnostic d'interrogatoire. En effet les patients décrivent très bien ce phénomène. Il correspond la plupart du temps à une sténose au niveau du grêle réalisant une obstruction partielle de la lumière.

Il se caractérise par la séquence suivante douleurs abdominales d'intensités croissantes et postprandiales accompagnées de ballonnements puis cédant brutalement dans un vacarme hydro-aériques pouvant s'accompagner d'une débâcle de gaz voir diarrhéique.

La présence de ce syndrome fait penser que la maladie de Crohn est déjà compliquée à une stade sténosant et non plus juste inflammatoire. Le diagnostic de certitude sera obtenu par la réalisation d'une entéro-IRM.

■ **Question 8** (5 points)
Réponse EXACTE : C

Commentaires Le syndrome de Köenig est comme expliqué dans la question précédente une obstruction partielle de la lumière de l'intestin grêle suite à une inflammation prolongée.

■ **Question 9** (5 points)
Réponses EXACTES : A-D-E

Commentaires La maladie de Crohn évolue progressivement avec le temps et en l'absence de traitement efficace à vitesse variable. Initialement au tout début de l'évolution on observera que des lésions inflammatoires classant alors la maladie de Crohn en maladie inflammatoire non compliquée.

Les lésions initiales vont s'aggraver progressivement avec le temps. On observera avec le temps l'apparition de sténose du tube digestif il s'agit alors d'une maladie de Crohn fibro-sténosante.

Après plusieurs années d'évolution parfois à bas bruit la maladie de Crohn peut se compliquer d'abcès ou de fistules, il s'agit alors d'une maladie de Crohn pénétrante.

■ **Question 10** (10 points)
Réponses EXACTES : A-C-D

Commentaires Même si l'aspect endoscopique n'est pas spécifique d'une maladie de Crohn et qu'il peut parfois être très difficile de faire la part des choses d'une part entre colite infectieuse et colite inflammatoire et également entre maladie de Crohn et RCH, il est indispensable de connaître les lésions macroscopiques que l'on peut retrouver dans la maladie de Crohn afin de pouvoir évoquer endoscopiquement parlant celle-ci :

- ulcérations de la muqueuse plus ou moins profondes de divers aspects (aphtoïdes, en carte de géographie, etc.) ;
- érythème de la muqueuse et œdème ;

- intervalle de muqueuse saine entre les plages ulcérées ;
- on peut également en fonction de la sévérité de la maladie mettre en évidence des fistules ou bien sténoses digestives.

Devant toute suspicion de MICI le bilan endoscopique comportera toujours une endoscopie œsogastroduodénale ainsi qu'une coloscopie totale avec iléoscopie terminale.

Question 11 (10 points)
Réponses EXACTES : B-C

Commentaires Les lésions histologiques dans les MICI sont censées pouvoir permettre le diagnostic et de bien faire la différence entre RCH et maladie de Crohn, ceci est un peu plus compliqué dans la vraie vie car les deux entités partagent des aspects histologiques en communs.

Ce qu'il faut retenir des lésions histologiques pour la maladie de Crohn :

- présence de granulomes épithélioïdes giganto-cellulaires sans nécrose caséeuse dans 30 à 50 % des cas. Il s'agit d'une lésion « quasi-pathognomonique » de la maladie de Crohn. Elle peut être rencontrée dans d'autres colites mais jamais dans la RCH ;
- infiltration lympho-plasmocytaire du chorion muqueux parfois sous la forme de nodules lymphoïdes ;
- pertes de substances muqueuses ;
- distorsions glandulaires.

Question 12 (5 points)
Réponses EXACTES : B-D

Commentaires Les sérologies ASCA ou ANCA positives permettent d'avoir un argument de plus en faveur d'une maladie de Crohn ou d'une RCH. Ils ne sont en aucun cas nécessaires/indispensable au diagnostic de MICI.

Le diagnostic de maladie de Crohn tout comme celui de RCH repose sur un faisceau d'arguments en faveur de la MICI (clinique, endoscopique, histologique, radiologique etc.). Le profil sérologique est un des arguments en faveur de l'une ou l'autre forme de MICI mais ne permettra jamais à lui seul de déterminer le type de MICI dont est atteint le patient.

Question 13 (5 points)
Réponse EXACTE : C

Commentaires Le traitement initial de la poussée d'une MICI de modérée à sévère ce qui est ici le cas repose sur une corticothérapie de 1 mois initialement parentérale par méthylprédnisolone 60 mg/j. pendant 3 jours puis par prédnisolone 60 mg/j. *per os* pour une durée totale de 1 mois en comptant la décroissance. Il convient bien évidemment avant de débuter le traitement de rechercher toutes les autres.

Il ne s'agit en aucun cas d'un traitement de fond. Le traitement de fond sera instauré/modifié lors de la décroissance de la corticothérapie il reposera principalement sur les immunosuppresseurs ou les biothérapies.

Question 14 (2,5 points)
Réponse EXACTE : D

Commentaires Il existe 163 polymorphismes génétiques identifiés dans le cadre des MICI. Les plus anciens et le plus important est la mutation du gène NOD2/CARD15 situé sur le chromosome 15 codant pour un récepteur cytoplasmique des entérocytes. Il est associé à la maladie de Crohn mais pas à la RCH.

On retrouve 3 mutations principalement. Ces mutations entraînent une perte de réponse sur la réponse immunitaire innée après activation par un peptidoglycane bactérien par défaut d'inhibition de la voie du TLR2 responsable de la production de cytokines pro-inflammatoires.

■ **Question 15** (2,5 points)
Réponse EXACTE : B

Commentaires Non la recherche d'une mutation de NOD2/CARD15 n'est absolument pas indispensable au diagnostic de maladie de Crohn et ne modifie en rien la prise en charge diagnostic. Il faut savoir que ces mutations sont présentes chez 15 % des sujets sains et 30 à 50 % des sujets atteints de maladie de Crohn.

ITEMS TRAITÉS

N° 172 Diarrhées infectieuses de l'adulte et de l'enfant
N° 181 Réaction inflammatoire : aspects biologiques et cliniques. Conduite à tenir
N° 188 Pathologies auto-immunes : aspects épidémiologiques, diagnostiques et principes de traitement
N° 198 Biothérapies et thérapies ciblées
N° 267 Douleurs abdominales et lombaires aiguës chez l'enfant et chez l'adulte
N° 279 Maladies inflammatoires chroniques de l'intestin (MICI) chez l'adulte et l'enfant
N° 282 Diarrhée chronique chez l'adulte et l'enfant

RECOMMANDATIONS ET CONFÉRENCE DE CONSENSUS

Collégiale des universitaires en hépato-gastro-entérologie – 2015
GETAID (groupement d'étude thérapeutique des affections inflammatoires du tube digestif) – https ://www.getaid.org
ECN Pilly – 2016
SFRNET (société française de radiologie) – IMAGERIE DES COLITES EN TDM : CE QUE TOUT RADIOLOGUE DEVRAIT SAVOIR. http://pe.sfrnet.org
SIED (société française d'endoscopie digestive) – http://www.sfed.org
SNFGE (société nationale française de gastro-entérologie) – http://www.snfge.org/recommandations
SNFGE-CREGG-GETAID – Indication et suivi des corticoïdes – 2014 http://www.snfge.org
SNFGE-CREGG-GETAID – Conduite à tenir lors d'un premier épisode de colite aiguë – 2014 http://www.snfge.org
SNFGE-CREGG-GETAID – ANTI-TNFα : bilan initial et suivi – 2014 http://www.snfge.org
GETAID – Dérivés aminosalicylés (fiche patients) – 2011 https ://www.getaid.org

ANTÉRIORITÉS

Dossier 2005 : hypothèse diagnostic pour un retard staturo-pondéral accompagné d'un syndrome carentiel chez un enfant de 18 mois
Dossier 2008 : diagnostic de maladie de Crohn
Dossier 2011 : fièvre typhoïde

Dossier 22

Tout le monde peut se tromper

Faculté	Lille 2 – Henri Warembourg
Nom et prénom du rédacteur	Mayer Pierre
Nom et prénom du relecteur	Chapelle Nicolas et Dautrecque Flavien

Énoncé

Vous recevez ce jour en consultation de gastro-entérologie Monsieur L. âgé de 25 ans. Il consulte ce jour pour des douleurs abdominales apparues il y a environ 5 jours avec nausées, vomissements. Il a consulté il y a 2 jours son médecin traitant qui l'a placé sous traitement symptomatique simple. Malgré cela la symptomatologie persiste et s'accentue. Ce jeune homme n'a pas d'antécédents particuliers autres qu'une amygdalectomie dans l'enfance et un tabagisme actif. Actuellement il pèse 55 kg pour 180 cm. Il vous explique que dans sa famille on est fragile des intestins, surtout son père et son oncle, lui-même a des problèmes de transit avec des épisodes de diarrhées spontanément résolutifs qu'il attribue à une hygiène alimentaire médiocre, il a tout de même perdu 15 kg en 1 an. Aujourd'hui il est très inquiet car il a eu un épisode diarrhéique (le premier depuis le début des symptômes) où il a cru voir du sang. Il a très peur d'avoir un cancer. Votre examen clinique est somme toute rassurant. Le patient a de bonnes constantes et est apyrétique. Au niveau abdominal on retrouve une douleur élective de la fosse iliaque droite avec défense sans contracture. Le toucher rectal ne retrouve pas de sang ni de selle mais une douleur élective latéralisée à droite.

1 **Quel est le premier diagnostic que vous évoquez ?**

a. Gastroentérite aiguë
b. Hématome du muscle psoas droit
c. Pyélonéphrite aiguë droite
d. Appendicite aiguë
e. Cholécystite aiguë

2 **Comment confirmer ou infirmer le diagnostic ?**

a. Échographie abdominale
b. IRM perlvienne
c. Augmentation de la CRP sur un bilan biologique
d. Scanner abdomino-pelvien
e. Échoendoscopie rectale

Vous réalisez une échographie abdominale qui infirme complètement le diagnostic d'appendicite aiguë, mais qui retrouve au niveau de la partie toute terminale de l'iléon ce qui semble être un épaississement de la paroi, sans qu'il vous soit possible de bien voir ce segment. Vous retrouvez également la présence de quelques ganglions mésentériques.

3 **Qu'évoquez-vous comme diagnostic(s) au vu de ces nouveaux éléments ?**

a. Iléite terminale d'origine infectieuse
b. Iléite terminale d'origine inflammatoire
c. Adénolymphite mésentérique avec réaction iléale
d. Tumeur bénigne ou maligne de l'iléon
e. Diverticule de Meckel inflammé

4 **Réalisez-vous une imagerie complémentaire ?**

a. Oui, car l'échographie n'est pas assez précise pour explorer l'intestin
b. Oui, car au vu du tableau il faut éliminer une pathologie nécessitant une prise en charge chirurgicale
c. Non, il s'agit d'un patient jeune sans comorbidités
d. Non, l'échographie a permis de poser un diagnostic
e. Aucune des réponses n'est juste

Le scanner abdomino-pelvien avec injection de produits de contraste, que vous avez demandé en urgence, retrouve effectivement une iléite terminale sans autres lésions du tractus digestif.

☛ *Voir photo dossier, p. V*

5 **Quelles sont les étiologies des iléites terminales ?**

a. Rectocolite hémorragique
b. Infection à *Yersinia spp*
c. Infection à *Campylobacter jejuni*
d. Maladie de Crohn
e. Tuberculose digestive

6 **Comment cherchez-vous à confirmer ou à infirmer les étiologies que vous avez évoquées à la question précédente ?**

a. Coproculture
b. Endoscopie par voie basse avec biopsies (Coloscopie totale ou rectosigmoïdoscopie en fonction des disponibilités)
c. Recherche des ASCA et des ANCA
d. Test de détection de l'interféron γ pour rechercher une tuberculose
e. Sérologie *Yersinia* et *Campylobacter jéjuni*

Les coprocultures sont stériles. Le test de détection de l'interféron γ vous revient négatif. De plus la coloscopie totale que vous réalisez retrouve de multiples ulcérations aphtoïdes sur un fond érythémateux avec des intervalles de muqueuse saine au niveau iléale. Les biopsies iléales réalisées répondent : Inflammation de la muqueuse iléale avec infiltrat lympho-plasmocytaire du chorion et présence d'un granulome épithélioïdes et gigantocellulaire sans nécrose caséeuse.

7 **Quel est maintenant le diagnostic le plus probable ?**

a. Tuberculose digestive
b. Infection iléale aspécifique
c. Maladie de Crohn iléale
d. Colite inflammatoire inclassée
e. Rectocolite hémorragique avec iléite de reflux

8 **Quelle classification permet d'évaluer la sévérité de l'atteinte endoscopique dans une maladie de Crohn ?**

a. Le score UCEIS
b. Le score CDAI
c. Le score de Rutgeerts
d. Le score CDEIS
e. Le score de Child-Pugh

Le bilan biologique que vous avez également fait réaliser retrouve les éléments suivants :

- numération formule sanguine : hémoglobine 10,8 g/dl ; VGM 71 fl ; CCMH 31 % ; leucocytes 10 000/mm^3 ; polynucléaires neutrophiles 7 500/mm^3 ; plaquettes 145 000/mm^3 ;
- hémostase : TP 53 % ; facteur V 112 % ; TCAr 1,0 ;
- ionogramme sanguin : sodium 132 mmol/l ; potassium 3,3 mmol/l ; calcium 1,9 mmol/l ; phosphore 1,2 mmol/l (N 0,8-1,4 mmol/l) ; magnésium 0,5 mmol/l (N 0,7-1,0 mmol/l) ;
- urée 5,5 mmol/l ; créatinine 97 µmol/l ;
- bilan hépatique normal ;
- bilan martial : fer sérique 21 µg/l ; ferritine 250 µg/l ; coefficient de saturation de la transferrine 28 % ;
- divers : protides 51 g/l ; albumine 17 g/l ; pré-albumine 75 mg/l ; CRP 75 mg/l ; vitamine B9 0,008 µmol/l ; vitamine B12 0,09 µmol/l (N 0,12-0,66 µmol/l) ; vitamine D 12 nmol/l (N 25-90 nmol/l).

9 **QROC – En plus d'une maladie de Crohn que pouvez-vous évoquer comme complication au vu de ces éléments clinico-biologiques ?**

....

10 **Y a-t-il un intérêt à mettre en place un support nutritionnel type nutrition entérale ?**

a. Oui, car il existe une dénutrition clinico-biologique
b. Non, au vu de la sévérité de la dénutrition il faut mettre en place une nutrition parentérale
c. Oui, car la perte de poids est important malgré une prise alimentaire conservée
d. Non, une alimentation enrichie peut suffire à corriger la dénutrition
e. Aucune des réponses n'est la bonne

11 **Devant des examens microbiologiques tous normaux et après 5 jours d'antibiothérapie probabiliste faisant passer la CRP de 75 à 65 mg/l, vous décidez de débuter le traitement de la poussée. Quel est celui-ci ?**

a. Traitement par biothérapie
b. Traitement par corticoïde systémique type prédnisolone/prednisone
c. Traitement par 5-ASA
d. Traitement par corticoïdes locaux type budésonide
e. Traitement par immunosuppresseur type aziathropine ou 6-mercaptopurine

Le patient évolue favorablement sous le traitement que vous avez mis en place à la question précédente. Vous le revoyez 15 jours plus tard en consultation avec un bilan biologique de contrôle. On retrouve à l'interrogatoire moins de 5 selles/jours glairo-sanglantes, l'absence de douleurs abdominales et l'examen abdominal est tout à fait normal et la CRP de contrôle est cette fois-ci à 12 mg/l. Vous décidez donc de commencer une décroissance thérapeutique et de débuter un traitement par corticoïdes locaux type Budésonide. 10 jours plus tard le patient revient en urgence car il présente une recrudescence de sa symptomatologie. En effet il décrit 15 épisodes de selles glairo-sanglantes par jour et des douleurs abdominales diffuses. Vous demandez la réalisation en urgence d'un bilan biologique. Celui-ci retrouve une CRP à 78 mg/l.

12 **Comment peut-on qualifier cette rechute de la maladie alors que vous aviez entrepris une décroissance en corticoïdes systémiques ?**

a. Corticorésistance
b. Corticosensibilité
c. Corticonécessité
d. Corticodépendance
e. Corticophylaxie

13 **Quelle attitude thérapeutique adoptez-vous ?**

a. Changement de classe thérapeutique avec arrêt des corticoïdes
b. Augmentation de la posologie des corticoïdes pour réobtenir un bon contrôle de la maladie
c. Adjonction d'un immunosuppresseur (aziathropine, 6-mercaptopurine)
d. Recours à une intervention chirurgicale
e. Introduction d'une antibiothérapie ciblant les germes digestifs

Il profite de cette consultation pour vous parler en plus de problèmes de dos qu'il a depuis 2-3 ans et qui s'accentuent avec le temps, malgré la diminution de son activité sportive. En effet ses douleurs lombaires basses le réveil la nuit et le matin il a du mal à commencer sa journée. Par contre vers 10-11 heures cela va beaucoup mieux. Il vous décrit des douleurs lombaires basses et dans les fesses mais pas toujours du même côté.

14 **QROC – Que peut-on évoquer comme diagnostic au vu des éléments que vous fournit le patient ?**

....

15 **Quels examens complémentaires prescrivez-vous dans ce contexte ?**

a. Radiographie standard du rachis lombaire Face et Profil
b. IRM du rachis lombaire et du bassin
c. Recherche de la mutation HLB27
d. Radiographie standard du bassin
e. Scintigraphie osseuse au 99 mTC

- **Question 1** (2,5 points)
Réponse EXACTE : D

Commentaires Le tableau clinique décrit de douleurs en fosse iliaque droite chez un jeune homme sans autres signes de gravités avec une douleur latéralisée à droite au toucher rectale associé à des nausées et des vomissements fait ici penser en premier lieu à une appendicite aiguë.

- **Question 2** (2,5 points)
Réponses EXACTES : A-D

Commentaires En première intention chez une personne jeune ici qui plus est maigre on réalisera une échographie abdominale à la recherche de signe direct et indirect en faveur d'une appendicectomie. Devant un tableau clinique plus compliqué ou après discussion avec le radiologue on peut tout à fait envisager de réaliser un scanner abdomino-pelvien.

L'IRM n'apporte rien au diagnostic tout comme l'échoendoscopie rectale. Enfin la présence d'un syndrome inflammatoire biologique avec une ascension de la CRP ne permet en aucun cas de confirmer le diagnostic car totalement aspécifique, par contre une CRP négative peut faire remettre en cause le diagnostic.

- **Question 3** (10 points)
Réponses EXACTES : A-B

Commentaires Ici les deux principales causes à évoquer au vu du terrain sont les iléites de causes infectieuses et de causes inflammatoires.

La présence de quelques adénopathies est due à l'iléite. Le diverticulite de Meckel est relativement rare est de diagnostic difficile et l'adénolymphite mésentérique est plus une pathologie de l'enfant. Enfin les tumeurs du grêle sont très rares et de ce fait ne doivent pas être évoquées en première intention.

- **Question 4** (5 points)
Réponses EXACTES : A-B

Commentaires Il y a bien évidemment ici un intérêt à réaliser une imagerie complémentaire à type de scanner abdomino-pelvien afin de pouvoir évaluer l'atteinte du tube digestif et évoquer en fonction des images les différents diagnostics possible.

- **Question 5** (15 points)
Réponses EXACTES : B-C-D-E

Commentaires Il faut évoquer devant un tableau d'iléite terminale aiguë 2 grandes causes principalement :

  - inflammatoire c'est-à-dire la maladie de Crohn ;
  - infectieuse en pensant principalement à *Yersinia enterocolitica, Campylobacter jejuni* et *Mycobacterium tuberculosis* (il existe également des iléites terminales à *Salmonella enteritidis* et *Anisakis simplex*).

On notera pour information qu'il existe également des iléites ayant une cause vasculaire ou une cause gynécologique. Pour ce qui est de la rectocolite hémorragique il n'existe pas d'atteint de l'iléon. Toute fois on peut noter dans certains cas de pancolite une entité appelée iléite de reflux mais ceci est affaire de spécialiste.

■ **Question 6** (10 points)
Réponses EXACTES : A-B-C-D

Commentaires Pour avancer dans le diagnostic de cette iléite terminale il faudra réaliser :

- des coprocultures standards pour essayer d'identifier un germe ;
- un bilan endoscopique avec au mieux la réalisation d'une coloscopie totale et iléoscopie avec réalisation de multiples biopsies iléales et colique pour examen bactériologique (dont la recherche de bacilles acido-alcoolo-résistants) et anatomopathologique ;
- le dosage des ASCA et des ANCA peut éventuellement apporter un argument supplémentaire pour une cause inflammatoire en cas de positivité des ASCA ;
- le test à l'interféron γ permet s'il est positif de renforcer la présomption d'une tuberculose digestive.

■ **Question 7** (2,5 points)
Réponse EXACTE : C

Commentaires Au vu des éléments que l'on vous donne dans l'énoncé : l'âge du patient, des épisodes anciens de diarrhée spontanément résolutives, la possible présence de sang dans les selles, l'aspect scanographique avec une iléite terminale, la négativité de l'ensemble des prélèvements microbiologiques, l'aspect macroscopique à l'endoscopie et microscopique lors de l'examen histologique ainsi que la persistance d'un syndrome inflammatoire biologique malgré une antibiothérapie efficace et bien menée ; le diagnostic de maladie de Crohn iléale est donc impérativement à évoquer devant ce faisceau d'arguments concordant.

■ **Question 8** (5 points)
Réponse EXACTE : D

Commentaires Il s'agit de la classification CDEIS qui évalue toute les portions intestinales accessible à la coloscopie totale (iléon, caecum, colon droit-transverse-gauche, rectum) en fonction de la présence d'ulcérations creusantes ou superficielles de leur surface et de la surface des lésions. À cela s'ajoute pour la cotation la présence de sténose ulcérée ou non.

■ **Question 9** (10 points)
Réponses EXACTES : syndrome de malabsorption, syndrome malabsortif, malabsorption, maladie de Crohn compliquée d'un syndrome de malabsorption, maladie de Crohn compliquée d'une malabsorption

Commentaires On a ici un tableau clinico-biologique en faveur d'une malabsorption. Il s'agit d'une maladie de Crohn iléale avec perte de poids importante les derniers mois (15 kg). On observe sur le bilan biologique plusieurs carences :

- carence martiale avec anémie microcytaire hypochrome avec perturbation du bilan martial et CRP élevée dans un contexte de poussée de la maladie inflammatoire ;
- hypovitaminose K (TP bas, Facteur V normal sans prise d'AVK) mais aussi hypovitaminose B9 ; B12 et D ;
- dénutrition importante avec hypoprotidémie, hypoalbuminémie importante et baisse de la préalbuminémie ;
- troubles ioniques : hyponatrémie, hypokaliémie, hypocalcémie et hypomagnésémie.

Il manque dans ce bilan pour être complet une exploration d'une anomalie lipidique à la recherche d'une malabsorption des lipides, ainsi que les dosages du zinc et du sélénium.

La malabsorption peut engendrer des signes cliniques lorsque les carences sont profondes à toujours rechercher devant un tableau de diarrhée chronique.

- **Question 10** (2,5 points)
Réponses EXACTES : A-C

Commentaires Au vu des paramètres biologiques et de l'importante perte de poids, il est en effet tout à fait licite de discuter l'introduction d'un support nutritionnel ce patient pour corriger les carences après évaluation par une diététicienne et tout en conservant l'alimentation *per os* du patient.

- **Question 11** (10 points)
Réponse EXACTE : B

Commentaires Il s'agit d'une maladie de Crohn iléale dont la poussée est modérée ici associée à une malabsorption.

Le traitement de référence de la poussée dans la maladie de Crohn est la corticothérapie par méthylprédnisolone 0,8 mg/kg/j. en IV ou la prédnisolone 1 mg/kg/j. *per os* avec décroissance progressive sur 1 mois.

Les biothérapies auront plus leur place dans le cadre d'une poussée modérée à sévère ou alors en traitement de fond après la corticothérapie comme les immunosuppresseurs.

Les 5-ASA sont utilisés dans le traitement de la poussée de RCH de légère à modérée. Enfin le budénoside *per os* pourra servir de traitement de fond au décours de la poussée ayant peu d'effets secondaires du fait de son action essentiellement locale et le peu de passage dans la circulation systémique.

- **Question 12** (5 points)
Réponse EXACTE : D

Commentaires La corticodépendance se définit comme la réapparition de symptômes de la maladie lors de la décroissance progressive d'une corticothérapie. Cela oblige à réaugmenter les doses jusqu'à obtenir à nouveau un contrôle de la maladie et nécessite l'instauration d'un traitement de fond pour pouvoir arrêter la corticothérapie tout en continuant de contrôler la maladie.

- **Question 13** (10 points)
Réponses EXACTES : B-C

Commentaires Comme dit dans la question précédente devant un patient en décroissance de sa corticothérapie présentant à nouveau une symptomatologie il est d'une part nécessaire de réaugmenter la posologie des corticoïdes et d'autre part d'instaurer un traitement de fond ici dans le choix de réponses on proposait les immunosuppresseurs.

Il faudra tout de même s'assurer par principe de l'absence d'une infection pouvant expliquer le tableau.

■ **Question 14** (5 points)

Réponse EXACTE : spondylarthropathie, spondylarthropathie associée aux MICI, spondylarthropathie associée aux entérocolopathies, rhumatisme inflammatoire axial associé aux MICI, rhumatisme inflammatoire axial associé aux entérocolopathies.

Commentaires Chez un patient chez qui vous avez diagnostiqué une maladie de Crohn et qui plus est se plaint de douleurs rachidiennes d'horaire inflammatoire avec réveil nocturne et amélioration à l'effort, existence de pygalgies notamment à bascule il vous fait impérativement évoquer une spondylarthropathie associée.

De ce fait vous rechercherez à l'examen clinique en plus des éléments de l'interrogatoire :

- syndrome pelvi-rachidien avec raideur axiale (douleur lombaire basse et pygalgie) mis en évidence par l'indice de Schöber témoignant de l'atteinte rachidienne et sacro-iliaque ;
- enthésopathies notamment au niveau des talons d'horaire inflammatoire ;
- syndrome articulaire périphérique à type d'arthralgies et d'arthrites (surtout oligoarthrite) ;
- syndrome extra-articulaire (comprenant bien évidemment la diarrhée dans le contexte de MICI) qui peuvent être oculaire, cutané, digestif, cardiaque, pulmonaire, etc.

■ **Question 15** (5 points)

Réponses EXACTES : A-B-C-D

Commentaires Pour faire le bilan de ses douleurs lombaires basses d'horaire inflammatoire on réalise tout d'abord des radiographies standard du rachis lombaire de face et de profil ainsi que du bassin pour rechercher des signes en faveur du diagnostic de spondylarthropathie (syndesmophytes, sacro-iliite, érosions etc.).

On complétera le bilan par la réalisation d'une IRM de la charnière lombo-sacrée notamment afin de ne pas méconnaître une atteinte débutante non vue à la radiologie.

La recherche du terrain génétique avec le HLA-B27 apportera un argument de plus en faveur du diagnostic, mais sa négativité n'entrainera pas de modification de la prise en charge si la spondylarthropathie est avérée.

ITEMS TRAITÉS

N° 172 Diarrhées infectieuses de l'adulte et de l'enfant
N° 181 Réaction inflammatoire : aspects biologiques et cliniques. Conduite à tenir
N° 188 Pathologies auto-immunes : aspects épidémiologiques, diagnostiques et principes de traitement
N° 198 Biothérapies et thérapies ciblées
N° 267 Douleurs abdominales et lombaires aiguës chez l'enfant et chez l'adulte
N° 279 Maladies inflammatoires chroniques de l'intestin (MICI) chez l'adulte et l'enfant
N° 282 Diarrhée chronique chez l'adulte et l'enfant
N° 319 La décision thérapeutique personnalisée : bon usage dans des situations à risque
N° 326 Prescription et surveillance des classes de médicaments les plus courantes chez l'adulte et chez l'enfant
N° 351 Appendicite de l'enfant et de l'adulte

RECOMMANDATIONS ET CONFÉRENCE DE CONSENSUS

Collégiale des universitaires en hépato-gastro-entérologie – 2015
GETAID (groupement d'étude thérapeutique des affections inflammatoires du tube digestif) – https ://www.getaid.org
ECN Pilly – 2016
SFRNET (société française de radiologie) – IMAGERIE DES COLITES EN TDM : CE QUE TOUT RADIOLOGUE DEVRAIT SAVOIR. http://pe.sfrnet.org
SIED (société française d'endoscopie digestive) – http://www.sfed.org
SNFGE (société nationale française de gastro-entérologie) – http://www.snfge.org/recommandations
SNFGE-CREGG-GETAID – Indication et suivi des corticoïdes – 2014 http://www.snfge.org
SNFGE-CREGG-GETAID – Conduite à tenir lors d'un premier épisode de colite aiguë – 2014 http://www.snfge.org
SNFGE-CREGG-GETAID – ANTI-TNFα : bilan initial et suivi – 2014 http://www.snfge.org
GETAID – Dérivés aminosalicylés (fiche patients) – 2011 https ://www.getaid.org

ANTÉRIORITÉS

Dossier 2005 : hypothèse diagnostic pour un retard staturo-pondéral accompagné d'un syndrome carentiel chez un enfant de 18 mois
Dossier 2008 : diagnostic de maladie de Crohn
Dossier 2011 : fièvre typhoïde

Dossier 23

Et pan ! Le créas

Faculté	Nantes
Nom et prénom du rédacteur	Chapelle Nicolas
Nom et prénom du relecteur	Dautrecque Flavien

Énoncé

Une patiente de 56 ans d'origine portugaise vous consulte pour des douleurs abdominales depuis plusieurs mois. La patiente est obèse, hypertendue, tabagique à 38 Pa. Elle boit 3 bières par jour et du vin à table. Son traitement comprend : BISOPROLOL, TRIATEC, FÉNOFIBRATE et elle prend du DAFALGAN Codéiné pour des douleurs des genoux. Les douleurs sont fluctuantes, périodiques, de siège épigastrique sans irradiation, et cèdent en 2-3 heures maximum. Elles surviennent préférentiellement après le repas.

1 Quelles sont les causes possibles de ces douleurs ?

a. Angor mésentérique
b. Colique hépatique
c. Insuffisance surrénalienne aiguë
d. Angine de poitrine
e. Cholécystite aiguë

2 Après avoir éliminé les autres causes, vous suspectez une colique hépatique. Quel(s) arguments pourraient étayer votre hypothèse ?

a. Lithiase vésiculaire à l'échographie
b. Élévation des transaminases
c. Une élévation de la bilirubine
d. Une fièvre intermittente
e. Un signe de Murphy

3 Quel(s) facteur(s) de risque de lithiase vésiculaire retrouvez-vous chez cette patiente ?

a. L'âge
b. Le sexe
c. L'hypercholestérolémie
d. Iatrogène
e. Les origines portugaises

Vous orientez la patiente à un de vos collègues chirurgien, et ne la revoyez plus. Cependant, lors d'une de vos gardes, elle consulte pour une symptomatologie nettement plus brutale. La douleur a débuté brutalement, il y a 48 heures, est de siège épigastrique, transfixiante. Elle a présenté 2 vomissements à domicile. Elle vous signale ne pas s'être faite opérer. Elle est subfébrile à 38 °C.

4 **Quelle(s) est (sont) la (les) cause(s) possible(s) ?**

a. Pancréatite aiguë
b. Colique hépatique
c. Infarctus du myocarde
d. Dissection aortique
e. Pyélonéphrite aiguë

Le bilan biologique est le suivant : Hb 11,2 g/dl, VGM : 102 fl, GB 14 g/l, Pl 568 g/l, ASAT 3 N, ALAT 5 N, GGT 10 N, PAL 7 N, Bilirubine 38 µmol/l, Na+ : 132 mmol/l, K+ : 5,1 mmol/l, CRP 153 mg/l, troponine < 0,02, Lipase 2 045. Créatinine 64 µmol/l, Urée 14 mmol/l. Vous portez brillamment le diagnostic de pancréatite aiguë…

5 **Quel examen paraclinique de première intention réalisez-vous pour le bilan étiologique de cette pancréatite aiguë ?**

a. Échographie abdominale
b. TDM Abdomino-pelvienne
c. IRM pancréatique
d. Une écho-endoscopie
e. Des hémocultures

Vous retenez le diagnostic de pancréatite aiguë lithiasique. L'examen suivant est réalisé aux urgences, 36 heures après le début des symptômes.

☛ *Voir photo dossier, p. XIX*

6 **Concernant cet examen, quel (les) est (sont) la (les) réponse(s) fausse(s) ?**

a. Il a été réalisé trop précocement
b. TDM abdominale : pancréatite aiguë avec coulées de nécrose
c. IRM abdominale T1 Gadolinium : pancréatite aiguë œdémateuse
d. IRM abdominale T1 Gadolinium : pancréatite aiguë avec coulées de nécrose péri pancréatique
e. Il montre une pancréatite aiguë grave

L'état de la patiente se dégrade rapidement, elle présente une détresse respiratoire aiguë, désature. Les gaz du sang en air ambiant retrouvent : PaO2 : 40 mmHg, PaCO2 26 mmHg, HCO3- 19 mmol/l. La radiographie de thorax montre :

☛ *Voir photo dossier, p. XXIII*

7 **Quel est votre diagnostic ?**

a. Embolie pulmonaire
b. Œdème pulmonaire cardiogénique
c. Syndrome de Détresse Respiratoire Aigue
d. Pneumopathie bilatérale
e. Hémorragie intra-alvéolaire

La patiente est transférée en réanimation médicale. Après plusieurs jours de ventilation mécanique, l'état de la patiente s'améliore. Au bout d'une semaine, alors que son état évoluait favorablement, elle se dégrade de nouveau. Ses constantes sont : T 39°, PA : 95/56 mmHg, FC 129/min, SpO2 93 % sous 3 l/min, GCS 15/15.

8 **Dans le contexte, quels sont les 2 diagnostics que vous privilégiez ?**

a. Pneumopathie acquise sous ventilation mécanique
b. Cholécystite aiguë
c. Péritonite aiguë
d. Infection de coulée de nécrose
e. Appendicite aiguë

L'infection de coulée de nécrose diagnostiquée est drainée, et l'état de la patiente s'améliore avec une antibiothérapie adaptée. La convalescence se fait progressivement... Cette fois-ci, la cholécystectomie programmée est bien effectuée, un peu à distance de l'épisode. Au fil des mois, la patiente est réhospitalisée à plusieurs reprises pour de nouveaux épisodes de pancréatite aiguë à minima. Elle s'auto-médique avec des antalgiques sans consulter. Elle a « appris à vivre avec » et est lassée de « voir tous ces médecins ». Elle est totalement sevrée en alcool. Vous réalisez un nouveau scanner.

☛ *Voir photo dossier, p. XIV*

9 **Quel est votre diagnostic ?**

a. Pancréatites médicamenteuses
b. Pancréatites d'origine génétique
c. Pancréatite néoplasique
d. Pancréatites aiguës obstructives
e. Pancréatite aiguë lithiasique

Il s'agit effectivement d'une pancréatite chronique, lié à sa pancréatite aiguë, qui a détruit une grande partie du parenchyme, et pour une part obstructive.

10 **La patiente vous questionne sur l'évolution de sa pancréatite chronique, quelle(s) est (sont) la (les) réponse(s) juste(s) ?**

a. Les manifestations douloureuses sont prépondérantes initialement
b. Elle aura des douleurs pour le restant de sa vie
c. Le sevrage tabagique diminue par deux le risque de poussée de pancréatite aiguë
d. Le risque de cancer du pancréas est plus élevé en chez les patients atteints de pancréatite chronique
e. La pancréatectomie est le traitement de référence de la pancréatite chronique

Vous la revoyez peu après, et elle vous décrit l'apparition d'une diarrhée assez invalidante.

11 **Quelle cause suspectez-vous en première intention dans le contexte ?**

a. Hyperthyroïdie secondaire aux produits de contraste iodé
b. Maladie de Crohn
c. Malabsorption/Maldigestion
d. Pullulation microbienne de l'intestin grêle
e. Syndrome de l'intestin irritable type D

12 **Quelle(s) donnée(s) peut (vent) vous orienter vers une diarrhée par malabsorption/maldigestion ?**

a. Poids des selles par 24 heures
b. Stéatorrhée > 7 g/l
c. Clairance de l'alpha1-antitrypsine
d. Présence d'une lientérie
e. Rectorragies

13 **Quelle est l'autre grande complication que risque cette patiente ?**

a. Cirrhose
b. Diabète
c. Hémorragie digestive
d. Ascite pancréatique
e. Occlusion Intestinale

Vous suivez la patiente pendant plusieurs années. Effectivement un diabète se développe... Elle a malheureusement repris son intoxication éthylo-tabagique, et son état général se dégrade, elle reste obèse mais elle a maigri de 6 kg. Sur un bilan de routine vous découvrez : Hb 10,1 g/dl, VGM 104 fl, GB 3,9 g/l, Pl 134 g/l, Na+ 135 mmol/l, K+ 3,6 mmol/l, Albumine 27 g/l, ASAT 1,2 N, ALAT 1,4 N, GGT 8 N, PAL N, Bilirubine 39 mmol/l, TP 62 %.

14 **Quelle(s) hypothèse(s) peut (vent) expliquer le bilan ?**

a. Une cirrhose alcoolique
b. L'intoxication éthylique
c. La pancréatite chronique
d. Le syndrome métabolique
e. Une hépatite virale

Lors de l'examen clinique, vous décelez une ascite de moyenne abondance.

15 **Quel(s) examen(s) peut (vent) vous orienter pour la cause de celle-ci ?**

a. Dosage de la lipase dans l'ascite
b. Doppler des veines sus-hépatiques
c. Dosage de l'albumine dans l'ascite
d. Échographie cardiaque
e. Protéinurie des 24 heures

Question 1 (10 points)
Réponses EXACTES : A-B-D

Commentaires Lors de l'exploration d'une douleur, pensez à balayer « large » sur les hypothèses, et resserrez petit à petit. Ici la situation peut faire penser à quelque chose de « fonctionnel » : en postprandial, c'est-à-dire à l'effort, chez une patiente dysmétabolique, il faut penser à ces deux causes vasculaires.

Question 2 (5 points)
Réponses EXACTES : A-B-E

Commentaires La lithiase est un argument fort (!) pour une cause lithiasique. L'élévation des transaminases est fugace lorsque le calcul est enclavé, et disparaît rapidement après. De même le signe de Murphy peut se voir si la patiente arrive pendant une « crise ». Le murphy peut être clinique ou échographique.

Question 3 (5 points)
Réponses EXACTES : A-B-D

Commentaires Il s'agit ici des facteurs de risque de lithiase cholestérolique. Les traitements par fibrate augmentent le risque de lithiase. Les autres facteurs de risques sont : tout ce qui entraîne une hypomotilité vésiculaire (l'âge, jeûne prolongé, alimentation parentérale), la multiparité, le surpoids, l'hypertriglycéridémie.

Question 4 (5 points)
Réponse EXACTE : A-C-E

Commentaires Ici vous avez une information sur la durée, qui est trop importante pour une colique hépatique (moins de 6 heures) et pour une dissection aortique (qui évolue en général plus rapidement, et les patients n'attendent pas 48 heures pour consulter...). Les autres causes, infectieuses ou non sont possibles : pancréatite dans le contexte +++, IDM avec les antécédents, et la PNA qui peut prendre des formes variées.

Question 5 (5 points)
Réponse EXACTE : A

Commentaires À visée étiologique, l'échographie apporte plusieurs informations : lithiase vésiculaire voire visualisation du calcul enclavé dans le bas cholédoque, morphologie pancréatique (recherche d'une tumeur). Le scanner est utilisé pour le diagnostic de gravité, et surtout il est moins performant que l'échographie pour la détection d'une lithiase vésiculaire.

Question 6 (10 points)
Réponses EXACTES : C-D

Commentaires Attention à l'énoncé de la question (réponses fausses...)

La TDM d'évaluation doit être réalisée au moins 48 heures (voir plus, 72 heures) après le début des douleurs, pour ne pas sous-estimer la gravité de la pancréatite. Dans le cas présent cela importe peu puisqu'elle est déjà classée dans la catégorie la plus grave.

■ **Question 7** (10 points)
Réponse EXACTE : C

Commentaires Complication grave d'une pancréatite aiguë... Définition : détresse respiratoire aiguë clinique + rapport $PaO_2/FiO_2 < 200$ + imagerie compatible avec un œdème pulmonaire lésionnel. Pour rappel, la FiO_2 en air ambiant est 21 %.

■ **Question 8** (10 points)
Réponses EXACTES : A-D

Commentaires L'infection de coulée de nécrose est une complication grave des pancréatites aigues nécrosantes. Il faut y penser avec l'apparition d'un syndrome inflammatoire sans point d'appel dans les suites d'une PA nécrosante. Pensez aussi aux infections nosocomiales, surtout chez les patients fragiles et nécessitant des soins invasifs en réanimation...

■ **Question 9** (5 points)
Réponse EXACTE : D

Commentaires Les pseudo-kystes sont des complications tardives des PA nécrosantes, et qui correspondent à la collection de la nécrose. Ils apparaissent en environ un mois. Ils peuvent régresser ou se compliquer (rupture, érosion d'organes de voisinage, infection...) La réalisation de la cholécystectomie après CPRE permet de prévenir la récidive lithiasique.

■ **Question 10** (5 points)
Réponses EXACTES : A-C-D

Commentaires Les symptômes de la PC évoluent en 3 phases : prépondérance des douleurs, puis diminution de leur intensité et de la fréquence des crises, puis disparition des douleurs et apparition des signes d'insuffisance pancréatique exocrine lorsque plus de 90 % du parenchyme est détruit. Le sevrage tabagique est capital dans ce cas (comme dans toutes les affections pancréatiques), et la pancréatite chronique augmente le risque d'adénocarcinome pancréatique...

■ **Question 11** (5 points)
Réponse EXACTE : C

Commentaires Signe typique de l'insuffisance pancréatique exocrine, la diarrhée avec stéatorrhée. Elle s'explique par le déficit de sécrétion en enzymes pancréatiques et doit être traitée avec des extraits d'enzymes pancréatiques de synthèse à prendre avec les repas.

■ **Question 12** (5 points)
Réponse EXACTE : B

Commentaires La diarrhée par malabsorption a un aspect « bouse de vache », graisseuse, flotte dans la cuvette... Sémiologie peu glamour, mais typique... La stéatorrhée confirme la malabsorption des graisses.

■ **Question 13** (5 points)
Réponse EXACTE : B

Commentaires L'autre complication classique est l'insuffisance pancréatique endocrine, avec l'apparition d'un diabète, qui doit être dépisté précocement chez ces patients à risque...

■ **Question 14** (10 points)
Réponse EXACTE : A

Commentaires Plusieurs éléments orientent vers une cirrhose : l'anémie (non spécifique), la thrombopénie (hypertension portale), l'hypoalbuminémie (insuffisance hépato cellulaire), TP (insuffisance hépato-cellulaire). Le VGM élevé oriente vers une intoxication éthylique chronique.

■ **Question 15** (5 points)
Réponses EXACTES : A-B-C-D-E

Commentaires Tous ces éléments peuvent vous donner des informations sur l'origine de l'ascite.

Dans le contexte, certains patients peuvent développer une ascite pancréatique, par rupture d'un canal pancréatique (qui se voit classiquement plus précocement). Une thrombose des veines sus-hépatiques (Syndrome de Budd Chiari) peut être responsable d'une décompensation ascitique. Le dosage de l'albumine dans l'ascite permet de calculer le gradient d'albumine : albumine ascite – albumine plasma. Si > 11 g/l, ascite d'hypertension portale. L'insuffisance cardiaque (droite ou terminale) peut être responsable d'une ascite, pauvre en leucocytes et riche en albumine (> 25 g/l). Le syndrome néphrotique peut donner une ascite pauvre en albumine.

ITEMS TRAITÉS

N° 154 Septicémie/Bactériémie/Fongémie de l'adulte et de l'enfant
N° 199 Dyspnée aiguë et chronique
N° 245 Diabète sucré de types 1 et 2 de l'enfant et de l'adulte
N° 267 Douleurs abdominales et lombaires aiguës chez l'enfant et chez l'adulte
N° 274 Lithiase biliaire et complications
N° 276 Cirrhose et complications
N° 277 Ascite
N° 278 Pancréatite chronique
N° 282 Diarrhée chronique chez l'adulte et l'enfant
N° 353 Pancréatite aiguë
N° 354 Détresse respiratoire aiguë du nourrisson, de l'enfant et de l'adulte

RECOMMANDATIONS ET CONFÉRENCE DE CONSENSUS

Critères diagnostiques et bilan initial de la cirrhose non compliquée HAS 2009
Prise en charge des complications chez les malades atteints de cirrhose HAS 2007
Recommandations sur

ANTÉRIORITÉS

Dossier 2012 : diagnostic et prise en charge d'une maladie lithiasique compliquée.
Dossier 2012 : pancréatite aiguë et maladie lithiasique
Dossier 2015 : pancréatite aiguë d'origine lithiasique

Dossier 24

Jaune citron

Faculté	Nantes
Nom et prénom du rédacteur	Chapelle Nicolas
Nom et prénom du relecteur	Dautrecque Flavien

Énoncé

Vous recevez un patient de 48 ans, adressé par son médecin traitant pour un ictère progressif, évoluant depuis quelques jours. Il ne s'en est pas rendu compte immédiatement, c'est son entourage qui lui a signalé. Il est asthénique depuis quelque temps. Il n'a pas d'antécédent familial ou personnel particulier.

1 Quel(s) est (sont) le(s) élément(s) en faveur d'un ictère à bilirubine libre ?

a. La présence d'un prurit associé
b. Une coloration brune des urines
c. Une hépatalgie
d. La présence d'un hydrocholécyste
e. Aucun ci-dessus

2 Quel(s) est (sont) le(s) arguments en faveur d'un ictère cholestatique ?

a. La présence d'un prurit associé
b. Une coloration brune des urines
c. L'asthénie
d. Une hépatalgie
e. Une douleur brutale

3 Quel examen morphologique de première intention réalisez-vous ?

a. Abdomen sans préparation
b. Échographie abdominale
c. TDM abdominale
d. IRM hépatique
e. Échoendoscopie des voies biliaires

L'échographie réalisée est normale. Il n'est pas algique, ne présente pas de fièvre.

4 **Quelles causes peuvent expliquer l'apparition de cet ictère ?**

a. Hépatite A
b. Hépatite B
c. Hépatite C
d. Médicamenteuse
e. Alcoolique

5 **Quel(s) est (sont) le(s) critère(s) qui permettent de juger de la gravité d'une hépatite aiguë ?**

a. Le taux de gamma gt
b. La présence d'une encéphalopathie
c. La présence d'une anémie
d. Le TP/l'INR
e. Le taux de plaquette

Une insuffisance hépatique aiguë est écartée. Il n'est pas retrouvé de cause médicamenteuse, virale ou toxique. Il présente un ictère cholestatique. Pour avancer dans le diagnostic vous réalisez l'examen suivant.

Voir photo dossier, p. IV

6 **Quel est-il ?**

a. TDM abdominale non injectée
b. TDM abdominale injectée, acquisition au temps artériel
c. TDM abdominale injectée, acquisition au temps portal
d. IRM abdominale en séquence flair
e. IRM abdominale en séquence T1

Cet examen ne permet pas d'avancer dans le diagnostic. Vous réalisez une bili-IRM qui montre :

Voir photo dossier, p. XXVI

7 **Quel diagnostic évoquez-vous ?**

a. Cholangiocarcinome
b. Carcinome hépato-cellulaire
c. Amylose hépatique
d. Cholangite sclérosante primitive
e. Obstruction lithiasique

Le diagnostic de cholangite sclérosante primitive est suspecté.

8 **Quel moyen permet de confirmer le diagnostic ?**

a. Une scintigraphie au Tc99m
b. Un cathétérisme biliaire avec analyse de la bile
c. Une ponction-biopsie hépatique
d. Test thérapeutique à l'acide urso-désoxycholique
e. Aucun

La ponction biopsie confirme le diagnostic de cholangite sclérosante primitive.

9 **Il vous interroge sur cette pathologie, quelle(s) est (sont) la (les) information(s) exacte(s) ?**

a. Il s'agit d'une pathologie rare
b. Elle peut toucher les voies biliaires intra- et extra-hépatiques
c. Elle augmente le risque de cholangiocarcinome
d. L'atteinte porte sur les canaux biliaires de gros calibre uniquement
e. Elle peut évoluer vers une cirrhose

10 **Quelle(s) est (sont) la (les) pathologie(s) fréquemment associée(s) à la cholangite sclérosante primitive qui doit être recherchée(s) par coloscopie ?**

a. Rectocolite hémorragique
b. Colite collagène
c. Colite microscopique
d. Maladie de Crohn
e. Colite ischémique

Le bilan endoscopique ne met pas en évidence de maladie inflammatoire intestinale associée. Le patient est traité par Acide Ursodésoxycholique efficacement, puisque l'ictère disparaît, et qu'il retrouve une vie normale. Vous le perdez de vue pendant plusieurs mois. Un soir il vous téléphone car il présente depuis 48 heures une récidive de l'ictère malgré un traitement bien conduit. L'ictère a été précédé d'une douleur « au niveau du foie » qu'il a traité initialement par paracétamol puis Ibuprofène, mais qui à présent est inefficace, puisque son état empire, il frissonne beaucoup, et est extrêmement fatigué...

11 **Quel diagnostic suspectez-vous ?**

a. Une amylose hépatique
b. Un carcinome hépato-cellulaire infitrant
c. Une angiocholite aiguë
d. Une thrombose portale
e. Une cholécystite aiguë

12 **Quel examen permet de confirmer le diagnostic ?**

a. Une échographie hépatique
b. Une TDM abdomino-pelvienne
c. Une IRM hépatique
d. Une Bili-IRM
e. Un bilan hépatique

L'angiocholite aiguë est confirmée par l'échographie qui montre une dilatation des voies biliaires intra- et extra-hépatiques juste au-dessus de l'abouchement du canal cystique.

13 **Quelle(s) est (sont) la (les) cause(s) possible(s) de cette angiocholite ?**

a. Un cholangiocarcinome
b. Une poussée de la cholangite sclérosante (sténose inflammatoire)
c. Lithiasique
d. Un carcinome hépato-cellulaire
e. Médicamenteuse

Le bilan montre une sténose d'allure inflammatoire, sans caractère suspect de malignité.

14 **Quel est le traitement, en plus d'un traitement antibiotique adapté ?**

a. Chirurgie de dérivation biliaire
b. Transplantation hépatique
c. Immunosuppresseurs et corticoïdes
d. Cathétérisme biliaire ± dilatation ou pose de prothèse
e. Aucun traitement complémentaire

Le cathétérisme biliaire est réalisé, et permet la libération de la voie biliaire. Quelques heures après le geste, le patient se plaint d'une violente douleur abdominale transfixiante.

15 **Quel diagnostic suspectez-vous ?**

a. Perforation digestive
b. Ulcère gastrique
c. Pancréatite aiguë iatrogène
d. Colique hépatique
e. Colique néphrétique

- **Question 1** (5 points)
Réponse EXACTE : E

Commentaires La différenciation entre un ictère à bilirubine libre et à bilirubine conjuguée est capitale et ne relève pas du tout des mêmes mécanismes. L'ictère à bilirubine libre correspond à un problème en « amont » du foie, les fonctions de conjugaison hépatiques sont normales. L'excès est produit avant, par hyperhémolyse par exemple.

- **Question 2** (5 points)
Réponses EXACTES : A-B-C-D

Commentaires En cas d'ictère cholestatique le problème se situe en « aval » du foie : obstacle sur les voies biliaires le plus souvent. La bile reflue dans le sang et provoque les manifestations décrites ci-dessus.

- **Question 3** (10 points)
Réponse EXACTE : B

Commentaires En première intention l'exploration morphologique du foie est réalisée via l'échographie, qui donne des informations sur la taille, la morphologie, l'échostructure, et sur les structures canalaires biliaires et vasculaires. L'ASP n'a aucune indication, les autres examens sont discutés au cas par cas en seconde ou 3e intention.

- **Question 4** (10 points)
Réponses EXACTES : A-B-C-D-E

Commentaires Les hépatites aigues virales sont ictériques dans 10 à 20 % des cas. L'ictère s'installe progressivement pour être maximal entre 5 et 10 jours, il disparaît entre 2 et 4 semaines. Le prurit est inconstant. Dans les hépatites médicamenteuses, l'ictère est cholestatique, et peut être associé à des douleurs abdominales et une fièvre, ce qui peut orienter vers une angiocholite aiguë. L'arrêt du médicament incriminé la régression peut être très lente. Une hépatite alcoolique aiguë peut survenir sur un foie non cirrhotique, et être responsable d'un ictère.

- **Question 5** (5 points)
Réponses EXACTES : B-D

Commentaires La présence d'une encéphalopathie et la chute du TP signent une atteinte grave des fonctions hépato-cellulaires. Ces éléments sont capitaux pour juger de la gravité de l'hépatite, et éventuellement d'une transplantation en urgence. Le taux de ggt, l'anémie et le taux de plaquettes ne sont pas des signes spécifiques, et ne reflètent pas la gravité de l'hépatite.

- **Question 6** (5 points)
Réponse EXACTE : C

Commentaires Sur cette coupe la veine porte est bien visible, hyperdense, il s'agit donc d'un temps portal. C'est un temps capital pour l'étude du parenchyme pulmonaire, puisque 70-80 % de la vascularisation hépatique est assurée par le système porte.

■ **Question 7** (5 points)
Réponse EXACTE : D

Commentaires Les critères radiologiques sont importants pour la reconnaissance de la CSP. L'aspect typique est celui de « l'arbre mort » (raréfaction biliaire), aspect monoliforme (en « perles enfilées ou chapelet »), des voies biliaires irrégulières...

■ **Question 8** (5 points)
Réponse EXACTE : C

Commentaires La PBH permet de poser le diagnostic en montrant des lésions de cholangite fibreuse et obstructive, en association avec une imagerie typique, l'absence d'auto-anticorps, et l'éventuelle association avec une autre pathologie (cf. plus bas).

■ **Question 9** (5 points)
Réponses EXACTES : A-B-C-E

Commentaires La CSP est une pathologie rare, qui touche tout l'arbre biliaire. La présentation peut être variable (ictère, découverte d'une cirrhose, asymptomatique). Comme toutes les pathologies chroniques du foie elle peut évoluer vers une cirrhose (biliaire secondaire) et augmente le risque de cholangiocarcinome.

■ **Question 10** (10 points)
Réponses EXACTES : A-D

Commentaires La découverte d'une CSP doit faire rechercher une maladie inflammatoire chronique de l'intestin, présente dans les 2/3-3/4 des cas (surtout RCH). De même, la présente d'anomalies du bilan hépatique chez un patient porteur d'une RCH doit faire rechercher une CSP. L'association RCH/CSP augmente fortement le risque de cancer colique.

■ **Question 11** (5 points)
Réponse EXACTE : C

Commentaires Présentation typique de l'angiocholite : douleur, fièvre, ictère (dans l'ordre).

■ **Question 12** (5 points)
Réponse EXACTE : A

Commentaires Idem que pour la question 1. L'échographie doit être l'examen de première intention dans l'exploration hépato-biliaire. Cet examen, s'il est réalisé correctement (et que le patient est échogène) donne toutes les informations pour le diagnostic : aspect des voies biliaires (dilatation), visualisation de l'obstacle (lithiasique/sténose), présente de lésions associées (ganglions...).

■ **Question 13** (10 points)
Réponses EXACTES : A-B

Commentaires Classiquement, le cholangiocarcinome ne donne pas d'angiocholite, le diagnostic est le plus souvent fait sur un ictère nu. En revanche, dans le contexte, le cholangiocarcinome est un diagnostic différentiel de sténose inflammatoire de cholangite sclérosante primitive. En cas d'angiocholite par lithiase, le calcul est enclavé dans le canal cholédoque, et donc en dessous de l'abouchement du cystique.

- **Question 14** (5 points)
  Réponse EXACTE : D

  Commentaires Le cathétérisme biliaire permet de libérer la voie biliaire, en dilatant une sténose ou posant une prothèse, qui peut être extraite par la suite.

- **Question 15** (10 points)
  Réponse EXACTE : C

  Commentaires Complication classique du cathétérisme biliaire, surtout en cas d'utilisation de matériel exogène (prothèse...). Le patient doit systématiquement être informé de ce risque. Le diagnostic est facile dans le contexte.

ITEMS TRAITÉS

N° 154 Septicémie/bactériémie/fongémie de l'adulte et de l'enfant
N° 163 Hépatites virales
N° 208 Hémogramme chez l'adulte et l'enfant
N° 267 Douleurs abdominales et lombaires aiguës chez l'enfant et chez l'adulte
N° 275 Ictère
N° 279 Maladies inflammatoires chroniques de l'intestin (MICI) chez l'adulte et l'enfant
N° 353 Pancréatite aiguë

ANTÉRIORITÉS

Sans

Dossier 25

Cirrhose & Co

Faculté	Lille 2 – Droit & Santé
Nom et prénom du rédacteur	Dautrecque Flavien
Nom et prénom du relecteur	Chapelle Nicolas et Mayer Pierre

1 **Vous êtes Hépato-Gastro-Entérologue libéral et recevez pour son suivi habituel, une patiente âgée de 63 ans, cirrhotique alcoolique connue sans autre complication jusqu'alors qu'une ascite réfractaire. Quelle(s) proposition(s) est (sont) exacte(s) concernant l'ascite réfractaire ?**

a. Impossibilité d'introduire un traitement médical optimal en raison d'une augmentation de la créatininémie > 25 % lors de l'introduction de diurétiques
b. Ascite compliquée, par exemple d'une hernie ombilicale par hyperpression abdominale
c. Ascite persistante malgré un traitement médical optimal
d. Ascite persistante par inobservance thérapeutique
e. Persistance d'une lame d'ascite péri-hépatique échographique après ponction d'ascite

2 **Quel(s) est (sont) le(s) traitement(s) de l'ascite réfractaire ?**

a. Ponction évacuatrice itérative
b. Transplantation hépatique
c. Pose d'un cathéter de dérivation péritonéale pour évacuation
d. Shunt porto-cave intra-hépatique (TIPS)
e. ACÉTAZOLAMIDE *per os*

3 **Votre patiente est hospitalisée en hôpital de jour pour une ponction itérative. Comment réalisez-vous cette ponction ?**

a. À l'union du tiers interne et des deux tiers externes gauches
b. Ponction au lit du patient en respectant les conditions de stérilité
c. Réduction d'une hernie ombilicale
d. Absence de troubles de la coagulation majeurs
e. Réalisation d'une exploration concomitante éliminant une infection du liquide d'ascite

4 **Vous êtes accompagnés de votre externe que vous voulez former aux ponctions mais plus encore à l'Hépato-Gastro-Entérologie. Quel(s) signe(s) d'insuffisance hépatocellulaire devez-vous rechercher ?**

a. Érythrose unguéale
b. Taches rubis thoracique
c. Haleine pomme de rainette
d. Splénomégalie
e. Érythrose palmaire

5 **Lors de votre examen avant la ponction, la patiente vous signale avoir la diarrhée depuis 3 jours (5 selles liquides par jour) et avoir présenté un épisode fébrile (38,7 °C) la veille. Quand vous l'interrogez, il n'y a pas de contexte spécifique et elle n'a pas changé de mode de vie. Quel(s) diagnostic(s) pouvez-vous porter ?**

a. Prise chronique de laxatifs afin d'éviter l'encéphalopathie hépatique
b. Toxi-infection alimentaire à Clostridium perfringens
c. Infection du liquide d'ascite
d. Amœbose hépatique
e. Tumeur rectale

6 **Quelle est votre conduite à tenir ?**

a. Ponction exploratrice
b. Ponction évacuatrice
c. Recherche de signes de déshydratation extra-cellulaire
d. Examen parasitologique des selles
e. Créatininémie

7 **Les examens biologiques prescrits retrouvent :**

- **leucocytes 13 g/l ;**
- **CRP 70 mg/l ;**
- **examen du liquide d'ascite :**
  - **cellules nuclées (Leucocytes) : 600/mm^3 ;**
  - **polynucléaires neutrophiles : 75 % ;**
  - **lymphocytes : 12 % ;**
  - **autres : 13 %.**

Quel(s) diagnostic(s) portez-vous ?

a. Infection du liquide d'ascite car la leucocytose est supérieure à 500/mm^3
b. Infection du liquide d'ascite car la leucocytose est supérieure à 250/mm^3
c. Infection du liquide d'ascite car les neutrophiles sont supérieurs à 250/mm^3
d. Absence d'infection du liquide d'ascite car la lymphocytose est inférieure à 250/mm^3
e. Absence d'infection du liquide d'ascite car les neutrophiles sont inférieurs à 500/mm^3

8 **Le diagnostic d'infection du liquide d'ascite a été retenu. Quel(s) traitement(s) introduisez-vous ?**

a. Antibiothérapie par fluoroquinolones (NORFLOXACINE) *per os*
b. Antibiothérapie par Céphalosporines de 3e génération IV
c. Attente de l'identification bactériologique pour introduire un traitement
d. TDM abdominopelvienne à la recherche d'une perforation digestive
e. Perfusion d'albumine à J1 et J3 du diagnostic

9 **Vous avez retrouvé une protéinoascitie à 19 g/l, conformément à l'origine cirrhotique de l'ascite. Quelle(s) est (sont) l'(es) autre(s) cause(s) de transsudat ?**

a. Insuffisance cardiaque
b. Syndrome néphrotique
c. Syndrome de Budd-Chiari
d. Tuberculose digestive
e. Rupture de canal pancréatique

10 **Vous proposez la réalisation d'une ponction d'ascite à 48 heures. Quelle(s) explication(s) donnez-vous au patient ?**

a. Nécessité de doser l'antibiotique dans l'ascite pour vérifier l'efficacité thérapeutique
b. Vérification de l'augmentation du taux d'albumine après la 1re perfusion à J1
c. Vous recherchez des neutrophiles < 250/mm^3
d. Vous recherchez une diminution des neutrophiles d'au moins 50 %
e. Vous complétez votre exploration par une évacuation du liquide d'ascite infecté

11 **Vous réalisez un bilan biologique à 72 heures :**

– natrémie : 130 mmol/l ;

– kaliémie : 4 mmol/l ;

– créatininémie : 110 µmol/l (antérieurement normale à 65 µmol/l) ;

– urée : 20 µmol/l.

Vous le complétez par un bilan urinaire :

– créatininurie : 4 mmol/l ;

– urée urinaire : 300 µmol/l ;

– natriurie : 2 mmol/l ;

– kaliurie : 3 mmol/l.

Vous suspectez une insuffisance rénale aiguë fonctionnelle.

Quel(s) calcul(s) est (sont) exacte(s) ?

a. Na/K Urinaire < 1
b. U/P Urée < 10
c. U/P Créatinine < 30
d. Fraction éjectée du sodium > 1 %
e. Urée/Créatininémie x 1 000 > 100

12 **Quelle est votre prise en charge de cette insuffisance rénale aiguë ?**

a. Réhydratation intra-veineuse
b. TERLIPRESSINE IV
c. Anti-diarrhéique symptomatique
d. Inhibiteur de l'enzyme de conversion de l'angiotensine
e. Chélateurs du potassium préventifs

13 **Le patient répond mal à votre thérapeutique et vous suspectez un syndrome hépato-rénal. Quelle(s) proposition(s) permet (tent) d'évoquer ce diagnostic de syndrome hépato-rénal ?**

a. Insuffisance rénale aiguë de profil organique
b. Insuffisance rénale aiguë de profil fonctionnel
c. Non-réponse à une réhydratation vasculaire adaptée
d. Insuffisance hépatocellulaire aiguë
e. Non-réponse à la TERLIPRESSINE

14 **Quel(s) traitement(s) est (sont) efficace(s) à long terme dans le syndrome hépato-rénal ?**

a. Amines vasoactives type TERLIPRESSINE
b. Amines vasoactives typer NORADRÉNALINE
c. Greffe hépato-rénale
d. Transplantation hépatique
e. Shunt porto-cave intra-hépatique (TIPS)

15 **Il ne s'agissait pas d'un syndrome hépato-rénal mais bien d'une insuffisance rénale aiguë post-diarrhéique. Vous envisagez quelques années plus tard la transplantation hépatique. Quelle(s) proposition(s) est (sont) exacte(s) ?**

a. Sevrage alcoolique depuis au moins 6 mois
b. Le carcinome hépatocellulaire unifocal de petite taille peut être une indication
c. Un âge avancé (> 55 ans) est une contre-indication
d. Un trouble psychiatrique est une contre-indication
e. L'indication dépend entre autres du score MELD

Question 1 (5 points)

Réponses EXACTES : A-C

Commentaires L'ascite réfractaire est définie comme la persistance ou la récidive de l'ascite malgré un traitement médical optimal.

L'apparition d'une insuffisance rénale aiguë à l'introduction d'un traitement diurétique est un effet indésirable qui fait poser le diagnostic d'ascite réfractaire.

Question 2 (5 points)

Réponses EXACTES : A-B-D

Commentaires L'ACETAZOLAMIDE est un diurétique inhibiteur de l'anhydrase carbonique qui n'a pas d'indication dans le traitement de l'ascite cirrhotique.

Le TIPS est un traitement de radiologie interventionnelle de l'hypertension portale et de ses complications :

- indications :
  - prévention secondaire des hémorragies digestives hautes récidivantes malgré les bêta-bloquants et la ligature de varices œsophagiennes ;
  - hémorragie digestive haute récidivante active malgré les traitements endoscopiques (Early-TIPS) ;
  - ascite réfractaire ;
  - rupture de varices ectopiques ;
  - syndrome hépato-rénal de type II ;
  - hydrothorax réfractaire ;
  - syndrome de Budd-Chiari.
- contre-indications :
  - cirrhose CHILD C14 & C15 ;
  - insuffisance cardiaque ;
  - hypertension artérielle pulmonaire sévère ;
  - encéphalopathie hépatique.

Question 3 (10 points)

Réponses EXACTES : B-C-D-E
Indispensables : D-E

Commentaires Conditions de réalisation d'une évacuation du liquide d'ascite :

- au lit du patient ;
- avec gants stériles, champ stérile, désinfection cutanée ;
- à l'union du tiers externe et des deux tiers internes de la ligne joignant l'épine iliaque antéro-supérieure et l'ombilic ; du côté gauche ;
- cathéter de bon calibre ;
- absence de troubles de la coagulation (Plaquettes < 75 000/mm^3).

Une ponction exploratrice est nécessaire même en l'absence de signes infectieux car ceux-ci peuvent manquer chez le cirrhotique.

■ **Question 4** (5 points)
Réponses EXACTES : C-E

Commentaires Signes cliniques de cirrhose :

- signes d'insuffisance hépatocellulaire :
  - angiomes stellaires ;
  - érythrose palmaire ;
  - ongles blancs ;
  - ictère ;
  - foetor hepaticus (= Odeur pomme de rainette) ;
  - encéphalopathie hépatique (débutant par inversion du cycle nycthéméral et astérixis) ;
  - hypogonadisme ;
- signes d'hypertension portale : à ne pas confondre, il existe d'autres causes d'hypertension portale (Budd-Chiari, thrombose porte...) :
  - ascite ;
  - circulation veineuse collatérale abdominale ;
  - splénomégalie.

Les taches rubis sont des dilatations vasculaires apparaissant au cours du vieillissement normal.

■ **Question 5** (5 points)
Réponse EXACTE : C
Inacceptable : B

Commentaires Tout épisode infectieux sans point d'appel évident chez un cirrhotique doit faire évoquer une infection du liquide d'ascite et faire réaliser une ponction exploratrice.

Une diarrhée peut être observée dans les autres pathologies mais :

- la prise de laxatifs, la tumeur rectale, et la TIAC à Clostridium perfringens ne sont pas fébriles ;
- l'amœbose hépatique peut être concomitante d'une amœbose intestinale mais celle-ci se ferait dans un contexte de contage (pays étranger) et s'accompagnerait de signe hépatique (pesanteur, douleur, hépatomégalie).

■ **Question 6** (10 points)
Réponses EXACTES : B-C-E
Inacceptable : A

Commentaires Une suspicion d'infection du liquide d'ascite doit faire réaliser une ponction exploratrice afin de documenter l'infection. Une ponction évacuatrice n'est pas recommandée car il y a un risque d'entraîner un syndrome hépato-rénal.

En dehors d'un contexte évocateur, un examen parasitologique des selles n'est pas indiqué.

La conduite à tenir est la suivante :

- ponction exploratrice avec biochimie, cytologie, bactériologie (directe et sur flacon d'hémocultures) ;
- recherche de signes cliniques de gravité ou de complications : déshydratation extracellulaire liée aux diarrhées, sepsis, choc septique ou hypovolémique ;
- signes de décompensation de la cirrhose : encéphalopathie hépatique ;
- bilan biologique incluant créatininémie (recherche d'un syndrome hépato-rénal), NFS, CRP (syndrome inflammatoire), bilan hépatique (stade de sévérité de la cirrhose selon le score CHILD PUGH).

- **Question 7** (5 points)
  Réponse EXACTE : C

  Commentaires Une infection du liquide d'ascite est définie comme un dosage de PNN > 250/mm³ dans le liquide d'ascite (la leucocytose totale ne permet pas le diagnostic).

- **Question 8** (5 points)
  Réponses EXACTES : B-E
  Inacceptable : C

  Commentaires Dès la suspicion diagnostique, une antibiothérapie par C3G intra-veineuse doit être introduite.

  La durée du traitement sera de 5 jours en l'absence de complications.

  Une perfusion d'albumine à J1 (1,5 g/kg) et à J3 (1 g/kg) doit être réalisée pour diminuer le risque de syndrome hépato-rénal.

  L'infection est en général monomicrobienne et liée à une translocation bactérienne.

  Seule une infection polymicrobienne doit faire rechercher une perforation digestive par TDM abdomino-pelvienne.

  La NORFLOXACINE est indiquée en prophylaxie secondaire de l'infection du liquide d'ascite et non en traitement curatif.

- **Question 9** (10 points)
  Réponse EXACTE : B

  Commentaires

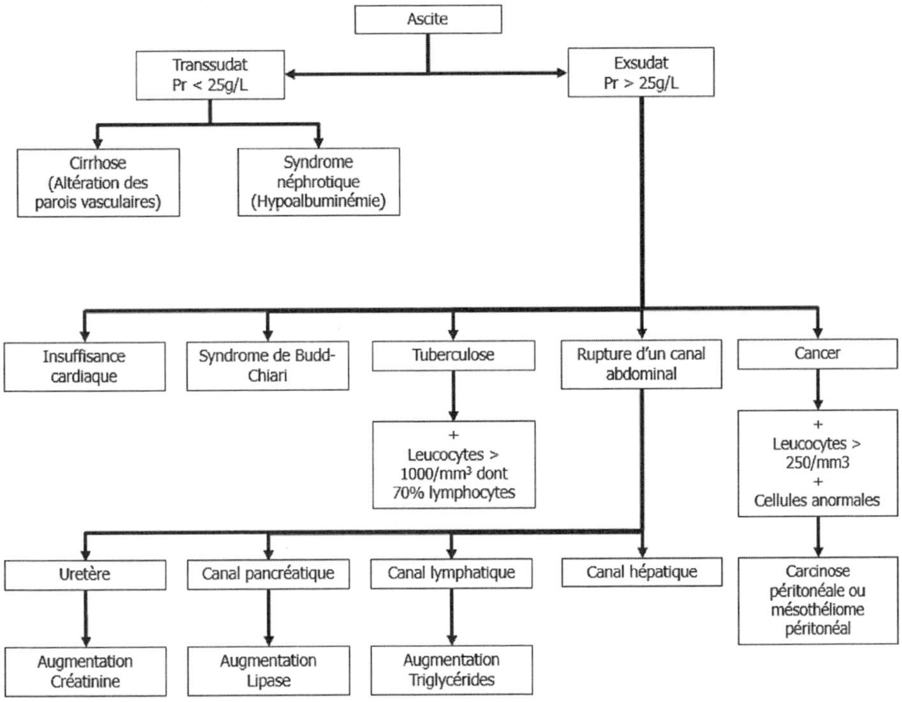

■ **Question 10** (5 points)

Réponse EXACTE : D

Commentaires L'efficacité de l'antibiothérapie est définie par une diminution du taux de PNN de plus de 50 % à 48 heures (définition du collège). D'après les dernières recommandations cependant, c'est une diminution de 25 % du taux de PNN qui définit la réponse à l'antibiothérapie.

Le dosage de l'albumine, de l'antibiotique n'a pas d'intérêt.

■ **Question 11** (10 points)

Réponses EXACTES : A-E

Commentaires

Insuffisance rénale aiguë	**Profil fonctionnel**	**Profil organique**
Urée P (Plasmatique)	Augmentée	Moins augmentée
Créatinine P	Normale ou peu augmentée	Augmentée
Urée/Cr x 1 000	>100	<50
Na U (Urinaire)	< 20	>40
Fraction éjectée du Na	< 1 %	>1-2%
Fraction éjectée de l'Urée	< 35 %	>35%
Na/K U (Impossible si diurétique)	< 1	>1
U/P Osmoles	>2	<2
U/P Urée	>10	<10
U/P Créatinine	>30	<30

■ **Question 12** (10 points)

Réponses EXACTES : A-C

Inacceptable : B

Commentaires La prise en charge d'une insuffisance rénale aiguë consiste principalement au traitement de sa cause (ici, l'infection du liquide d'ascite et la diarrhée par l'antibiothérapie et un anti-diarrhéique non ralentisseur du transit) et à la réhydratation intra-veineuse (l'IRA est liée à la déshydratation extra-cellulaire liée à la diarrhée).

La TERLIPRESSINE n'est indiquée qu'en cas de syndrome hépato-rénal.

L'IEC est protecteur rénal uniquement en cas d'insuffisance rénal chronique.

■ **Question 13** (5 points)

Réponses EXACTES : B-C

Commentaires Le syndrome hépato-rénal est définie par une insuffisance rénale aiguë d'allure fonctionnelle qui ne répond pas au remplissage vasculaire.

Diagnostic de SHR :

- critères essentiels :
  - insuffisance hépatocellulaire chronique ou aiguë avec une hypertension portale ;
  - créatininémie > 15 mg/l ou Clairance < 40 ml/min ;
  - absence de contexte évocateur de nécrose tubulaire aigu ;
  - absence d'amélioration de la fonction rénale après un remplissage par 1,5 l de sérum salé ;
  - protéinurie < 0,5 g/24 heures ;
  - échographie rénale normale ;

- critères mineurs :
  - diurèse < 500 ml/24 heures ;
  - natriurèse < 10 mmol/242 heures ;
  - hématurie < 50 éléments/mm^3 ;
  - natrémie < 130 mmol/l.

Il existe deux types de SHR :

- type I : augmentation de la créatininémie avec une valeur > 25 mg/l en moins de 15 jours ;
- type II : les autres situations.

■ **Question 14** (5 points)
Réponse EXACTE : D
Inacceptables : A-B

Commentaires Le seul traitement durablement efficace est la transplantation hépatique.

Les traitements vasoactifs sont seulement temporairement efficaces en attendant une éventuelle greffe hépatique.

Le TIPS est un traitement de l'hypertension portale et donc des manifestations à type d'ascite réfractaire ou d'hémorragie digestive haute liée à des varices œsophagiennes.

■ **Question 15** (5 points)
Réponses EXACTES : A-B-D-E

Commentaires Indications de la transplantation hépatique :

- cirrhose sévère (MELD > 17) ;
- complications de la cirrhose ;
- carcinome hépatocellulaire selon des critères précis (de MILAN).

ITEMS TRAITÉS

N° 276 Cirrhose et complications
2004 Dossier 6
Prise en charge des complications chez les malades atteints de cirrhose http://www.has-sante.fr/portail/jcms/c_606527/fr/prise-en-charge-des-complications-chez-les-malades-atteints-de-cirrhose
Critères diagnostiques et bilan initial de la cirrhose non compliquée http://www.has-sante.fr/portail/jcms/c_476486/fr/criteres-diagnostiques-et-bilan-initial-de-la-cirrhose-non-compliquee
Indications de la transplantation hépatique
http://www.has-sante.fr/portail/jcms/c_272409/fr/indications-de-la-transplantation-hepatique
N° 277 UE 8 Ascite
N° 343 Insuffisance rénale aiguë

Dossier 26 Ulcérée par ses études

Faculté	Lille 2 – Henri Warembourg
Nom et prénom du rédacteur	Mayer Pierre
Nom et prénom du relecteur	Chapelle Nicolas et Dautrecque Flavien

Énoncé

Vous recevez ce jour mademoiselle P., 21 ans, étudiante en cinéma, à votre consultation de médecine générale. Vous connaissez bien cette jeune fille que vous suivez, elle et ses deux frères depuis leurs plus tendres enfances. Elle n'a pas d'antécédents personnels ni familiaux particuliers, elle fume depuis 2 ans 1 paquet par jour. Elle n'a aucun traitement mise à part la pilule œstro-progestative que vous lui avez-vous même prescrit (éthinylœstradiol 30 µg et drospirénone 3 mg) et qu'elle prend assidûment. Vous savez également qu'elle est sujette aux céphalées de tension surtout quand elle travaille beaucoup et s'automédique avec de l'ibuprofène 400 mg *per os* ce qui la soulage bien. Elle vient vous voir car depuis un mois elle présente de très violentes douleurs. Elle les décrit ainsi : « Peu de temps après avoir mangé ça vient soudainement j'ai l'impression que ça me brûle dans tout le thorax jusque dans l'arrière-gorge. C'est extrêmement douloureux parfois j'ai même du mal à respirer, et c'est pire quand je me penche en avant. Rien ne me soulage il faut juste que j'attende que ça parte… » De plus elle vous dit qu'elle est très stressée en ce moment car ses examens approchent et qu'elle a encore beaucoup de travail. Elle n'a pas d'autres plaintes et était jusque-là plutôt en bonne forme, mais depuis 15 jours les douleurs sont plus fréquentes au moins 1 fois par jour et l'empêche même de dormir ce qui ajoute du stress à celui qu'elle a déjà pour ses examens. Elle vous demande de faire expressément quelque chose pour la soulager car ça ne peut plus durer et elle voudrait pouvoir réviser sereinement.

1 **QROC – Quel est votre diagnostic ? (2 mots)**

....

2 **Quel traitement proposez-vous à votre patiente ?**

a. Surélever la tête du lit de 45° pour dormir
b. Arrêt du tabac
c. Anti-H2 type cimétidine entre 1 à 3 prises/j.
d. Inhibiteur de la pompe à protons à ½ dose type pantoprazole 20 mg 1/j. pendant 4 semaines
e. Antalgique de type AINS ibuprofène 400 mg 3/j. pour soulager les douleurs

3 **Devant ses douleurs la patiente vous demande l'intérêt de réaliser une fibroscopie œsogastroduodénale, que lui répondez-vous ?**

a. Il faut impérativement réaliser une fibroscopie œsogastroduodénale et en urgence
b. Il faut réaliser une fibroscopie œsogastroduodénale dans de brefs délais (2-3 semaines)
c. Il n'y a pas d'indication à réaliser une fibroscopie œsogastroduodénale dans ce cas la
d. Il y a une indication théorique à la réalisation d'une fibroscopie œsogastroduodénale mais devant l'absence de signe de gravité elle ne sera pas réalisée
e. Avant de poser une telle indication il faut d'abord aller voir un gastro-entérologue

Mademoiselle P. repart tout contente d'avoir son traitement. Elle ne revient plus vous voir mais vous apprenez par ses parents qu'elle a brillamment réussi ses examens. 3 ans plus tard alors qu'elle est intensivement impliquée dans ses études, elle revient vous consulter à nouveau pour des douleurs abdominales. En effet depuis quelques mois elle présente des douleurs épigastriques à type de crampes postprandiales tardives, rythmées par les repas et nocturnes par période d'environ 2 semaines. Vous notez également une augmentation de sa consommation d'anti-inflammatoire non stéroïdiens du fait d'une augmentation du nombre de céphalées de tension. Elle continue toujours à fumer malgré vos conseils pour la faire arrêter. La patiente se plaint d'être très fatiguée depuis quelque mois et de perdre beaucoup de cheveux. À l'examen clinique vous retrouvez une pâleur cutanéomuqueuse, des cheveux et des ongles cassants. Il n'y a pas d'extériorisations de sang au niveau digestif et gynécologique.

4 **Quelle pathologie soupçonnez-vous ?**

a. Une pancréatite aiguë évoluant par poussée
b. Un ulcère gastrique ou duodénal
c. Un angor
d. Un cancer de l'estomac
e. Une colite ischémique

5 **QROC – Quel examen réalisez-vous en première intention ? (2 mots)**

....

L'examen que vous avez demandé retrouve un ulcère duodénal au niveau du 1er duodénum à la face antérieure du bulbe, il s'agit d'une perte de substance, creusant à fond fibrineux rond de 5 mm de diamètre à bords réguliers, surélevés et légèrement érythémateux.

☛ *Voir photos dossier, p. II et p. XX*

6 **Quelles sont les deux principales causes d'ulcères gastroduodénaux ?**

a. Le stress
b. *Helicobacter pylori*
c. Les AINS, l'aspirine
d. Syndrome de Zollinger-Ellison
e. Le tabac

Des biopsies sont réalisées au niveau de l'estomac (2 au niveau de l'antre, 2 au niveau du fundus, 1 sur la petite courbure + si lésions suspectes) et les résultats d'analyse anatomo-pathologique retrouve une gastrite antrale associée. La recherche d'***Helicobacter pylori*** sur les biopsies s'avère positive. De plus vous savez que la patiente a pris plus d'AINS dernièrement ce qui vous fait penser à un ulcère gastroduodénal de la face antérieure du bulbe d'origine probablement mixte.

7 La recherche d'Helicobacter pylori est revenue positive quel est votre traitement ?

a. Arrêt des facteurs favorisants (AINS, tabac, aspirine...)
b. Traitement seul par un inhibiteur de la pompe à protons seul *per os* type pantoprazole 40 mg 1/j. pour une durée de 6 semaines
c. Traitement seul par un inhibiteur de la pompe à protons seul *per os* type pantoprazole 40 mg 2/j. pour une durée de 8 semaines
d. Traitement séquentiel par antibiotique pendant 10 jours associant Amoxicilline 1 g 2/j. du 1er au 5e jour puis Métronidazole 500 mg 2/j. du 6e au 10e jour inclus et inhibiteur de la pompe à protons Oméprazole 20 mg 2/j. 6 semaines
e. Quadrithérapie bismuthée associant Métronidazole 125 mg + Tétracycline 125 mg + sous citrate de Bismuth 140 mg 3 gélules 4/j. pendant 10 jours et Oméprazole 20 mg 2/j. pendant 6 semaines

8 Quel est la physiopathologie de l'ulcère gastroduodénal induit par les AINS ou l'aspirine ?

a. Inhibition des COX-1 et COX-2
b. Hypersécrétion acide au niveau de l'estomac
c. Défaut de synthèse des prostaglandines gastroduodénales
d. Hypergastrinémie
e. Métaplasie gastrique au niveau du bulbe

Au vu de la clinique vous soupçonnez également une hémorragie digestive à bas bruit et vous demandez la réalisation d'une numération formule sanguine. Voici les résultats : globules rouges : 4,0 t/mm^3, Hémoglobine : 7 g/dl, Hématocrite : 39 % VGM : 65 fl, CCMH : 30 g/dl. Globules blancs : 8 000/mm^3, Polynucléaires neutrophiles : 5 350/mm^3, Lymphocytes : 2 000/mm^3, Monocytes : 500/mm^3, Polynucléaires éosinophiles : 100/mm^3, Polynucléaires basophiles : 50/mm^3. Réticulocytes : 25 000/mm^3, Plaquettes : 470 000/mm^3.

9 QROC – Interprétez ce bilan.

....

10 Comment complétez-vous ce bilan ?

a. Fer sérique
b. CRP
c. VS
d. Ferritinémie
e. Frotti sanguin

La ferritinémie est abaissée (12 µg/l, normale chez la femme 15-150 µg/l) et la CRP est normale (< 5 mg/l). Vous concluez à une carence martiale d'origine digestive et transfusez la patiente de 2 culots globulaires rouges et ajoutez donc une supplémentation martiale par du Fumarate de fer 200 mg/j. *per os* pendant 3 mois et contrôle de l'hémogramme.

11 **Faut-il faire une endoscopie œso-gastro-duodénale de contrôle dans ce cas précis ?**

a. Oui car il s'agit d'une anémie
b. Oui car il s'agit d'un ulcère bulbaire compliqué
c. Non car c'est un ulcère du bulbe
d. Non car on peut vérifier l'éradication d'*Helicobacter pylori* par un test respiratoire
e. Oui car il existe un risque de cancérisation important

12 **Quelles sont les complications de l'infection chronique à Helicobacter pylori ?**

a. Dyspepsie
b. Ulcère gastro-duodénal
c. Lymphome du MALT
d. Septicémie à H. pylori
e. Adénocarcinome duodénal

13 **Quel traitement mettriez-vous en route si la recherche d'Helicobacter pylori était revenue négative et que l'ulcère duodénal est non compliqué ?**

a. Arrêt du tabac
b. Arrêt de l'automédication par AINS
c. Traitement par antiacide du type ranitidine 3/j.
d. Traitement par un inhibiteur de la pompe à protons *per os* type pantoprazole 40 mg 1/j. pour une durée de 4 semaines
e. Traitement par un inhibiteur de la pompe à protons *per os* type pantoprazole 40 mg 1/j. pour une durée de 8 semaines

14 **Il existe 2 localisations particulières pour les ulcères gastroduodénaux qui peuvent être responsable d'hémorragies cataclysmiques quelles sont-elles ?**

a. Antre gastrique
b. Fundus
c. Face postérieure du bulbe
d. Cardia
e. Petite courbure gastrique

15 **Quelle est la surveillance d'un ulcère gastrique de manière générale ?**

a. Aucune surveillance n'est nécessaire après un traitement par inhibiteur de la pompe à protons bien conduit
b. Une endoscopie œsogastroduodénale est systématique et impératif, elle est réalisée à 4 semaines après la fin du traitement
c. Il s'agit uniquement d'un contrôle endoscopique macroscopique
d. On dose de manière régulière dans le sang l'ACE et le Ca 19.9 car le risque de transformation maligne d'un ulcère gastrique est élevé
e. On réalise des biopsies gastriques de manière systématique ainsi que de toutes lésions suspectes d'être un ulcère gastrique au niveau des berges et du fond

■ **Question 1** (5 points)
Réponse EXACTE : reflux gastro-œsophagien

Commentaires On retrouve dans l'observation la description typique de la douleur du reflux gastro-œsophagien (RGO) avec :

- un **pyrosis** douleur rétro-sternale ascendante à type de brûlure ;
- périodicité en **postprandial** ;
- caractère postural lorsque l'on se penche en avant, **signe du lacet** ;
- **régurgitations acides** correspondant à des remontées de liquide gastrique acide sans effort de vomissements.

Il existe des signes atypiques (douleurs épigastriques, nausées, syndrome dyspeptique, etc.) pouvant rendre le diagnostic plus difficile. On retrouve également des **manifestations extra-digestives** :

- ORL : laryngite à répétition, enrouement et otalgies ;
- cardiaque : douleurs rétro-sternales pseudo-angineuses pouvant être très angoissantes pour le patient ;
- pulmonaire : toux chronique, asthme non allergique, pneumopathies récidivantes ;
- dermatologique : chéélite angulaire, gingivites, caries dentaires ;
- troubles du sommeil à cause de micro-réveils.

Le reflux gastro-œsophagien est avant tout un diagnostic clinique, il existe cependant des signes d'alarme à rechercher systématiquement et la présence d'au moins l'un d'eux doit faire absolument pratiquer une endoscopie œsogastroduodénale (EOGD). C'est également le cas si le patient à > *50 ans*. Les signes d'alarme :

- **dysphagie ;**
- **altération de l'état général (surtout un amaigrissement) ;**
- **terrain alcoolo-tabagique ;**
- **hémorragie digestive ;**
- **signes cliniques d'anémie.**

■ **Question 2** (5 points)
Réponses EXACTES : A-B-D
Indispensable : D

Commentaires Les mesures hygiéno-diététiques occupent une place importante dans la prise en charge. En mettant la tête de lit en proclive on modifie l'axe de la filière aérienne et digestive ce qui diminue le passage de liquide gastrique au niveau des voies aériennes supérieures et du pharynx. Cela a pour but de diminuer l'inflammation locale (enrouement laryngite, toux, micro-réveils, etc.).

Le tabac augmente la sécrétion acide gastrique et donc favorise le reflux gastro-œsophagien. Il s'agit d'un carcinogène bien connu il est donc important d'insister auprès des patients pour que ceux-ci arrêtent de fumer. De plus ici la patiente fume et prend la pilule un classique de la vraie vie et de l'ECN augmentant significativement le risque de complication notamment thrombotique.

Les inhibiteurs de la pompe à protons (IPP) sont le traitement de référence du reflux gastro-œsophagien avec symptômes typiques **> 1 fois/semaine**. Il s'agit d'un traitement **per os** pour **4 semaines à ½** dose (sauf pour l'oméprazole qui se fera à pleine dose). Si par contre on a des symptômes typiques < 1 fois par semaine alors est indiqué des traitements d'action rapide type **alginates**, **antiacide** ou **anti-H2** à la demande.

Il n'y a aucun intérêt à utiliser des AINS de plus ils sont gastro-toxiques avec risque d'ulcère gastroduodénal important. Il faut ici les arrêter.

Pour rappel les principales molécules disponibles :

Molécule	Demi-dose	Pleine dose
Esoméprazole	20 mg	40 mg
Pantoprazole	20 mg	40 mg
Lansoprazole	15 mg	30 mg
Oméprazole	10 mg	20 mg
Rabéprazole	10 mg	20 mg

■ **Question 3** (10 points)
Réponse EXACTE : C

Commentaires Aucun examen complémentaire n'est nécessaire car on ne retrouve aucun signe d'alarme chez cette patiente ni aucune manifestation atypique, la patiente à < 50 ans.

Pour rappel les signes d'alarme sont :

- dysphagie ;
- altération de l'état général (surtout un amaigrissement) ;
- terrain alcoolo-tabagique ;
- hémorragie digestive ;
- signes cliniques d'anémie.

On traite donc ici d'emblée la patiente par un **IPP per os à ½ dose 4 semaines**. Si le traitement est un succès on l'arrête au bout de 4 semaines et on surveillera au long court. Si le traitement de première intention est un échec on réalisera une EOGD pour rechercher des complications du RGO et on pourra doubler la dose d'IPP (donc pleine dose) et/ou y ajouter un antiacide.

L'EOGD sera systématiquement faite en 1re intention devant des **signes d'alarme, un âge > 50 ans ou des symptômes atypiques/extra-digestifs.** Elle permet un examen macroscopique de la muqueuse œsophagienne et gastrique, la réalisation de coloration vitale et des biopsies. On recherche les complications RGO : l'œsophagite peptique ou un endobrachyœsophage (état précancéreux). Elle permet de poser le diagnostic de RGO si et seulement si on retrouve une œsophagite peptique. **Une EOGD normale n'élimine absolument pas le diagnostic.**

Lorsque l'EOGD est normale et que l'on a des symptômes atypiques ou extra-digestifs ou que le RGO est résistant au traitement, on passe aux examens complémentaires de 2e intention à savoir la **pH-métrie œsophagienne des 24 heures**. Cela nécessite l'arrêt des IPP 8 jours avant la réalisation de l'examen arrêt 48 heures avant l'examen pour les anti-H2, enfin le patient doit être à jeun. Le **transit œsogastroduodénal** et la **manométrie œsophagienne** ne font pas partie des examens pour le diagnostic de RGO. On les réalisera dans le cadre du bilan pré-opératoire quand le RGO est résistant et récidivant.

■ **Question 4** (5 points)
Réponse EXACTE : B

Commentaires Il s'agit dans l'énoncé de la description typique de la douleur ulcéreuse. On ne peut pas cliniquement différencier le siège de l'ulcère. Ici il semble que cet ulcère soit compliqué d'une **hémorragie digestive à bas bruit** du fait de la présence de **signes d'anémie** (pâleur cutanéomuqueuse, altération de l'état général avec une asthénie marquée) probablement sur une **carence martiale** (cheveux et ongles cassants). On parle d'hémorragie à bas bruit car l'interrogatoire de la patiente ne retrouve pas de notion de saignements extériorisés (méléna, rectorragies, hématochézie, hématémèse). On retrouve le tabac comme facteur favorisant l'augmentation de l'acidité du liquide gastrique. On a également un facteur déclenchant probable qui est l'augmentation récente de la consommation d'AINS. On a donc ici un faisceau d'argument en faveur de ce diagnostic.

Une douleur d'origine pancréatique sera plutôt une douleur épigastrique postprandiale, transfixiante, irradiant dans le dos et en ceinture vers l'hypochondre gauche, position antalgique en chien de fusil.

Même si une anémie sévère peut donner un angor fonctionnel ici la douleur n'est pas non plus typique, le terrain n'est pas en faveur (pas d'antécédent cardio-vasculaire, jeune âge). On réalisera **de principe un ECG** pour écarter ce diagnostic. On évoque cette étiologie car il s'agit d'une pathologie grave nécessitant une prise en charge rapide et adaptée que l'on se doit donc d'éliminer rapidement surtout dans un contexte de douleur thoracique basse. Pour rappel ici par la même occasion le moyen mnémotechnique pour les douleurs thoraciques **PIED :**

- **P** pour Pneumopathie infectieuse, Pleurésie, Pneumothorax
- **I** pour infarctus du myocarde (il faudra également évoquer les angors stable, instable et de Prinzmetal)
- **E** pour Embolie pulmonaire
- **D** pour dissection aortique

Le cancer gastrique est un cancer touchant plutôt la personne âgée (vers 70 ans en moyenne) à prédominance masculine. Il s'agit d'un diagnostic différentiel d'ulcère gastrique qu'on ne peut pas méconnaître, de ce fait lors de la réalisation d'une EOGD pour suspicion d'ulcère gastrique ou duodénal si on retrouve un ulcère gastrique on réalisera des biopsies multiples des berges et du fond de l'ulcère en plus des autres biopsies gastriques pour envoi en anatomo-pathologie pour examen histologique des pièces.

Question 5 (5 points)

Réponse EXACTE : endoscopie œsogastroduodénale (accepté aussi fibroscopie œsogastroduodénale)

Commentaires Pas de questions à se poser là, c'est le seul et unique examen réalisé en 1re intention qui doit vous venir à l'esprit lorsqu'un patient se présente avec une symptomatologie compatible avec un ulcère gastrique ou duodénal (UGD). Elle permet :

- le **diagnostic d'ulcère** avec examen macroscopique de la muqueuse gastrique et duodénal ;
- la réalisation de **biopsies gastriques** au niveau de l'antre, du fundus et de l'angle à la recherche d'une **gastrite associée** (pour rappel la gastrite est un diagnostic anatomo-pathologique et non macroscopique) et la présence **d'Helicobacter pylori** ;
- si l'ulcère est gastrique on réalise de plus de multiples biopsies (6 à 12 environ) au niveau des berges et du fond de l'ulcère pour éliminer un cancer de l'estomac ;
- la recherche de complication de l'ulcère.

On la réalise le plus souvent en ambulatoire soit sous anesthésie générale soit sous simple anesthésie locale pharyngée.

Description macroscopique d'un ulcère vue en endoscopie = > il s'agit d'une perte de substance creusante ronde ou ovalaire à fond fibrineux voire nécrotique avec des berges surélevées érythémateuses et régulières. Au niveau gastrique le plus souvent ils se situent au niveau de l'antre ou de la petite courbure. Au niveau du duodénum on retrouve les ulcères le plus souvent au niveau du bulbe (pas de nécessité de biopsies car pas de risque néoplasique) si on retrouve un ou des ulcères post-bulbaire on évoquera un syndrome de Zollinger-Ellison ou une maladie inflammatoire de l'intestin.

Question 6 (5 points)

Réponses EXACTES : B-C

Commentaires À l'heure actuelle les deux principales causes d'ulcère gastrique ou duodénal sont l'infection chronique à Helicobacter pylori et la prise d'AINS ou d'aspirine quelle que soit la posologie. Dans les pays développés on note une diminution du nombre d'ulcères imputables à Helicobacter pylori et une augmentation du nombre d'ulcères imputables aux AINS et à l'aspirine notamment chez la personne âgée.

Les autres propositions sont des causes d'ulcère gastrique ou duodénal, le stress réanimatoire chez des patients en défaillance uni- ou multiviscérale par modification de l'hémodynamique, le syndrome de Zollinger-Ellison (très rare) par hypergastrinémie entraînant une augmentation de l'acidité du liquide gastrique et le tabac qui modifie la production acide de l'estomac.

Question 7 (10 points)

Réponses EXACTES : A-D-E

Commentaires Le traitement d'éradication d'Helicobacter pylori a beaucoup changé ces dernières années. Il repose actuellement sur des recommandations bien codifiées.

On peut proposer en 1re ligne soit la quadrithérapie bismuthée comprenant du Métronidazole, Tétracycline, Sous citrate de Bismuth et Oméprazole soit le traitement séquentiel qui associe Amoxicilline, Clarythromycine ou Métronidazole et IPP.

Ce traitement est à prendre pendant 10 jours quel que soit le choix fait par le médecin, on poursuivra les IPP à double dose (c'est-à-dire pleine dose matin et soir) après la fin du traitement d'éradication d'Helicobacter pylori pour une durée totale de 4 semaines si l'ulcère est duodénal et 8 semaines s'il est gastrique. On contrôlera l'éradication d'Helicobacter pylori en fin de traitement par un test respiratoire à l'urée marquée en cas d'ulcère duodénal et via une endoscopie avec biopsies si l'ulcère est gastrique.

En cas d'échec de cette première ligne on aura recours au traitement non utilisé en 1re intention avec à la fin un nouveau contrôle de l'éradication. Si Helicobacter pylori n'est toujours pas éradiquée il faudra dresser le profil de résistance de la bactérie (antibiogramme ou PCR) afin de mettre en route une thérapeutique adaptée.

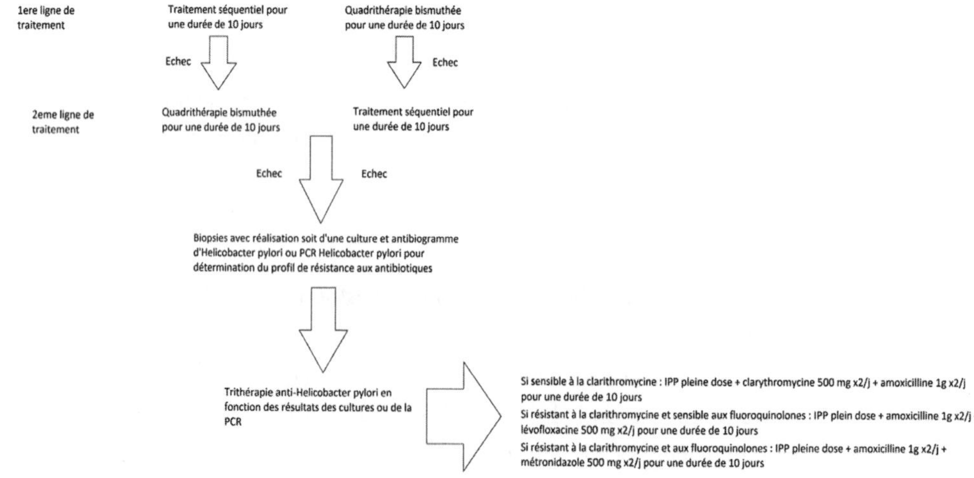

P. Mayer (2015)

■ **Question 8** (5 points)

Réponses EXACTES : A-C

Commentaires Les AINS non sélectifs jouent sur la voie de synthèse des prostaglandines pour avoir une action anti-inflammatoire. Ils inhibent deux enzymes, des cyclo-oxygénases (**COX-) 1** constitutive et **COX-2** inductible notamment lors d'un processus inflammatoire. L'inhibition de COX-1 au niveau de l'estomac empêche la transformation de l'acide arachidonique en prostaglandines au niveau de la muqueuse gastrique donc diminue les mécanismes de protection de la paroi gastrique contre l'acidité des sécrétions ce qui est pourvoyeurs d'ulcère gastrique ou duodénal. C'est un peu le même principe pour expliquer la néphrotoxicité des AINS ou la COX-1 rénale est également inhibées.

Il existe maintenant des AINS sélectifs inhibant uniquement la COX-2. Il s'agit des **Coxibs**, il existe tout de même un risque d'ulcère même avec ce nouveau traitement.

L'hypersécrétion gastrique est retrouvée dans les infections à Helicobacter pylori et dans les gastrinomes dans le premier cas elle sera locale alors que dans le second elle est diffuse. La métaplasie gastrique au niveau du bulbe, est retrouvée dans le cadre d'une infection à Helicobacter pylori avec gastrite à prédominance antrale. Il existe au niveau de cette métaplasie des cellules produisant de la gastrine entraînant une modification du pH bulbaire (vers le bas) responsable de l'apparition d'ulcère duodénal.

L'hypergastrinémie est retrouvée dans le syndrome de Zollinger-Ellison. Il existe une **sécrétion tumorale** de gastrine anarchique par un gastrinome (tumeur neuroendocrine) sans rétrocontrôle On peut évoquer ce diagnostic lors d'une EOGD si on retrouve de nombreux ulcères et/ou des ulcères post-bulbaire.

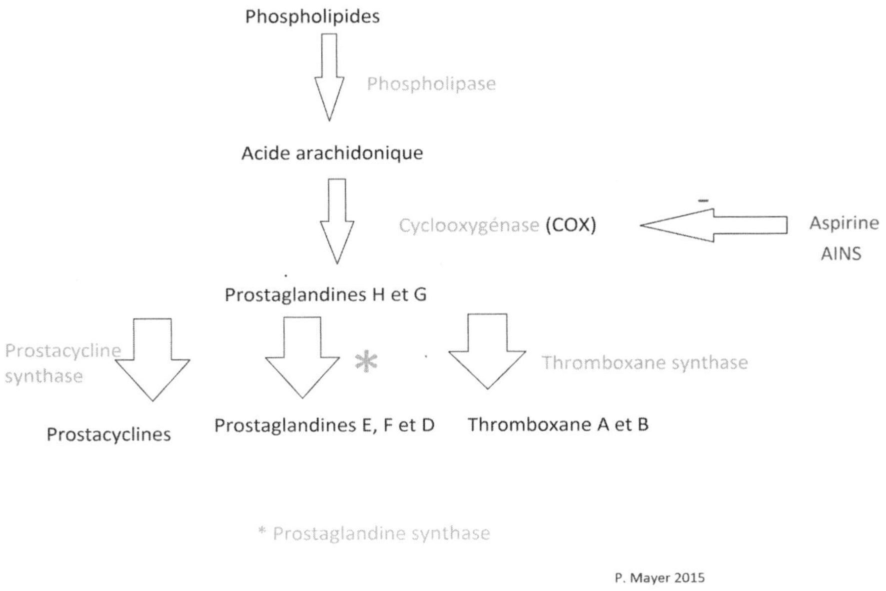

■ **Question 9** (10 points)

Réponse EXACTE : anémie microcytaire hypochrome arégénérative, thrombocytose réactionnelle (acceptée aussi si pas de mention de réactionnelle pour la thrombocytose)

Commentaires En analysant le bilan on retrouve un taux d'hémoglobine bas à 7 g/dl (chez la femme normale entre 12 et 16 g/dl) il s'agit donc d'une anémie. Le VGM est diminué à 65 fl (normale entre 80 et 100 fl) on a donc ici une microcytose. On qualifie l'anémie d'hypochrome car le CCMH (concentration corpusculaire moyenne en hémoglobine) est < 32 %. Enfin avec le taux de réticulocytes on peut avoir une idée sur la compensation médullaire ici il est < 120 000/mm^3 donc il s'agit d'un mécanisme arégénératif.

On se retrouve ici dans le cadre des anémies microcytaires dont les 2 principales étiologies sont la carence martiale et l'inflammation chronique. Il s'agit probablement d'un phénomène chronique car bien toléré par la patiente. On peut d'ores et déjà évoquer la carence martiale dans ce contexte de pathologie digestive chez une jeune femme sur perte excessive de fer liée à l'UGD.

La thrombocytose est secondaire et dite réactionnelle à la carence martiale. Elle disparaîtra avec correction de la carence.

Question 10 (5 points)
Réponses EXACTES : B-D

Commentaires Dans la démarche diagnostique devant une anémie microcytaire il faut doser le couple ferritinémie-CRP ou le trio fer sérique-coefficient de saturation de la transferrine-CRP en seconde intention si la ferritine est anormalement normale ou haute. Il s'agit d'une référence médicale opposable et qui permet en fonction des dosages de faire la part des choses entre les deux étiologies.

Attention il existe des anémies mixtes mettant en jeu les deux phénomènes de diagnostic plus difficile. Il faudra notamment évoquer un cancer digestif ou gynécologique dans ce cas de figure.

Question 11 (10 points)
Réponses EXACTES : A-B

Commentaires On a ici à faire à un ulcère duodénal compliquée d'une anémie par carence martiale sur une hémorragie digestive à bas bruit. Il est donc nécessaire de contrôler endoscopiquement la cicatrisation de la muqueuse.

En résumé doivent être contrôlé après traitement tous les ulcères compliqués, quel que soit la complication et tous les ulcères gastriques. Seuls les ulcères duodénaux non compliqués ne nécessitent pas de contrôle endoscopique de leur cicatrisation. Le contrôle de la cicatrisation est indépendant du contrôle de l'éradication d'Helicobacter pylori.

Question 12 (5 points)
Réponses EXACTES : A-B-C

Commentaires Helicobacter pylori est un **bacille à Gram négatif résistant à l'acidité gastrique** du fait d'une activité uréasique. L'infection se fait le plus souvent dans l'enfance par **contamination oro-orale ou oro-fécale**. Cette bactérie colonise la muqueuse gastrique. Son incidence diminue dans les pays développés, elle est très souvent retrouvée chez des patients originaires de pays en voie de développement.

Elle donne d'abord un tableau de **gastrite aiguë.** Ensuite on note trois évolutions possibles :

- **pangastrite non atrophique** évoluant à terme vers un lymphome du MALT ou restant totalement asymptomatique ;
- **gastrite à prédominance antrale** évoluant soit en ulcère duodénal, soit responsable d'une atrophie glandulaire elle-même pourvoyeuse d'ulcère gastrique et/ou de métaplasie intestinale pouvant évoluer vers un cancer gastrique soit évoluer sur le mode asymptomatique (cas le plus fréquent) ;
- **gastrite à prédominance fundique** qui donne soit une atrophie glandulaire elle-même pourvoyeuse d'ulcère gastrique et/ou une métaplasie intestinale donnant à terme un cancer gastrique. Le plus souvent elle évolue sur le mode de l'infection asymptomatique

- **Question 13** (10 points)
Réponses EXACTES : A-B-D
Indispensables : B-D

Commentaires Le traitement par IPP pleine dose est actuellement recommandé pour le traitement d'un ulcère gastroduodénal non compliquée, Helicobacter pylori négatif.

L'ulcère est ici duodénal et non compliqué on réalise donc un traitement de 4 semaines par inhibiteur de la pompe à protons à dose pleine 1x/jour (vous avez le choix dans les différentes molécules) pas d'antibiothérapie car pas d'Helicobacter pylori. Comme l'ulcère est de localisation duodénal il n'est pas nécessaire de réaliser une EOGD de contrôle après traitement. Les antiacides n'ont pas leur place dans le traitement d'un ulcère gastrique ou duodénal.

Lorsque l'on retrouve dans les habitus d'un patient une consommation tabagique il faudra essayer de lui faire arrêter celle-ci. Il faudra au minimum le conseiller sur l'arrêt au mieux l'aider dans son sevrage. Ici il s'agit de plus d'un facteur favorisant les UGD.

Les AINS sont responsable d'UGD il est donc plus qu'évident de les arrêter qu'ils soient le facteur déclenchant ou favorisant. Au vu de cet épisode les AINS seront contre-indiqués chez cette patiente tout comme l'aspirine. Ici la patiente les utilise pour le traitement de céphalées de tension on peut d'abord proposer un traitement antalgique de palier 1 (type paracétamol).

- **Question 14** (5 points)
Réponses EXACTES : C-E

Commentaires Les ulcères de la face postérieure du bulbe ainsi que ceux de la petite courbure gastrique sont pour des raisons anatomiques les deux types d'ulcères pourvoyeurs d'hémorragie digestive cataclysmique donnant rapidement un tableau de choc hémorragique et nécessitant une prise en charge en urgence.

En effet passe en regard de la face postérieure du bulbe l'artère gastroduodénale qui à ce niveau est très proche de la paroi du tube digestif, un ulcère creusant peut venir éroder la paroi artérielle et être responsable d'un saignement important.

Au niveau de la petite courbure gastrique on retrouve passant à proximité l'artère splénique dont la paroi peut la aussi être érodée par un ulcère creusant.

C'est deux localisations sont à connaître car elles les ulcères de ces deux régions peuvent mettre en jeu le pronostic vital d'un patient.

- **Question 15** (5 points)
Réponses EXACTES : B-E

Commentaires La surveillance d'un ulcère gastrique se fait par EOGD 4 semaines après la fin du traitement par IPP. On réalise une EOGD avec biopsies gastriques de la zone cicatricielle car il existe une possibilité de cicatrisation de véritable cancer gastrique ayant initialement l'allure d'un simple ulcère gastrique et pour contrôle de l'éradication d'Helicobacter pylori si la bactérie avait été retrouvée sur les premières biopsies.

ITEMS TRAITÉS

N° 215 Pathologie du fer chez l'adulte et l'enfant.
N° 209 Anémie chez l'adulte et l'enfant.
N° 268 Reflux gastro-œsophagien chez le nourrisson, chez l'enfant et chez l'adulte. Hernie hiatale.
N° 269 Ulcère gastrique et duodénal. Gastrite.
N° 318 Principe du bon usage du médicament et des thérapeutiques non médicamenteuses.
N° 319 La décision thérapeutique personnalisée : bon usage dans des situations à risque.
N° 326 Prescription et surveillance des classes de médicaments les plus courantes chez l'adulte et chez l'enfant.
N° 300 Tumeurs de l'estomac

RECOMMANDATIONS ET CONFÉRENCE DE CONSENSUS

Collégiale des universitaires en hépato-gastro-entérologie – 2015
FMC-HGE - Exploration d'une anémie ferriprive d'origine digestive – 2012 www.fmcgastro.org
GEFH - Révision des recommandations françaises sur la prise en charge de l'infection par Helicobacter pylori – 2012 www.helicobacter.fr
SNFGE - Infection à Helicobacter pylori de l'adulte – 2015 www.snfge.org
SNFGE - Prise en charge de la dyspepsie – 2014 www.snfge.org
SNFGE - Prise en charge du reflux gastro-œsophagien – 2012 www.snfge.org
HAS - Les inhibiteurs de la pompe à protons chez l'adulte – 2009 www.has-sante.fr
SIED – De la pratique des biopsies œsogastro-duodénales – 2005 www.sfed.org
GUT – Management of Helicobacter pylori infection the Maastricht IV/Florence Consensus Report – 2012 www.gut.bmj.com

ANTÉRIORITÉ

Dossier 2011 : RGO du nourrisson
Dossier 2009 : traitement et bilan étiologique d'un méléna et adaptation d'un traitement anti-coagulant

Pour rappel :
L'endobrachyœsophage (EBO) ou muqueuse de Barrett est une métaplasie intestinale située au niveau du tiers inférieur de l'œsophage (jonction œso-gastrique). On peut le suspecter lors d'une EOGD du fait d'un aspect macroscopique orangé de cette muqueuse « spécialisée ». On réalisera des colorations vitales pour le mettre en évidence. Il s'agit d'un état précancéreux avec risque d'évolution vers un **adénocarcinome** du tiers inférieur de l'œsophage. Devant le suspicion d'endobrachyœsophage il est alors impératif de réaliser des biopsies étagées de l'ensemble de l'œsophage pour envoie en anatomo-pathologie (selon un protocole bien défini qui servira au diagnostic et à la surveillance).
Une fois le diagnostic posé, il faudra surveiller au long court le patient avec des EOGD répétées dans le temps avec biopsies pour dépister l'apparition d'une dysplasie. La prise en charge sera alors modifiée et deviendra plus « agressive ».

La classification de Los Angeles pour les œsophagites peptiques :

Stade	Description
A	Présence d'une ou plusieurs lésions de la muqueuse œsophagienne sur une longueur maximale de 5 mm et absence de lésions muqueuse entre le sommet et les deux plis
B	Présence d'une ou plusieurs lésions de la muqueuse œsophagienne sur une longueur supérieure à 5 mm et absence de lésions muqueuse entre le sommet et les deux plis
C	Lésions de la muqueuse œsophagienne s'étendant entre le sommet des deux plis ou plus mais ne touchant pas 75% de la circonférence de l'œsophage
D	Lésions de la muqueuse œsophagienne sur au moins 75% de la circonférence de l'œsophage

Dossier 27

Un régime sévère

Faculté	Lille 2 – Henri Warembourg
Nom et prénom du rédacteur	Mayer Pierre
Nom et prénom du relecteur	Chapelle Nicolas et Dautrecque Flavien

Énoncé

Vous voyez ce jour lors de votre consultation un jeune patient monsieur R. âgé de 16 ans accompagné par ses parents et adressé par son médecin traitant pour perturbation de l'hémogramme. En effet lors d'un bilan de santé de routine avant la rédaction d'un certificat médical pour pouvoir pratiquer le curling, le médecin traitant met en évidence une pâleur cutanéomuqueuse qui d'après le jeune homme et ses parents est habituelle, on ne note pas d'asthénie particulière. Ils vous ont de plus apporté la prise de sang demandé par le médecin traitant. Celle-ci retrouve une anémie microcytaire hypochrome arégénérative.

1 **Quelles sont les deux principales causes d'anémie microcytaire ?**

a. Anémie par carence en folates
b. Anémie par carence martiale
c. Anémie hémolytique auto-immune
d. Anémie inflammatoire
e. Anémie sidéroblastique idiopathique acquise

2 **Quels autres signes cliniques peuvent être présent lors d'une carence martiale ?**

a. Xérose cutanée
b. Cheveux fins et cassant
c. Faiblesse musculaire
d. Dégoût alimentaire
e. Koïlonychie

3 **Quel est votre bilan pour trouver la cause de cette anémie microcytaire ?**

a. Dosage de la CRP
b. Dosage de la ferritinémie
c. Dosage du fer sérique
d. Électrophorèse de l'hémoglobine
e. Myélogramme

Le bilan biologique confirme vos soupçons et retrouve une anémie par carence martiale. En réinterrogeant le patient vous ne trouvez pas d'éléments en faveur d'une pathologie d'origine digestive autre que des épisodes de troubles du transit récurrent mais non invalidant. Sa mère vous dit que depuis qu'a été évoqué la carence martiale elle oblige son fils à manger des aliments riche en fer à tous les repas mais rien n'y fait… Vous apprenez également que le père de Monsieur R. a un diabète de type 1 diagnostiqué dans l'adolescence et la sœur aîné a une hyperthyroïdie (maladie de Basedow) de diagnostic récent découverte de manière fortuite au cours d'un bilan de diarrhée et un problème de décoloration de peau actuellement en cours de bilan.

4 **Il existe probablement un terrain d'auto-immunité dans cette famille. Quel grande cadre étiologique évoquez-vous au vu de ces éléments nouveaux ?**

a. Connectivite
b. Maladie auto-inflammatoire
c. Vascularite
d. Polyendocrinopathie auto-immune
e. Auto-immunité secondaire

5 **Comment poursuivez-vous le bilan étiologique ?**

a. Réalisation d'un myélogramme
b. Réalisation d'une électrophorèse de l'hémoglobine
c. Réalisation d'une fibroscopie œsogastroduodénale avec biopsies gastriques et duodénales
d. Scanner thoraco-abdominopelvien sans et avec injection de produit de contraste iodé
e. Coloscopie totale et iléoscopie

Vous réalisez après accord des parents un bilan endoscopique complet. La fibroscopie œsogastroduodénale est retrouve un aspect faisant évoquer une atrophie villositaire au niveau du 2e duodénum. La coloscopie totale avec iléoscopie est normale.

6 **QROC – Qu'évoquez-vous comme diagnostic ?**

....

7 **Quels sont les auto-anticorps retrouvés dans la maladie cœliaque ?**

a. Anticorps anti-tranglutaminase
b. Anticorps anti-polynucléaire neutrophile
c. Anticorps anti-*Saccaromyces cerevisiae*
d. Anticoprs anti-endomysium
e. Anticoprs anti-ADN natif

8 **QROC – À quoi couplez-vous le dosage des auto-anticorps pour ne pas méconnaître un diagnostic de maladie cœliaque ?**

....

9 **Quelles anomalies sont visibles sur les biopsies duodénales à l'examen histologique chez un patient atteint de maladie cœliaque ?**

a. Atrophie villositaire
b. Perte de la muco-sécrétion
c. Infiltration lympho-plasmocytaire et de polynucléaire éosinophile dans le chorion
d. Distorsions glandulaires
e. Métaplasie de type gastrique

10 **La maladie cœliaque est une maladie auto-immune avec prédisposition génétique, quel(s) génotype(s) est/sont exprimé(s) chez les patients malade ?**

a. HLA B27
b. HLA DQ 2
c. HLA B*5701
d. HLA DQ 8
e. HLA B51

11 **Quel(s) est/sont en général le ou les diagnostic(s) différentiel(s) ?**

a. Gastroentérite virale
b. Maladie de Crohn
c. Maladie de Whipple
d. Allergie aux protéines du lait de vache
e. Giardiase

12 **Faut-il rechercher des pathologies associées ?**

a. Oui car il existe un terrain d'auto-immunité dans la famille
b. Non en l'absence d'autres perturbations du bilan biologique
c. Oui car on sait que la maladie cœliaque est associée à d'autres pathologies auto-immunes
d. Non devant l'absence de symptômes autres que digestif
e. Aucune des réponses n'est juste

13 **Si oui, lesquelles ?**

a. Thyroïdite auto-immune
b. Diabète de type I
c. Hépatites auto-immunes
d. Lupus érythémateux systémique
e. Dermatite herpétiforme

14 **Comment peut-on, une fois le diagnostic de certitude obtenu, traiter ce patient ?**

a. Corticothérapie *per os* type prednisone à la posologie de 0,5 mg/j./kg
b. Immunosuppresseur type méthotrexate à la dose de 25 mg/semaine
c. Biothérapie type Infliximab à la dose de 5 mg/kg toutes les 6 semaines
d. Régime sans gluten
e. Antibiothérapie pour décontamination du tube digestif type flagyl 500 mg x2/j.

Un régime sans gluten est instauré. On observe une très nette amélioration clinique du patient vous le revoyez dans les mois qui suivent dans le cadre du suivi de sa maladie.

15 **En combien de temps disparaissent les anticorps spécifiques de la maladie cœliaque après instauration d'un régime dans gluten ?**

a. 3 mois
b. 6 mois
c. 9 mois
d. 12 mois
e. 18 mois

- **Question 1** (2,5 points)

Réponses EXACTES : B-D

Commentaires En France les deux premières causes d'anémie microcytaire sont l'anémie par carence martiale quelles qu'en soient la cause et l'anémie inflammatoire. En dehors de ces deux grandes causes il faudra rechercher une thalassémie. Il s'agit le plus souvent d'anémie chronique.

- **Question 2** (10 points)

Réponses EXACTES : A-B-E

Commentaires Il existe différents signes cliniques en faveur d'une carence martiale. On retrouve principalement une atteinte des phanères avec des cheveux fins, secs et cassants mais aussi une atteinte unguéale avec ongles mous, cassants et striés en cupules (koïlonychies).

Il existe également une atteinte des muqueuses notamment linguale avec dépapillation et glossite. À noter comme dans certaine carence une possible chéilite angulaire.

Ces signes ne sont pas indispensables au diagnostic de carence martiale et c'est la biologie qui permettra le diagnostic de certitude.

- **Question 3** (2,5 points)

Réponses EXACTES : A-B

Commentaires Devant une anémie microcytaire il est recommandé de doser la ferritinémie couplée avec la CRP. En cas de ferritinémie basse et de CRP normale on pourra alors conclure à une anémie microcytaire par carence martiale.

Il s'agit de dosage de routine permettant de débrouiller de nombreuses situations.

- **Question 4** (2,5 points)

Réponse EXACTE : D

Commentaires On s'éloigne ici un peu de la gastro-entérologie avec cette question. Il existe très certainement dans cette famille un terrain auto-immun avec un diabète de type 1 chez le père et une maladie de Basedow associée à un vitiligo chez la sœur. On peut évoquer une poly-endocrinopathie auto-immune au vu de l'atteinte chez la sœur de différents organes (probablement ici de type III).

Il faut savoir qu'il existe des atteintes auto-immunes associées mais ne touchant pas forcement une glande endocrine ainsi on peut observer notamment des atteintes :

- cutanées : vitiligo ;
- musculaire : myasthénie ;
- digestive : maladie de Biermer, malabsorption.

- **Question 5** (5 points)

Réponses EXACTES : C-E

Commentaires Il convient dans ce contexte chez ce jeune home de réaliser un bilan endoscopique complet à la recherche d'une origine digestive à cette carence martiale. Une des causes les plus fréquentes de carence martiale étant la lésion digestive avec saignement distillant. Cependant dans la plupart des cas l'aspect endoscopique est rassurant il convient donc de réaliser des biopsies.

La fibroscopie œsogastroduodénale (FOGD) est souvent le premier examen auquel on aura recours, facile d'accès pouvant être fait sans anesthésie. On réalisera des biopsies duodénales et gastriques dans ce cas-là.

La coloscopie peut être faite dans le même temps opératoire ou après une FOGD normale dans un second temps à distance. Elle sera accompagnée d'une iléoscopie afin de ne pas méconnaître une atteinte du grêle terminal. Chez ce jeune homme on cherchera avant tout à éliminer une maladie inflammatoire chronique de l'intestin. Chez un patient plus âgé (âge > 50 ans) il faudra bien évidemment éliminer une cause d'origine néoplasique.

- **Question 6** (15 points)

Réponse EXACTE : maladie cœliaque

Commentaires Cet aspect endoscopique est très fortement évocateur de maladie cœliaque et doit vous pousser à réaliser des biopsies duodénales (au moins 4) pour confirmer le diagnostic.

Pour rappel le diagnostic de maladie cœliaque se pose sur l'association d'une clinique compatible (pas toujours présente) de la présence d'auto-anticorps spécifique et d'un aspect histologique typique.

- **Question 7** (10 points)

Réponses EXACTES : A-D

Commentaires Il s'agit des 2 types d'anticorps les plus spécifiques et les plus sensibles pour le diagnostic de maladie cœliaque. Leur présence est un fort argument pour le diagnostic positif. On recherchera la présence des IgA.

Ils doivent toujours figurer dans un bilan de malabsorption du fait du grand nombre de maladie cœliaque pauci-symptomatique. On couplera toujours la recherche de ces anticorps à la réalisation au moins d'une FOGD.

Anciennement on recherchait la présence d'anticorps anti-gliadine.

- **Question 8** (10 points)

Réponse EXACTE : dosage pondéral des Immunoglobulines A – dosage pondéral des IgA

Commentaires Il permet de ne pas méconnaître un déficit en immunoglobulines A et de conclure à tort à l'absence de maladie cœliaque sur la négativité des IgA anti-transglutaminase ou anti-endomysium. En cas de déficit en IgA complet on demandera la recherche des IgG pour porter le diagnostic.

- **Question 9** (5 points)

Réponses EXACTES : A-C

Commentaires Lors de la réalisation d'une FOGD on retrouve macroscopiquement une muqueuse duodénale atrophique, pâle.

Les signes histologiques ont à connaître et permettent le diagnostic de maladie cœliaque en plus de la présence des anticorps spécifiques. On retrouvera lors de l'examen histologique :

- une atrophie villositaire totale ou subtotale ;
- hypertrophie des cryptes ;
- augmentation du nombre de lymphocytes dans l'épithélium ;
- infiltrat composé de lymphocytes et de plasmocytes dans le chorion ainsi que la présence de polynucléaires éosinophiles.

La perte de la mucosécrétion et la distorsion glandulaire s'observe dans les maladies inflammatoires chroniques de l'intestin. La métaplasie de type gastrique se retrouve notamment dans les infections à Helicobacter pylori.

■ **Question 10** (2,5 points)
Réponses EXACTES : B-D

Commentaires On a observé la présence d'une prédisposition génétique chez les patients atteints de maladie cœliaque. On retrouve en effet un phénotype particulier chez ces patients dans 99 % des cas avec la présence d'un HLA DQ2 ou un HLA DQ8.

Le HLA B27 lui est retrouvé dans les spondylarthropathies. Le HLA B51 s'observe au cours de la maladie de Behçet et enfin le HLA B*5701 se recherche chez les patients VIH + avant de débuter un traitement par Abacavir (inhibiteur nucléosidique de la transcriptase inverse).

■ **Question 11** (15 points)
Réponses EXACTES : A-B-C-D-E

Commentaires Ce sont tous des diagnostics différentiels de maladie cœliaque. On ne les évoquera pas tous en première intention.

La gastro-entérite virale pourra être évoquée lors de la normalité des examens immunologique et histologique.

La maladie de Crohn sera à évoquer notamment s'il existe des antécédents familiaux, que le régime sans gluten ne modifie pas la symptomatologie ou que la clinique se modifie.

L'allergie aux protéines du lait de vache sera plutôt évoquée dans une population pédiatrique mais il faut l'avoir à l'esprit.

La giardiase est une parasitose cosmopolite due à Giardia intestinalis que l'on retrouve en France et qui peut se manifester par un tableau de diarrhée chronique avec malabsorption (surtout chez les enfants).

Enfin la maladie de Whipple est une maladie rare due à Trophyrema Whipplei, une bactérie infectant le tube digestif et donnant un tableau initialement de fièvre + arthrite + diarrhée. Il peut exister plus rarement des atteintes neurologiques et cardiaques.

■ **Question 12** (5 points)
Réponse EXACTE : A

Commentaires Oui il faut rechercher des pathologies associées à la maladie cœliaque et notamment celle retrouvées dans les polyendocrinopathies auto-immunes.

De plus ici il existe un terrain d'auto-immunité chez des apparentés du premier degré d'où l'intérêt renforcé de rechercher une association de pathologie.

■ **Question 13** (5 points)
Réponses EXACTES : A-B-C-E

Commentaires Il a été retrouvé des associations statistiquement significatives notamment dans les familles ou on retrouve des cas de maladie cœliaque avec différentes pathologies auto-immunes comme le diabète de type I, les dysthyroïdies ou encore le vitiligo, la maladie de Biermer ou la cirrhose biliaire primitive.

On note aussi une association entre maladie cœliaque et dermatite herpétiforme mais également entre maladie cœliaque et lupus érythémateux disséminés.

■ **Question 14** (5 points)
Réponse EXACTE : D

Commentaires Actuellement le seul traitement et le traitement de référence de la maladie cœliaque est le régime sans gluten. Il permet la régression des signes cliniques l'amélioration de la qualité de vie et la normalisation des paramètres biologiques ou endoscopiques. Cependant il s'agit d'un régime contraignant difficile à mettre en œuvre.

Il convient d'exclure tout ce qui est à base de gluten et donc tout ce qui est à base de blé, orge ou seigle. La réponse au régime sans gluten est un autre argument en faveur du diagnostic de maladie cœliaque.

Les autres traitements proposés à cette question n'ont tout simplement pas leur place dans la prise en charge de la maladie cœliaque.

■ **Question 15** (5 points)
Réponse EXACTE : D

Commentaires Avec un régime sans gluten bien conduit il faut compter environ 1-3 mois pour que disparaissent les symptômes cliniques, 12 mois pour la disparition des auto-anticorps. On observe une disparition de l'atrophie villositaire et une normalisation de la muqueuse duodénale entre 6 et 24 mois après le début du régime sans gluten.

ITEMS TRAITÉS

N° 188 Pathologies auto-immunes : aspects épidémiologiques, diagnostiques et principes de traitement
N° 209 Anémie chez l'adulte et l'enfant
N° 215 Pathologies du fer chez l'adulte et l'enfant
N° 249 Amaigrissement à tous les âges
N° 282 Diarrhée chronique chez l'enfant et chez l'adulte

RECOMMANDATIONS ET CONFÉRENCE DE CONSENSUS

Collégiale des universitaires en hépato-gastro-entérologie – 2015
FMC-HGE – Exploration d'une anémie ferriprive d'origine digestive – 2012 www.fmcgastro.org
SIED – De la pratique des biopsies œsogastro-duodénales – 2005 www.sfed.org
FMC-HGE – Maladie cœliaque : de l'enfance à l'âge adulte – 2013 www.fmcgastro.org
Orphanet – Maladie cœliaque – 2012 http://www.orpha.net
HAS – Diagnostic biologique d'une carence en fer : en première intention, doser la ferritine seule – 2011 http://www.has-sante.fr
HAS – Quelles recherches d'anticorps prescrire dans la maladie cœliaque ? – 2007 http://www.has-sante.fr
Hepatoweb – Maladie cœliaque Séminaire DES – 2006 https ://hepatoweb.com

ANTÉRIORITÉ

Dossier 2005 : retard staturo-pondéral et carences chez un nourrisson
Dossier 2006 : maladie cœliaque compliquée
Dossier 2011 : allergie aux protéines du lait de vache chez un nourrisson

Dossier 28

Dépistez-vous !

Faculté	Lille 2 – Droit & Santé
Nom et prénom du rédacteur	Dautrecque Flavien
Nom et prénom du relecteur	Chapelle Nicolas et Mayer Pierre

1 **Une patiente de 55 ans consulte son médecin traitant pour renouvellement de son traitement habituel, comprenant : METFORMINE 1 g matin, midi et soir, AMLODIPINE 5 mg matin. Ses antécédents sont en effet : hypertension artérielle primitive, diabète de type II, une crise de goutte. À cette occasion, vous lui parlez de dépistage. Quel(s) est (sont) le(s) dépistage de masse ?**

a. Cancer de la prostate
b. Cancer du sein
c. Cancer du col de l'utérus
d. Cancer colorectal
e. Cancer cutané

2 **Quelle(s) doit (vent) être la (les) caractéristique(s) d'un dépistage de masse ?**

a. Il doit concerner une maladie à expression précoce
b. Un traitement doit exister
c. Sa spécificité doit être élevée
d. Il permet le diagnostic du cancer
e. Le coût doit être supportable

3 **Vous souhaitez expliquer au patient ce qu'est la prévention et un dépistage ?**

a. La prévention primaire correspond au dépistage
b. La prévention primaire vise à agir sur les facteurs de risque d'une maladie
c. La prévention tertiaire a pour but de diminuer les séquelles liées à une maladie
d. La prévention secondaire correspond au traitement de la maladie suite à un dépistage
e. La prévention primaire permet d'éviter le développement de maladie

4 **Votre patiente vient justement de recevoir la lettre l'invitant au dépistage par son organisme de sécurité sociale. Elle accepte de réaliser le dépistage du cancer colorectal. Comment l'informez-vous sur ce dépistage ?**

a. Dépistage à réaliser tous les 3 ans
b. Dépistage à réaliser entre 45 et 75 ans
c. Dépistage basé sur la recherche de sang occulte dans les selles par test immunologique
d. C'est au médecin traitant de remettre le kit au patient
e. Quand le test est positif, une TDM abdominopelvienne est prescrite à la recherche d'un cancer

5 **Le dépistage revient positif et vous réalisez après informations adéquate de votre patiente, une coloscopie sous anesthésie générale. Vous retrouvez une tumeur de l'angle colique droit, franchissable, sans autre lésion colorectale. Vous réalisez des biopsies qui concluent à un adénocarcinome colique. Quel bilan d'extension réalisez-vous suite à la découverte de cette lésion ?**

a. Endoscopie œso-gastro-duodénale à la recherche d'une lésion haute
b. Radiographie de thorax associée à une échographie abdominale
c. Entéro-IRM précisant les caractéristiques locales de la tumeur
d. Dosage du CA 19.9
e. TDM thoraco-abdominopelvienne

6 **Quelle(s) proposition(s) est (sont) vraie(s) concernant cette imagerie ?**

Voir photo dossier, p. V

a. TDM thoracique en coupe axiale et fenêtre parenchymateuse
b. TDM thoracique en coupe frontale et fenêtre médiastinale
c. IRM thoracique en coupe axiale et fenêtre parenchymateuse
d. TDM thoracique passant au-dessus de T4
e. IRM thoracique passant sous T4

7 **Identifiez les structures numérotées sur ce schéma.**

Voir photo dossier, p. VI

a. 1 : aorte thoracique ascendante – 2 : trachée – 3 : sternum
b. 1 : crosse aortique – 2 : œsophage – 3 : thyroïde
c. 1 : aorte thoracique descendante – 2 : trachée – 3 : thyroïde
d. 1 : crosse aortique – 2 : trachée – 3 : sternum
e. 1 : tronc de l'artère pulmonaire – 2 : trachée – 3 : sternum

8 **Vous n'avez pas retrouvé d'autres lésions à distance que la métastase pulmonaire visualisée à la TDM. La RCP propose à la patiente une colectomie droite associée à une métastasectomie pulmonaire, que la patiente accepte. L'anatomopathologiste vous indique après la résection du primitif que l'adénocarcinome s'étendait jusqu'à la sous-séreuse. Quelle(s) proposition(s) est (sont) exacte(s) ?**

a. Vous pouvez classer cette tumeur cT3NxM1
b. La tumeur n'atteint pas la musculeuse colique
c. La tumeur envahit 5 ganglions
d. Vous pouvez classer la tumeur pT2NxM1b
e. Vous pouvez classer votre tumeur pT3NxM1a

9 **Le patient vous demande de lui réexpliquez ce qu'est une RCP ?**

a. Une réunion de concertation pluridisciplinaire est obligatoire en cancérologie
b. Les RCP n'existent qu'en cancérologie
c. 4 médecins de spécialité différentes doivent être présents
d. La proposition thérapeutique de la RCP doit être strictement appliquée
e. Le dossier d'un patient peut être présentée plusieurs fois en RCP

10 **Quelle prise en charge globale proposez-vous à votre patient ?**

a. Soutien psychologique
b. Prise en charge nutritionnelle
c. Anticoagulation au long cours, à dose préventive par Héparine de Bas Poids Moléculaire
d. Kinésithérapie respiratoire
e. Sociothérapie

11 **Vous engagez une surveillance rapprochée de votre patiente. Les bilans initiaux ne mettent pas en évidence de nouvelle lésion. Entre temps, la patiente a décidé de profiter de la vie. Elle a repris une activité professionnelle et profite de son temps libre et voyage beaucoup. Dernièrement elle est allée pendant 3 semaines au Sénégal. Vous la revoyez pour son suivi quelques jours après son retour, elle signale alors l'apparition de douleurs en hypochondre droit. En poussant votre interrogatoire sur les deux mois qui viennent de s'écouler depuis le retour du Sénégal, vous retrouvez un épisode de diarrhée ayant duré plusieurs jours durant le séjour ainsi qu'une fièvre évoluant depuis quelques jours. À l'examen clinique, vous constatez la fièvre ainsi qu'une hépatomégalie. Quel(s) examen(s) devez-vous réaliser dans ce contexte ?**

a. Imagerie hépatique
b. Frottis sanguin – goûte épaisse
c. Hémocultures
d. Coloscopie
e. Coproculture

12 **Vous réalisez une TDM abdominale à votre cabinet et retrouvez une lésion hypodense du segment III hépatique de 4 cm de diamètre avec hyperdensité périphérique à l'injection de produit de contraste. Quel(s) diagnostic(s) devez-vous évoquer ?**

a. Abcès à pyogènes
b. Amœbose hépatique
c. Échinococcose alvéolaire
d. Métastase hépatique
e. Carcinome hépatocellulaire

13 **Vous souhaitez confirmer ou infirmer le diagnostic d'amœbose hépatique. Quel(s) examen(s) complémentaire(s) devez-vous prescrire ?**

a. Ponction de la lésion en première intention
b. Sérologie *Entamœba histolytica*
c. Examen parasitologique des selles
d. Rectosigmoïdoscopie avec prélèvements per endoscopique
e. Frottis sanguin à la recherche des trophozoïtes

14 **Vous confirmez le diagnostic d'amœbose hépatique. Quelle(s) proposition(s) est (sont) vraie(s) concernant cette pathologie ?**

a. *Entamœba histolytica* est un parasite cosmopolite
b. Il faut notamment l'évoquer en cas de retour de voyage
c. La forme intestinale peut précéder de plusieurs années la forme hépatique
d. La transmission est oro-orale
e. L'hôte définitif est le chien et l'homme est un hôte accidentel

15 **Quel traitement mettez-vous en place ?**

a. MÉTRONIDAZOLE *per os*
b. PRAZIQUANTEL *per os*
c. TILIQUINOL *per os*
d. HYDROXYCHLOROQUINE *per os*
e. Ponction de l'abcès

■ **Question 1** (5 points)
Réponses EXACTES : B-D

Commentaires Le dépistage des cancers du sein et colorectal sont des dépistages de masse organisés par la Sécurité Sociale.

Ils doivent être réalisés entre 50 et 74 ans. Le dépistage du cancer du sein se fait par un examen clinique et une mammographie réalisée tous les deux ans. Le dépistage du cancer colorectal se fait tous les deux ans par une recherche immunologique de sang dans les selles.

■ **Question 2** (5 points)
Réponses EXACTES : B-E

Commentaires

Maladie	Population	Test de dépistage
Problème de santé publique	Cible identifiée et sensibilisée	Sensibilité élevée
Évolution lente et expression tardive	Ayant accès aux moyens diagnostiques et thérapeutiques	Reproductible
Traitement existant		Acceptable
Pronostic amélioré par un traitement précoce		Effets indésirables inférieurs aux bénéfices attendus
		Coût supportable

■ **Question 3** (10 points)
Réponses EXACTES : B-C-E
Indispensable : E

Commentaires La prévention primaire a pour objectif d'éviter le développement de maladie en agissant sur les facteurs de risque de risque de la maladie.

La prévention secondaire correspond au dépistage, il s'agit d'identifier précocement une maladie.

La prévention tertiaire a pour but d'éviter les séquelles liées à une maladie ou à son traitement.

■ **Question 4** (5 points)
Réponses EXACTES : C-D

Commentaires Le dépistage du cancer colorectal est un dépistage de masse.

Il doit être réalisé tous les 2 ans entre 50 et 74 ans. Le patient est invité par courrier à consulter son médecin traitant pour que lui soit remis le kit.

Il devra faire un prélèvement de selles qui servira à la recherche de sang occulte par test immunologique.

En cas de positivité (5 % des cas), une coloscopie sera réalisée afin de rechercher un adénome ou un cancer colique.

■ **Question 5** (5 points)
Réponse EXACTE : E

Commentaires Le bilan d'extension d'une tumeur colique comprend :

- coloscopie totale à la recherche d'une lésion synchrone ;
- dosage de l'ACE dans un objectif de suivi ;
- TDM thoraco-abdominopelvienne à la recherche de métastases à distance.

Le couple Radio thoracique/Échographie abdominale ne doit plus être utilisée du fait de la disponibilité et de la performance de la TDM avec injection de produit de contraste.

Question 6 (10 points)
Réponses EXACTES : A-D

Commentaires Il s'agit d'une TDM thoracique en coupe parenchymateuse passant au-dessus de T4 (car la trachée ne s'est pas encore divisée en bronche souche).

On identifie une structure anormale du poumon gauche, spiculée hyperdense, faisant suspecter une métastase pulmonaire.

Question 7 (5 points)
Réponse EXACTE : D

Question 8 (10 points)
Réponse EXACTE : E
Inacceptable : C

Commentaires Extension locale des tumeurs colorectales :

- T1 : sous-muqueuse ;
- T2 : musculeuse ;
- T3 : sous-séreuse ;
- T4a : tumeur envahissant la séreuse ;
- T4b : tumeur envahissant un organe de voisinage.

M1 si métastase à distance :

- M1a si une seule localisation ;
- M1b si plusieurs localisations.

p = classification anatomopathologique

c = classification clinique

Le nombre de ganglions envahit n'est pas précisé ici par l'anatomopathologiste, il n'est donc pas possible de classer le statut N.

Question 9 (5 points)
Réponses EXACTES : A-E

Commentaires La réunion de concertation pluridisciplinaire rassemble des médecins d'au moins 3 spécialités différentes afin de prendre la décision la plus adaptée à la situation d'un patient.

Elle est obligatoire en cancérologie mais existe aussi dans d'autres pathologies (Hépatite C, obésité...).

La RCP propose une thérapeutique et celle-ci doit être expliquée au patient qui peut la refuser en partie ou en totalité. Par ailleurs, il faut rediscuter de la prise en charge en cas de nouvelles données ; la proposition ne doit donc pas être strictement appliquée.

En fonction de l'évolution sous traitement, le dossier peut être présenté plusieurs fois en RCP afin de définir de nouvelles thérapeutiques.

Question 10 (5 points)
Réponses EXACTES : A-B-D-E
Inacceptable : C

Commentaires La prise en charge globale du patient doit comprendre :

- soutien psychologique pour le patient et sa famille ;

- soins de confort :
  - antalgie adaptée à la douleur ;
  - prise en charge nutritionnelle ;
  - traitement symptomatique en fonction des symptômes du patient ;
- kinésithérapie respiratoire du fait de la prise en charge chirurgicale, notamment du fait d'une diminution du volume pulmonaire liée à la métastasectomie ;
- sociothérapie :
  - affection longue durée ;
  - adaptation du poste de travail ;
  - mise en invalidité si nécessaire.

Question 11 (5 points)
Réponses EXACTES : A-B-C

Commentaires Devant toute fièvre au retour de voyage, la recherche du paludisme doit être effectuée par la réalisation d'un frottis sanguin et d'une goutte épaisse. Des hémocultures aéro-anaérobies doivent compléter les prélèvements ainsi qu'un bilan sanguin standard comprenant la recherche d'un syndrome inflammatoire.

Une hépatomégalie non connue jusqu'alors doit faire réaliser une imagerie hépatique à visée étiologique.

Le patient ne présentant plus de diarrhée, la coproculture est négative. En dehors d'autres arguments pour une récidive tumorale la coloscopie ne doit pas être réalisée, la diarrhée étant d'origine infectieuse probable.

Question 12 (10 points)
Réponses EXACTES : A-B-D
Indispensable : D

Commentaires Une image telle que décrite ici doit faire envisager ces trois diagnostics. Dans ce contexte de néoplasie antérieure, une métastase avec centre nécrotique ne doit pas être négligée.

L'échinococcose alvéolaire donne une image multivésiculaire au sein du parenchyme hépatique, qui pourrait également faire envisager le diagnostic de métastase.

Le CHC donne une image hétérogène hypodense se réhaussant à l'injection de produit de contraste et devenant isodense au temps tardif. Par ailleurs, ici il n'est pas décrit de cirrhose du foie.

Question 13 (5 points)
Réponse EXACTE : B

Commentaires La sérologie est le seul examen indispensable en cas de suspicion de forme hépatique d'amœbose.

L'examen parasitologique des selles n'est utile qu'en cas de forme intestinale.

La ponction ne doit pas être réalisée en première intention notamment en l'absence de certitude avec les diagnostics différentiels.

Question 14 (5 points)
Réponses EXACTES : A-B-C

Commentaires L'amœbose hépatique est liée un parasite, Entamœba histolytica qui est cosmopolite mais endémique dans les pays tropicaux.

Il faut donc l'évoquer principalement en cas de retour de voyage.

Deux tableaux sont possibles :

- amœbose intestinale aiguë :
  - typiquement syndrome dysentérique afébrile ;
  - le plus souvent, selles molles multiples ;
  - peut passer inaperçue ;
- amœbose hépatique :
  - peut survenir plusieurs années après la forme intestinale ;
  - tableau d'hépatalgie fébrile.

Question 15 (10 points)

Réponses EXACTES : A-C

Commentaires Le traitement de l'amœbose hépatique repose sur la prescription d'un amœbicide tissulaire (MÉTRONIDAZOLE *per os* pendant 10 jours) suivi d'un amœbicide de contact (TILIQUINOL *per os* 10 jours).

Le contrôle de la sérologie ou de l'imagerie n'a pas d'intérêt.

Le syndrome inflammatoire biologique doit régresser.

La ponction de l'abcès ne doit s'envisager qu'en cas de risque de rupture ou de signes compressifs.

ITEMS TRAITÉS

N° 168 UE 6 Parasitoses digestives : giardiose, amœbose, téniasis, ascaridiose, oxyurose

– 2015 Dossier 6

Centers for Disease Control and Prevention http://www.cdc.gov/az/h.html

Polycopié national – ANOFEL - 2014 http://umvf.univ-nantes.fr/parasitologie/poly-parasitologie.pdf

N° 267 UE 8 Douleurs abdominales et lombaires aiguës chez l'enfant et chez l'adulte

– 2007 Dossier 4

N° 273 UE 8 Hépatomégalie et masse abdominale

N° 298 UE 9 Tumeurs du côlon et du rectum

– 2005 Dossier 7

– 2007 Dossier 2

Dépistage et prévention du cancer colorectal

http://www.has-sante.fr/portail/jcms/c_1623732/fr/depistage-et-prevention-du-cancer-colorectal

Dossier 29

Un teint hâlé

Faculté	Lille 2 – Henri Warembourg
Nom et prénom du rédacteur	Mayer Pierre
Nom et prénom du relecteur	Chapelle Nicolas et Dautrecque Flavien

Énoncé

Vous voyez ce jour aux urgences une jeune femme de 45 ans Madame O. avec son mari. En lui serrant la main vous majorez de manière extrêmement importante la douleur. Elle vient car depuis maintenant une semaine elle se sent très fatiguée et présente d'importantes douleurs au niveau du poignet droit. Il n'y a pas de notion de traumatisme du membre supérieur droit. Madame O. est secrétaire de direction elle est donc très handicapée dans son travail et a besoin d'une solution rapide a son problème. Elle n'a pas d'antécédent notable. La douleur survient même dans la nuit l'empêchant de dormir et le matin il faut presque 1 heure avant de pouvoir commencer à bouger un peu l'articulation du poignet droit. Enfin lorsqu'elle sollicite son poignet droit la douleur s'améliore un peu. Elle n'est que partiellement soulagée par la prise d'antalgique simple. Vous examinez le poignet de Madame O. Celui-ci est gonflé, rouge douloureux à la palpation. On retrouve une impotence fonctionnelle majeure du poignet droit, enfin vous mettez en évidence un épanchement articulaire. Vous reproduisez la douleur à la mobilisation active et passive du poignet. Les autres articulations sont normales. Il n'y a pas de lésions cutanées ni d'adénopathies satellites. Les constantes retrouvent uniquement un fébricule à 38,7 °C. Le reste de l'examen clinique est normal.

1 **QROC – Quel est le diagnostic à éliminer de toute urgence ?**

....

2 **Quel(s) examen(s) complémentaire(s) demandez-vous ?**

a. Ponction articulaire
b. Hémoculture(s)
c. Bilan biologique (NFS, ionogramme sanguin, urée, créatininémie, CRP)
d. Radiographie des poignets de face et de profil
e. Scanner des poignets

Le bilan biologique est normal mise à part un syndrome inflammatoire biologique et une hyperleucocytose. Voici les résultats du liquide articulaire que vous avez ponctionné :

- liquide citrin ;
- globules blancs 750/mm^3 ;
- absence de germes à l'examen direct ;
- présence de cristaux de type pyrophosphate de calcium dihydraté.

La radiographie du poignet droit de face retrouve des calcifications du ligament triangulaire du carpe droit avec pincement des interlignes articulaires des 2e et 3e articulations métacarpo-phalangiennes.

3 **Quel est votre diagnostic final ?**

a. Arthrite goutteuse du poignet droit
b. Arthrite septique du poignet droit
c. Chondrocalcinose du poignet droit
d. Polyarthrite rhumatoïde
e. Spondylarthropathie

4 **Quel(s) traitement(s) mettez-vous en place ?**

a. Repos articulaire
b. Glaçage
c. Attelle de poignet droit
d. Traitement antalgique par AINS *per os*
e. Régime hypocalcémiant

Juste avant de partir le mari de Madame O. vous apprend qu'il y a déjà eu des épisodes un peu similaires notamment au niveau des genoux qui n'avaient pas inquiété le médecin traitant du fait d'une évolution simple sous traitement antalgique. Il vous demande également s'il y a quelque chose à faire pour sa femme qui depuis 3-4 mois est de plus en plus fatiguée. De plus bien que leurs dernières vacances remontent à il y a plus d'un 1 an elle reste extrêmement bronzée sans qu'elle ne s'expose particulièrement au soleil.

5 **Au vu de ces nouveaux éléments et la survenue d'une poussée de chondrocalcinose chez une femme jeune et sans antécédents, quelle pathologie devez-vous rechercher impérativement ?**

a. Maladie de Crohn
b. Maladie d'Addison
c. Maladie de Wilson
d. Hémochromatose
e. Hyperparathyroïdie

6 **Quelles autres atteintes d'organes allez-vous rechercher après avoir évoqué la pathologie de la question précédente ?**

a. Atteinte gonadique
b. Atteinte cardiaque
c. Atteinte oculaire
d. Atteinte hépatique
e. Atteinte intestinale

7 **Quel est votre bilan complémentaire ?**

a. Bilan hépatique (ASAT, ALAT, γ-GT, phosphatase alcaline, bilirubine totale et conjuguée)
b. Bilan phosphocalcique
c. Cuprémie
d. Bilan martial (fer sérique, ferritine, coefficient de saturation de la transferrine)
e. Recherche d'ASCANCA

8 **Quelles sont les mutations impliquées dans l'hémochromatose HFE ?**

a. C282Y
b. F508
c. H63D
d. NOD2
e. V617F

9 **Quel(s) traitement(s) peut-on proposer ?**

a. Saignées avec phase d'induction initiale tous les 3 jours, suivie d'une phase d'entretien
b. Régime pauvre en fer
c. Chélateurs du fer *per os*
d. Plasmaphérèse
e. Saignées avec phase d'induction initiale tous les 7 jours, suivie d'une phase d'entretien

Une fois le diagnostic posé et certain avec confirmation d'un coefficient de saturation de la transferrine > 60 % et la présence de la mutation C282Y à l'état homozygote, vous suivez Madame O. en consultation de manière régulière. Malheureusement celle-ci n'est pas des plus observante et vient au mieux une fois sur trois. Le traitement mis en place est donc peu efficace est la ferritinémie que vous dosez régulièrement reste très largement au-dessus de la barre fixé des 50 µg/l. Elle consulte ce jour (après 8 ans d'évolution de sa maladie sans réel suivi) en urgence car elle a vomi du sang le matin même. Les constantes sont bonnes. L'examen clinique retrouve une hépatomégalie avec présence d'angiome stellaire à la partie supérieur du thorax et une érythrose palmo-plantaire. Voici d'ailleurs le dernier bilan de Madame O. :

- NFS : leucocytes 7 800/mm^3, Hb 8,7 g/dl, plaquettes 105 000/mm^3 ;
- hémostase : TP 53 %, INR 1,3, TCAr 1,1 ;
- ionogramme sanguin : Na+ 135 mmol/l, K+ 4,3 mmol/l, Ca2+ 2,3 mmol/l ;
- fonction rénale : urée 4,6 mmol/l, créatininémie 75 µmol/l ;
- bilan hépatique : ASAT 225 UI/l (N < 35 UI/l), ALAT 175 UI/l (N < 34UI/l), γ-GT 350 UI/l (N < 55 UI/l), phosphatase alcaline 478 UI/l (N < 115 UI/l), bilirubine totale 25 µmol/l et bilirubine conjuguée 18 µmol/l ;
- bilan maritial : fer sérique 250 µmol/l, ferritinémie 320 µg/l, coefficient de saturation de la transferrine 65 %.

10 **Devant cette suspicion d'hémorragie digestive que faites-vous en première intention ?**

a. Sonde nasogastrique en aspiration
b. Mise en place d'une perfusion continue d'inhibiteur de la pompe à proton
c. Pose de 2 voies veineuses périphériques de bon calibre
d. Mise en place d'une perfusion continue de drogue vaso-active type sandostatine
e. Antibioprophylaxie systématique devant toute hémorragie digestive haute

11 **Vous débutez la fibroscopie œsogastroduodénale pour essayer de réaliser une hémostase endoscopique. Il s'agit d'un saignement sur des varices œsophagiennes, quel traitement endoscopique allez-vous essayer de réaliser ?**

a. Injection de sérum adrénaliné
b. Pose de clip hémostatique sur les varices œsophagiennes
c. Encollage des varices œsophagiennes via une colle biologique
d. Ligature élastique des varices œsophagiennes
e. Photo-coagulation au plasma d'argon

Vous avez ligaturé avec succès les varices œsophagiennes de Madame O.

☛ *Voir photo dossier, p. XX*

12 **Devant la suspicion d'une cirrhose sans présumer de l'étiologie quel est le bilan initial que vous réalisez ?**

a. Sérologies virales (VHB, VHC, VHE)
b. Bilan martial
c. Bilan lipidique
d. Échographie abdominale
e. Auto-anticorps des hépatopathies auto-immunes

Au décours de l'épisode aigu Madame O. présente des troubles de la mémoire et une désorientation spatio-temporelle. Son discours est franchement incohérent et de plus il existe un franc ralentissement idéo moteur.

13 **Quel(s) diagnostic(s) devez-vous évoquer ?**

a. Encéphalopathie hépatique
b. Accident vasculaire cérébral
c. Hypoglycémie
d. Maladie d'Alzheimer
e. Encéphalopathie de Gayet-Wernicke

14 **Après avoir éliminé toutes les autres causes vous concluez à une encéphalopathie hépatique. Quel(s) est (sont) le(s) traitement(s) de l'encéphalopathie hépatique ?**

a. Traitement anxiolytique par benzodiazépine type Diazépam 10 mg x3/j.
b. Traitement par disaccharides non absorbables type lactulose 2 sachets x3/j.
c. Traitement par antibiotique non absorbable type rifaximine 550 mg x2/j.
d. Transplantation hépatique
e. Traitement de la probable cause de l'encéphalopathie si celle-ci est retrouvée

15 **Si une transplantation hépatique était proposée à Madame O., quelles contre-indications rechercheriez-vous ?**

a. Âge > 65 ans
b. Affections extra-hépatiques graves
c. Cancer non hépatique
d. Antécédents psychiatriques familiaux
e. Encéphalopathie hépatique chronique

■ **Question 1** (2,5 points)
Réponse EXACTE : arthrite septique, mono-arthrite septique, arthrite infectieuse, mono-arthrite infectieuse

Commentaires Devant ce tableau clinique, il est fondamental de penser à une arthrite septique, c'est un diagnostic à éliminer en urgence. Il existe une mise en jeu du pronostic fonctionnel avec risque de lésions irréversibles l'articulation. De plus il existe également un risque de septicémie associé.

Il s'agit de douleur d'horaire inflammatoire avec dérouillage matinal > 30 minutes, concernant une articulation. À l'examen physique on retrouve des éléments en faveur d'une mono-arthrite sans présumer de l'étiologie tel que les signes inflammatoires locaux ou la présence d'un épanchement articulaire.

■ **Question 2** (10 points)
Réponses EXACTES : A-B-C-D (si oubli de A = > 0 à la question)

Commentaires Devant cette suspicion d'arthrite septique il est impératif de réaliser une ponction articulaire ce qui permettra de confirmer ou d'infirmer le diagnostic et cela en fonction notamment du nombre de PNN.

On réalise également des radiographies du poignet de face et de profil pour rechercher des signes indirects d'arthrite :

- pincement diffus de l'interligne articulaire ;
- déminéralisation osseuse ;
- ostéocondensation ;
- érosions osseuses.

Devant un fébricule à 38,7 °C on réalisera un bilan infectieux avec biologie standard pour rechercher un syndrome inflammatoire ou des complications du sepsis ainsi que des hémocultures de manière systématique.

■ **Question 3** (7 points)
Réponse EXACTE : C

Commentaires On peut en effet ici poser le diagnostic de chondrocalcinose car l'ensemble des éléments concordent.

On retrouve une arthrite d'apparition récente chez une femme jeune, d'horaire inflammatoire avec dérouillage matinale > 30 minutes et amélioration au fur et à mesure de la journée. La présence d'un fébricule est tout à fait plausible dans ce contexte de poussée aiguë.

La formule de la ponction articulaire permet d'éliminer une arthrite septique car on a PNN < 2 000/mm^3, le liquide est citrin et on ne note pas la présence de germes à l'examen direct. Enfin le plus important c'est que l'on retrouve des cristaux de pyrophosphate de calcium dihydraté permettant de poser le diagnostic aisément.
On retrouve enfin à la radiographie du poignet des calcifications caractéristiques au niveau des cartilages articulaires notamment, ici typiquement au niveau du ligament triangulaire du carpe.

■ **Question 4** (3 points)
Réponses EXACTES : A-B-C-D

Commentaires Il s'agit ici de soulager la douleur en mettant au repos l'articulation en attendant que l'accès de chondrocalcinose passe. Cela peut éventuellement justifier d'un arrêt de travail court comme la patiente est secrétaire. Pour la mise au repos on aura recours également à une attelle de poignet droit. Pour soulager la douleur on pourra prescrire une poche de glace et des anti-inflammatoires non stéroïdiens type ibuprofène très efficace dans ce genre de pathologie pour une durée de 1 à 2 semaines maximum.

Il n'y a aucun intérêt à effectuer un régime particulier par contre il faudra s'efforcer de chercher une cause à la chondrocalcinose et notamment une cause secondaire.

Question 5 (10 points)

Réponse EXACTE : D

Commentaires Devant tout diagnostic de chondrocalcinose et notamment chez le sujet jeune de moins de 50 ans il faudra évoquer et rechercher activement une forme secondaire :

- hémochromatose HFE d'autant plus quand elle est comme c'est ici le cas, associée à une atteinte spécifique des 2e et 3e rayons de la main ;
- hyperparathyroïdie primitive asymptomatique.

Question 6 (15 points)

Réponses EXACTES : A-B-D-E

Commentaires L'hémochromatose HFE correspond à une surcharge en fer. Il s'agit d'une pathologie génétique autosomique récessive. De ce fait il s'agit d'une maladie pouvant toucher différents organes, l'atteinte hépatique est souvent au premier plan. Initialement la maladie est asymptomatique puis plus le temps passe et plus la maladie s'exprime. On distingue 5 stades à cette maladie. Les atteintes des différents organes sont corrélées avec le stade de la maladie.

Stadification de l'hémochromatose HFE :

Stade	Coefficient de saturation de la transferrine	Expression clinique
0	< 45 %	nulle
1	> 45 %	nulle
2	> 45 %	Apparition des premiers symptômes plutôt aspécifiques
3	> 45 %	Expression clinique plus franche avec altération de la qualité de vie
4	> 45 %	Expression clinique franche avec atteinte organique sévère

On retrouve comme atteinte d'organe à partir du stade 2 :

- atteinte hépatique avec hépatomégalie plus ou moins marquée. On retrouve des perturbations du bilan hépatique ;
- atteinte cutanée avec mélanodermie principalement ;
- atteinte ostéo-articulaire avec atteinte des petites articulations notamment les 2e et 3e articulations métacarpo-phalangiennes de la main (signe de la poignée de main) avec douleurs articulaires d'horaire inflammatoire. Ces atteintes peuvent mimer un accès goutteux ;
- atteinte gonadique avec hypogonadisme hypogonadotrope par atteinte de l'hypophyse (impuissance, baisse de la libido, atrophie testiculaire...) ;
- atteinte pancréatique qui est tardive est qui donne un diabète secondaire insulino-requérant (destruction des cellules β des îlots de Langerhans) ET insulino-résistant (atteinte hépatique) ;
- atteinte cardiaque avec troubles du rythme, insuffisance cardiaque dans le cadre d'une cardiomyopathe dilatée, plus rarement restrictive.

- **Question 7** (5 points)
Réponses EXACTES : A-B-D

Commentaires Il s'agit ici d'une suspicion d'hémochromatose avec présence de symptômes, on se doit donc d'une part de confirmer le diagnostic en réalisant un bilan martial comprenant au moins un dosage du fer, une ferritinémie, un coefficient de saturation de la transferrine.

Ici il existe une atteinte d'organe (articulaire) de ce fait on devra rechercher les autres atteintes d'organes notamment hépatique (bilan hépatique complet + échographie abdominale), pancréatique (glycémie à jeun), cardiaque (échographie trans-thoracique), osseuse (bilan phospho-cacique et ostéodensitométrie si facteurs de risque d'ostéoporose associés), et un bilan endocrinien.

- **Question 8** (5 points)
Réponses EXACTES : A-C

Commentaires L'hémochromatose est une maladie génétique de transmissions autosomique récessive. Il s'agit de mutations touchant le gène HFE présent sur le bras court du chromosome 6. On distingue plusieurs types d'hémochromatose.

L'hémochromatose de type 1 est la plus fréquente, on retrouve une mutation sur le gène HFE-1. La plus fréquente est la mutation C282Y présente à l'état homozygote chez le sujet malade. Il s'agit du remplacement d'une cystéine par une tyrosine en position 282 sur le gène HFE. Il existe d'autres mutations sur le gène HFE plus rares. Il faut cependant connaître également la mutation H63D qu'on peut retrouver à l'état hétérozygote H63D/C282Y chez des sujets prédisposés à une expression clinique de la maladie. Dernier point important la pénétrance de la maladie est INCOMPLÈTE.

Il existe également une hémochromatose de type 2 dite juvénile et une hémochromatose de type 3 dont le diagnostic se fera uniquement après avoir éliminé une hémochromatose de type 1.

- **Question 9** (10 points)
Réponse EXACTE : E

Commentaires Le traitement de première intention de l'hémochromatose génétique repose sur la réalisation de saignées pour d'une part diminuer la surcharge en fer en stimulant l'érythropoïèse par spoliation volontaire en sang et d'autre part pour prévenir la reconstitution de la surcharge en fer. Pour se faire on distingue 2 temps au traitement :

- la phase d'induction ou on réalise des saignées rapprochées afin de diminuer la surcharge en fer. Les saignées ont lieu environ toutes les semaines, on retire 7 ml/kg sans dépasser 550 ml par saignées. On adaptera le volume pour la personne âgée et aux antécédents cardio-vasculaires. L'objectif est d'obtenir une ferritinémie ≤ 50 µg/l ;
- la phase d'entretien commence une fois l'objectif de ferritinémie obtenue. On commence à espacer progressivement les saignées. On ajustera le volume et la périodicité des saignées afin de toujours avoir une ferritinémie ≤ 50 µg/l.

Il est nécessaire quelle que soit la phase de contrôler en plus de la ferritinémie la NFS.

Il n'y a pas d'intérêt à effectuer un régime pauvre en fer dans le cas de l'hémochromatose. Les chélateurs du fer n'ont pas d'indication ici chez cette patiente non anémiée. Ils seront utilisés par voie orale ou parentérale dans le cadre des surcharges en fer auquel s'associe une anémie. On ne les utilise qu'exceptionnellement.

L'érythrophérèse n'a pas non plus de place chez cette patiente. Il faut juste savoir qu'on peut y avoir recours mais de façon exceptionnelle.

- **Question 10** (10 points)
Réponses EXACTES : B-C-D

Commentaires La prise en charge médicale avant endoscopie d'un patient tout venant pour une hématémèse sans préjuger de la cause se déroule schématiquement ainsi :

- mise à jeun strict en position demi-assise ;
- nécessité d'avoir des abords veineux de bon calibre, pose de 2 voies veineuses périphériques pour permettre un remplissage vasculaire et des transfusions itératives ;
- réalisation en urgence d'un bilan biologique avec NFS et coagulation ainsi qu'un bilan pré-transfusionnel ;
- démarrage d'une perfusion continue d'inhibiteur de la pompe à proton type ésoméprazole 80 mg en bolus IVD puis 8 mg/h pour une durée de 3 jours ;
- ici on soupçonne également une origine liée à une hypertension portale, de ce fait on démarrera une perfusion continue de drogue vasoactive splanchnique type sandostatine 25 µg/h pendant 5 jours si cette hypothèse se confirme.

La pose d'une sonde nasogastrique n'a ici pas d'intérêt dans la prise en charge de l'hématémèse. L'antibioprophylaxie dans les hémorragies digestives est réservée aux hémorragies par rupture de varices car elle améliore la survie chez le cirrhotique. On utilisera par exemple de la Rocéphine 1 g/24 heures on prévient ainsi l'infection spontanée du liquide d'ascite.

- **Question 11** (2,5 points)
Réponse EXACTE : D

Commentaires Il n'y a qu'un seul traitement à proposer endoscopiquement dans le cas de rupture de varices œsophagiennes, il s'agit de la ligature élastique de celles-ci.

On commencera toujours par ligaturer en bas de l'œsophage et on remontera le long des cordons variqueux. Le principe est simple on cherche à créer une « nécrose » de la varice.

Il existe un risque de saignement après cette procédure (environ 5-7 jours après) il s'agit de la chute d'escarre.

- **Question 12** (5 points)
Réponses EXACTES : A-B-C-D

Commentaires Il s'agit du bilan HAS 2008 devant la suspicion de cirrhose. Il s'agit de rechercher les principales causes de cirrhose et de faire le point sur la fonction hépatique. Pour rappel la cirrhose d'origine alcoolique est un diagnostic d'élimination.

On effectue ainsi :

- NFS, plaquettes ;
- bilan hépatique complet (ASAT, ALAT, PAL, γGT, bilirubinémie) ;
- TP ;
- glycémie à jeun, exploration d'une anomalie lipidique ;
- sérologies virales des hépatites B, C ;
- bilan martial complet ;
- électrophorèse des protéines plasmatiques ;
- échographie abdominale.

Question 13 (15 points)
Réponses EXACTES : A-B-C

Commentaires Il convient d'éliminer l'ensemble des diagnostics de troubles neurologiques aigus chez cette patiente avant de conclure au diagnostic d'encéphalopathie hépatique qui est un diagnostic d'élimination.

On ne retient pas le diagnostic de maladie d'Alzheimer du fait du jeune âge de la patiente, ni celui d'encéphalopathie de Gayet-Wernicke qui est dû à un déficit en vitamine B1 chez le patient alcoolique.

Question 14 (4 points)
Réponses EXACTES : B-C-D-E

Commentaires L'encéphalopathie hépatique résulte d'un défaut d'élimination des toxiques par le foie du fait d'une insuffisance hépatocellulaires et de leur action sur le foie via les shunt porto-caves.

Le traitement de l'encéphalopathie hépatique repose avant tout sur le traitement de la cause de celle-ci.

On aura ensuite recours à un traitement par Lactulose pour essayer de lever l'encéphalopathie hépatique, l'inconvénient majeur de ce traitement est son action laxative. On aura recours à ce médicament en traitement curatif mais aussi en prévention secondaire.

En cas d'échec du traitement par Lactulose on pourra utiliser un antibiotique non absorbable le Rifaximine pour la prévention secondaire des récidives d'encéphalopathie hépatique.

La transplantation hépatique est le traitement radical de l'encéphalopathie hépatique car elle corrige d'une part l'insuffisance hépatocellulaire et d'autre part l'hypertension portale.

Les médicaments dépresseurs du système nerveux central sont contre indiqué chez les cirrhotiques car ils sont très pourvoyeur d'encéphalopathie hépatique. À noter que les laxatifs peuvent également être responsables de ces états.

Question 15 (3 points)
Réponses EXACTES : A-B-C-D

Commentaires La transplantation hépatique est le seul traitement radical de la cirrhose lorsque celle-ci est décompensée. Elle s'envisage dans différents cas de figure notamment les insuffisances hépatocellulaires très importantes ou les complications de la cirrhose réfractaire aux traitements de référence bien conduit. Il existe bien évidemment des contre-indications à la transplantation hépatique notamment du fait de la pénurie de greffons. Sont récusés de la transplantation :

- les patients de plus de 65 ans ;
- les patients atteints d'affections extra-hépatiques graves ;
- les patients atteints de cancers évolutifs non hépatiques ;
- les patients souffrants de troubles psychiatriques.

ITEMS TRAITÉS

N° 153 Infections ostéo articulaires (IOA) de l'enfant et de l'adulte
N° 194 Arthropathie microcristalline
N° 196 Douleur et épanchement articulaire. Arthrite d'évolution récente
N° 272 Splénomégalie
N° 273 Hépatomégalie et masse abdominale
N° 275 Ictère
N° 276 Cirrhose et complications
N° 277 Ascite
N° 215 Pathologie du fer chez l'adulte et l'enfant
N° 350 Hémorragie digestive

RECOMMANDATIONS ET CONFÉRENCE DE CONSENSUS

Collégiale des universitaires en hépato-gastro-entérologie – 2015
Collège français des enseignants en rhumatologie – 2015
HAS – Prise en charge de l'hémochromatose liée au gène HFE (hémochromatose de type 1) – 2005 www.has-sante.fr
HAS – Evaluation clinique et économique du dépistage de l'hémochromatose HFE1 en 2004 – 2004 www.has-sante.fr
AFEF-ACHBT-HAS – Conférence de consensus Indications de la transplantation hépatique – 2005 www.sfed.org
HAS – Critères diagnostiques et bilan initial de la cirrhose non compliquée – décembre 2008 www.has-sante.fr
HAS – Surveillance des malades atteints de cirrhose non compliquée et prévention primaire des complications – 2007 www.has-sante.fr
HAS – Méthodes d'évaluation de la fibrose hépatique au cours des hépatopathies chroniques – décembre 2006 www.has-sante.fr
Thésaurus national de cancérologie digestive – Carcinome hépatocellulaire – 2015 http://www.tncd.org
HAS – Prise en charge des complications chez les malades atteints de cirrhose – 2007 www.has-sante.fr
HAS – Prise en charge de l'hémochromatose liée au gène HFE (hémochromatose de type 1) juillet 2005 www.has-sante.fr

ANTÉRIORITÉ

Aucune

Dossier 30 — *Recto Chimio Radio*

Faculté	Lille 2 – Droit & Santé
Nom et prénom du rédacteur	Dautrecque Flavien
Nom et prénom du relecteur	Chapelle Nicolas et Mayer Pierre

1 **Vous recevez un patient de 67 ans pour une émission sanglante digestive basse. Il s'agit d'un homme ayant pour antécédent : plusieurs fractures dont une du col fémoral droit ayant permis la découverte d'une ostéoporose, un pneumothorax à l'adolescence, une dyslipidémie. Quelle(s) caractéristique(s) de cette émission devez-vous faire préciser au patient ?**

a. Sang mélangé aux selles
b. Émission glaireuse
c. Présence de résidus alimentaires
d. Présence d'épreintes ou de ténesmes
e. Association à une hématurie

2 **Que faites-vous précisez à l'interrogatoire de votre patient pour orienter vers l'étiologie des rectorragies ?**

a. Participation au dépistage individuel du cancer colo-rectal
b. Antécédents familiaux de diverticules coliques
c. Antécédents hémorroïdaires ou diverticulaires
d. Composition des derniers repas
e. Prise de traitement anti-coagulant

3 **Quelle(s) pathologie(s) peut (vent) être une étiologie de rectorragie non compliquée de signes d'hypovolémie ou de choc ?**

a. MICI
b. Ulcère gastro-duodénal
c. Angiodysplasies coliques
d. Rupture de varices œsophagiennes
e. Colite ischémique

4 **Votre patient présente donc des émissions afécales glairo-sanglantes avec faux besoins. Il n'y a pas de troubles récents du transit et pas d'altération de l'état général. Vous décidez de réaliser un examen proctologique. Quelle(s) proposition(s) est (sont) vraie(s) ?**

a. Salle fermée avec éclairage de bonne qualité
b. Informations du patient sur les objectifs et les principes de cet examen
c. Le toucher rectal et l'anuscopie sont obligatoires
d. Vous recherchez une tumeur du sigmoïde
e. Une marisque pourra être l'étiologie de la rectorragie

5 **L'examen proctologique est normal et le patient n'a présenté que cet épisode unique de rectorragies. Comment poursuivez-vous les explorations ?**

a. Angio-TDM afin de rechercher l'origine de l'hémorragie
b. NFS
c. Rectosigmoïdoscopie
d. Coloscopie totale
e. Endoscopie œso-gastro-duodénale

6 **La coloscopie est réalisée 48 heures plus tard et permet la découverte d'une lésion rectale bourgeonnante, saignant facilement au contact, située au niveau du moyen rectum. Quel bilan d'extension pouvez-vous réaliser ?**

a. IRM thoraco-abdomino-pelvienne
b. Dosage de l'ACE
c. Dosage de l'alphafœtoprotéine
d. IRM pelvienne
e. Écho-endoscopie rectale

7 **Après confirmation du diagnostic d'adénocarcinome rectal par l'anatomopathologiste, vous décidez de l'annoncer au patient. Quelle(s) proposition(s) est (sont) exactes ?**

a. Vous devez respecter les étapes du plan cancer
b. Les 5 temps sont : temps médical, temps paramédical, temps des soins de support, temps d'articulation avec la médecine de ville, temps d'explication à la famille
c. Elle doit se faire dans des conditions adéquates
d. La personne de confiance peut être présente si le patient le souhaite
e. La personne de confiance a été instaurée par la loi Kouchner du 4 mars 2002

8 **Le bilan d'extension permet d'envisager une chimio-radiothérapie première suivie d'une éventuelle résection chirurgicale rectale. Quel(s) résultat(s) du bilan permet (tent) cette conduite à tenir ?**

a. Métastase hépatique unique
b. Absence de métastase
c. Présence de trois métastases hépatiques
d. Carcinose péritonéale isolée
e. Métastase pulmonaire unique

9 **La chimiothérapie par OXALIPLATINE et 5-FLUOROURACIL est décidée avec l'accord de votre patient. Vous l'avez préalablement informé des effets secondaires possibles de ces chimiothérapies. Quel(s) est (sont)-il(s) ?**

a. Ototoxicité
b. Syndrome main pied
c. Insuffisance cardiaque aiguë
d. Neuronopathie sensitive
e. Alopécie

10 **Le patient est très coquet et parmi tous les effets indésirables que vous lui avez cités, l'alopécie l'inquiète tout particulièrement. Quelle prise en charge pouvez-vous lui proposer ?**

a. Topiques locaux à base de vitamine A, vitamine E et zinc
b. Prise en charge psychologique
c. Utilisation de corticoïdes topiques
d. Prescription d'une prothèse capillaire non remboursée par la Sécurité Sociale
e. Prescription d'une prothèse capillaire en partie remboursée par la Sécurité Sociale

11 **Quelle(s) proposition(s) est (sont) correcte(s) concernant la radiothérapie qui a été débutée chez votre patient ?**

a. Elle ne peut concerner que le primitif et jamais les métastases
b. Elle peut être utilisée sur les métastases hépatiques et pulmonaires
c. Il s'agit d'un traitement curatif
d. Le fractionnement permet de protéger les tissus à renouvellement lent
e. L'étalement permet de protéger les tissus à renouvellement lent

12 **Quelques semaines plus tard, le patient consulte pour l'apparition de rectorragies. Il n'en avait plus eu depuis la rectorragie initiale, et s'inquiète de la progression de son cancer. En l'interrogeant, il décrit des douleurs périnéales ainsi que des ténesmes. Quel(s) diagnostic(s) évoquez-vous ?**

a. Seconde localisation tumorale colique
b. Progression de la tumeur primitive
c. Rectite radique
d. Carcinose péritonéale
e. Hémorragie diverticulaire

13 **Le patient ayant bien répondu au traitement radio-chimiothérapeutique, vous lui proposez une chirurgie rectale. Quelle(s) proposition(s) est (sont) exacte(s) ?**

a. L'objectif de la chirurgie est une résection macroscopiquement totale
b. L'amputation abdomino-pelvienne doit être envisagée chez ce patient
c. Un traitement conservateur est envisageable
d. L'envoi de la pièce en anatomopathologie n'est pas obligatoire puisque le diagnostic est déjà posé
e. La décision nécessite que le dossier du patient soit rediscuté en RCP

14 **Un traitement conservateur est décidé. Le patient supporte bien ce nouveau traitement et vous décidez d'un suivi. Quelle(s) en est (sont) la (les) modalité(s) ?**

a. Suivi clinique uniquement
b. TDM abdominopelvienne tous les 6 mois
c. Coloscopie à 3 ans
d. Dosage de l'alphafœtoprotéine
e. IRM pelvienne

15 **8 ans après le début de cette histoire, le patient ayant toujours un bon suivi réalise l'imagerie suivante.**

Voir photo dossier, p. VI

Vous suspectez des métastases hépatiques.Comment décrivez-vous ces lésions ?

a. Lésions hyperdenses multiples à contour flou sans paroi visible
b. Lésions multiples hépatiques hypodenses à contour flou sans paroi visible
c. Lésions multiples spléniques hypodenses à contour flou sans paroi visible
d. Lésions hépatiques hypo-intenses à contour flou sans paroi visible
e. Lésions multiples isodenses du parenchyme hépatique

Question 1 (5 points)
Réponses EXACTES : A-B-D

Commentaires Caractérisation d'une rectorragie :

- abondance ;
- sang mélangé ou non aux selles :
  - oui : origine recto-colique ;
  - non : origine canalaire : hémorroïdes ;
- signes orientant vers une hémorragie massive d'origine haute :
  - signes de choc ;
  - hématémèse ;
- signes associés orientant vers une cause :
  - tumeur :
    - syndrome rectal : épreintes, ténesmes, émission glaireuse ;
    - troubles du transit ;
    - altération de l'état général ;
    - extension ;
    - signes anémiques chroniques : dyspnée d'apparition progressive, tachycardie ;
  - MICI :
    - signes extra-digestifs ;
    - antécédents familiaux ;
    - troubles du transit ;
    - AEG ;
  - colite ischémique :
    - facteurs de risques vasculaires ;
    - troubles du transit ;
    - AEG ;
  - colite infectieuse :
    - contage ou consommation alimentaire à risque ;
    - fièvre ;
    - syndrome dysentérique ;
  - hémorragie diverticulaire :
    - antécédents diverticulaires.

Question 2 (5 points)
Réponses EXACTES : A-C-D

Commentaires Le dépistage du cancer colorectal par recherche immunologique de sang dans les selles est un dépistage de masse. L'absence de participation pourrait suggérer l'absence de dépistage d'un cancer colorectal.

La diverticulose n'est pas une maladie héréditaire et la recherche d'antécédents familiaux n'a pas d'intérêt pratique d'orientation étiologique.

La connaissance des derniers repas et des symptômes associés aux rectorragies peut orienter vers une toxi-infection alimentaire.

La prise d'anti-coagulants peut majorer un saignement quelle qu'en soit l'origine et n'oriente donc en rien.

■ **Question 3** (10 points)
Réponses EXACTES : A-C-E
Inacceptables : B-D

Commentaires

Causes d'hémorragie digestive haute si abondante = Responsables de signes de choc hypovolémique	
Ulcérations gastro-duodénales	Œsophagite
VO ou VCT	Cancers
Érosions gastro-duodénales	Syndrome de Mallory-Weiss

Causes d'hémorragie digestive basse	
Colorectale	Grêlique
Hémorragie diverticulaire	Angiodysplasies
Tumeur colique ou rectale	Ulcérations
Angiodysplasies	Diverticule de Meckel
Colites ischémiques	Tumeur
Colites infectieuses	Diverticule
MICI	Maladie de Rendu-Osler
Rectites radiques	MICI
Ulcérations traumatiques rectales	
Maladie hémorroïdaire	
Fissure anale	

Ici, les rectorragies étant non graves, les cases hautes ne devaient pas être évoquées (c'est-à-dire situées au-dessus de l'angle duodéno-jéjunal de Treitz).

■ **Question 4** (10 points)
Réponses EXACTES : A-B-C
Indispensables : B-C

Commentaires L'examen proctologique doit se faire au mieux sur une table de proctologie dédiée. L'information du patient est indispensable, notamment du fait de la réalisation d'un toucher rectal et d'une anuscopie.

Un bon éclairage est nécessaire afin de visualiser les lésions endo-anales.

Cet examen permet l'exploration du canal anal et notamment la recherche d'hémorroïdes, la cavité rectale n'est pas visualisée.

Une marisque est une cicatrice d'hémorroïdes externes et n'entraîne pas d'hémorragie.

■ **Question 5** (10 points)
Réponses EXACTES : B-D

Commentaires Le bilan biologique incluant une NFS est indispensable à la recherche d'une déglobulisation liée à la rectorragie.

Par ailleurs, la découverte d'une anémie ferriprive oriente vers un saignement chronique occulte.

Un bilan de coagulation est réalisé si le patient est anticoagulé.

Ici, l'épisode n'étant pas grave et sans récidive, une coloscopie rapide peut être proposée au patient.

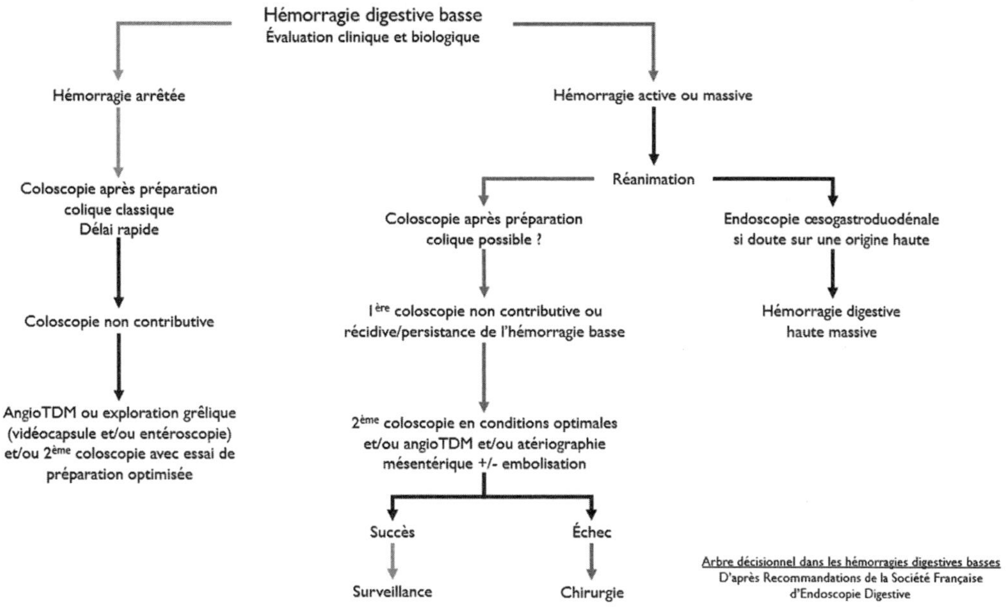

Recommandations SFED

Question 6 (5 points)

Réponses EXACTES : B-D-E

Commentaires Le bilan d'extension des tumeurs rectales comprend :

- une coloscopie totale recherchant une tumeur synchrone du côlon ;
- TDM thoraco-abdomino-pelvienne à la recherche d'une extension générale ;
- une IRM pelvienne et/ou une échoendoscopie rectale à la recherche de l'extension en profondeur dans le mésorectum ayant un rôle décisionnel pour la chirurgie ;
- un dosage de l'ACE non pas pour le diagnostic mais pour le suivi après traitement.

Question 7 (5 points)

Réponses EXACTES : A-C-D-E

Commentaires Les 4 temps de l'annonce d'une maladie grave sont :

- temps médical ;
- temps paramédical ;
- temps des soins de support ;
- temps d'articulation avec la médecine de ville.

L'annonce d'une maladie grave doit se faire dans des conditions adaptées respectant l'intimité du malade et le secret médical.

Toute personne peut être présente selon le choix du patient, notamment la personne de confiance.

Question 8 (5 points)

Réponses EXACTES : A-B-C-D-E

Commentaires Le caractère métastatique des tumeurs rectales n'est pas incompatible avec un traitement curatif.

Une radio-chimiothérapie première est souvent réalisée permettant un traitement du primitif ± des métastases pouvant autoriser si les lésions sont résécables (caractère évalué en RCP par les chirurgiens) une chirurgie du primitif ± des métastases dans un second temps.

Une carcinose péritonéale isolée associée au primitif peut être traitée par chirurgie ± chimio-hyperthermie intra-péritonéale.

Question 9 (10 points)

Réponses EXACTES : B-C-E

Indispensable : E

Commentaires Effets secondaires fréquents spécifiques des chimiothérapies :

- CISPLATINE : insuffisance rénale, neurotoxicité, ototoxicité ;
- OXALIPLATINE : neuropathie périphérique (et non neuronopathie sensitive) ;
- ÉTOPOSIDE : leucémies aiguës secondaires ;
- 5-FU : angor par spasme, insuffisance cardiaque, mucite, syndrome main-pied.

Effets indésirables communs des chimiothérapies :

- aigus :
  - hématotoxicité, infections ;
  - syndrome de lyse ;
  - troubles digestifs : nausées, vomissements, diarrhée ;
  - toxicité cutanéo-muqueuse : mucite, alopécie, xérose ;
- chroniques :
  - stérilité, tératogénicité ;
  - hémopathies et cancers secondaires.

Question 10 (5 points)

Réponses EXACTES : B-E

Commentaires Alopécie :

- information claire et appropriée du patient sur ce risque ;
- prise en charge psychologique ;
- prothèse capillaire en partie remboursée par la Sécurité sociale.

Question 11 (10 points)

Réponses EXACTES : B-C-D

Inacceptable : A

Commentaires La radiothérapie est un traitement curatif. Elle produit des radicaux libres oxydants qui ont un rôle cytotoxique tumoral.

Le fractionnement est l'augmentation du nombre de séances et protège les tissus à renouvellement lent.

L'étalement est l'augmentation de la durée totale de la chimiothérapie et protège les tissus à renouvellement rapide.

Elle peut être utilisée sur le primitif et les métastases. La radiothérapie stéréotaxique est en plein développement pour tumeurs hépatiques (Grade Avis d'expert des recommandations), elle permet d'éviter l'irradiation totale du foie et donc une insuffisance hépatocellulaire secondaire.

Question 12 (5 points)

Réponses EXACTES : B-C

Commentaires Devant la récidive des symptômes initiaux, il faut évoquer l'hypothèse tumorale, peu probable puisque le patient est en cours de traitement.

Une rectite radique est ici plus probable :

- diagnostic :
  - rectorragies avec carence martiale, douleurs, incontinence, syndrome rectal ;
  - endoscopique : œdème, érythème, ulcérations ;
- traitement :
  - antalgique ;
  - supplémentation martiale ;
  - topiques de corticoïdes ;
  - coagulation endoscopique.

Question 13 (5 points)

Réponses EXACTES : B-C-E

Commentaires Tout nouveau projet thérapeutique nécessite une décision collégiale en RCP.

Le traitement conservateur et l'amputation abdomino-pelvienne doivent se discuter chez ce patient du fait de la localisation au moyen rectum de la tumeur et la décision dépendra de l'envahissement et de l possibilité de réaliser une chirurgie carcinologique.

L'objectif est l'absence d'envahissement microscopique de la tumeur (R0), ce qui nécessite une analyse en anatomopathologie.

Question 14 (5 points)

Réponse EXACTE : C

Commentaires Le suivi doit être clinique et paraclinique.

Le suivi paraclinique consiste en :

- dosage de l'ACE ;
- TDM thoraco-abdominopelvienne régulière en alternance avec Écho abdo/Radio de thorax (pour limiter l'irradiation), d'abord tous 3 mois pendant 2 ans puis tous les 6 mois pendant 3 mois à la recherche de métastases ;
- coloscopie à 3 ans à la recherche de nouvelles lésions tumorales.

L'IRM pelvienne et l'écho-endoscopie n'ont pas d'indication en 1re intention dans la surveillance (mais peuvent être utilisées dans certaines circonstances).

Question 15 (5 points)

Réponse EXACTE : B

Commentaires Il s'agit d'une TDM, on parle donc de densité.

Les lésions multiples hépatiques hypodenses à contour flou sans paroi visible, aspect typiques de métastases d'une tumeur digestive, bien que tous les aspects sont possibles, y compris ceux évoquant une étiologie bénigne.

ITEMS TRAITÉS

N° 267 UE 8 Douleurs abdominales et lombaires aiguës chez l'enfant et chez l'adulte
– 2007 Dossier 4
N° 273 UE 8 Hépatomégalie et masse abdominale
N° 298 UE 9 Tumeurs du côlon et du rectum
– 2005 Dossier 7
– 2007 Dossier 2
Dépistage et prévention du cancer colorectal
http://www.has-sante.fr/portail/jcms/c_1623732/fr/depistage-et-prevention-du-cancer-colorectal
Cancer colorectal métastatique
http://www.snfge.org/sites/default/files/recommandations/tncd_chap-4-ccrm_2014-02-18_0.pdf
Prise en charge des métastases hépatiques
http://www.has-sante.fr/portail/jcms/c_1148453/fr/label-conjoint-inca-has-prise-en-charge-des-patients-atteints-de-metastases-hepatiques-synchrones-du-cancer-colorectal
N° 350 Hémorragies digestives
– 2009 Dossier 3
– 2013 Dossier 8
http://www.sfed.org/files/documents_sfed/files/recommandations/Hemorragiedigestive_basaigu.pdf
N° 291 UE 9 Traitements des cancers
N° 292 UE 9 Accompagnement d'un malade atteint de cancer
http://www.e-cancer.fr/Expertises-et-publications/Catalogue-des-publications/Plan-cancer-2014-2019

Dossier 31 *Sain de cœur et d'esprit*

Faculté	Lille 2 – Droit & Santé
Nom et prénom du rédacteur	Dautrecque Flavien
Nom et prénom du relecteur	Chapelle Nicolas et Mayer Pierre

1 **Vous êtes médecin généraliste et vous recevez, sans qu'il n'ait pris la peine de prendre rendez-vous, Monsieur F amené par sa sœur qui s'inquiète de son état de santé. Vous connaissez très bien Monsieur F. Il est âgé de 48 ans et n'a pas d'antécédent particulier autre qu'une hypertrophie bénigne de prostate pour laquelle vous lui prescrivez un α-bloquant, et une exogénose. Vous le suivez depuis de nombreuses années et recevez régulièrement des courriers du Centre Hospitalier le plus proche où il se rend quand il est alcoolisé pour divers motifs : chute, crise convulsive... Aujourd'hui, c'est sa sœur qui tenait à ce qu'il consulte car voilà plusieurs semaines qu'il se plaint d'une dyspnée d'apparition progressive et apparaissant dès qu'il marche dans la rue, après quelques minutes sur terrain plat. Il ne signale pas d'autres signes fonctionnels. Comment qualifiez-vous cette dyspnée ?**

a. Dyspnée NYHA III
b. Dyspnée NYHA II
c. Dyspnée mMRC 3
d. Dyspnée mMRC 2
e. Dyspnée mMRC 4

2 **Quelle(s) étiologie(s) pouvez-vous évoquer d'après l'observation de ce patient ?**

a. Embolie pulmonaire
b. Anémie
c. Asthme
d. Insuffisance cardiaque
e. Pneumopathie infectieuse

3 **Que recherchez-vous à votre examen clinique pour vous orienter vers une insuffisance cardiaque ?**

a. Sibilants pulmonaires
b. Crépitants pulmonaires
c. Hippocratisme digital
d. Œdèmes des membres inférieurs
e. Douleur thoracique

4 **Aucun signe d'insuffisance cardiaque n'est présent. Quel(s) examen(s) complémentaire(s) réalisez-vous pour compléter votre démarche étiologique ?**

a. Dosage sanguin de la troponine
b. Dosage sanguin du BNP
c. Échographie cardiaque trans-œsophagienne
d. Radiographie thoracique
e. NFS

5 **Quelles valeurs biologiques pourraient vous orienter vers une origine cardiaque de la dyspnée ?**

a. BNP < 100 pg/ml
b. BNP entre 100 et 400 pg/ml
c. BNP > 400 pg/ml
d. NT-pro-BNP < 400 pg/ml
e. NT-pro-BNP > 2 000 pg/ml

6 **Vos examens complémentaires confirment le diagnostic d'insuffisance cardiaque avec une FEVG estimée à 48 %. Quelle(s) proposition(s) est (sont) vraie(s) concernant l'alcool et l'insuffisance cardiaque ?**

a. Il s'agit d'une cardiomyopathie obstructive
b. Il s'agit d'une cardiomyopathie dilatée
c. La consommation quotidienne doit être supérieure à 100 g/j. pour entraîner une insuffisance cardiaque
d. L'arrêt de l'alcool peut permettre de faire régresser l'insuffisance cardiaque
e. Les β-bloquants sont contre-indiqués dans cette étiologie

7 **Quelle(s) est (sont) votre (vos) proposition(s) thérapeutique(s) vis-à-vis de cette insuffisance cardiaque ?**

a. Arrêt définitif de l'alcool
b. Introduction d'un traitement associant β-bloquant, inhibiteur de l'enzyme de conversion de l'angiotensine et diurétiques de l'anse
c. Introduction d'un traitement médical associé à la mise en place d'une resynchronisation ventriculaire
d. Introduction d'un traitement par β-bloquant et antagoniste des récepteurs de l'angiotensine de type II
e. Régime hyposodé

8 **L'un de vos collègues hépato-gastro-entérologue est appelé quelques mois plus tard aux Urgences de l'hôpital général où il travaille pour évaluation de Monsieur F., visiblement alcoolisé. Il est arrivé aux Urgences la veille au soir, amené par sa sœur (très présente à ses côtés), pour une augmentation du volume abdominal. À votre examen initial, le patient avait également des œdèmes des membres inférieurs. L'auscultation cardio-pulmonaire est sans particularité. L'examen neurologique est normal. L'urgentiste pensant à une décompensation œdémato-ascitique d'une cirrhose alcoolique a réalisé une ponction du liquide d'ascite ainsi qu'un bilan biologique. L'analyse du liquide montre :**

- **protéines : 39 g/l ;**
- **hématies : 10 éléments/mm^3 ;**
- **leucocytes : 67 éléments/mm^3 ;**
- **dont polynucléaires neutrophiles : 56 %.**

Que pouvez-vous dire à propos de ce tableau ?

a. Il s'agit qu'un exsudat
b. Il s'agit d'un transsudat
c. Vous vous orientez vers une origine cirrhotique
d. Vous vous orientez vers une origine cardiaque
e. La ponction du liquide d'ascite n'aurait pas dû être effectuée

9 **Le bilan biologique sanguin vous parvient par la suite et retrouve des BNP augmentés. Vous concluez à une origine cardiaque de la surcharge hydro-sodée. Quelle est votre prise en charge ?**

a. Hospitalisation en Hépato-Gastro-Entérologie
b. Rappel au patient des mesures hygiéno-diététiques
c. Introduction d'un traitement par diurétiques de l'anse
d. Ponction d'ascite évacuatrice
e. Introduction de digoxine

10 **Vous revoyez, toujours en tant qu'hépato-gastro-entérologue, Monsieur F. 15 ans plus tard alors âgé de 63 ans. Depuis, il a réussi à se sevrer de l'alcool pendant 12 ans mais a repris sa consommation récemment suite au décès brutal de sa sœur aînée atteinte d'un cancer de l'endomètre. L'insuffisance cardiaque est bien contrôlée depuis mais à la suite d'une nouvelle décompensation œdémato-ascitique, le diagnostic de cirrhose alcoolique CHILD B7 avait été posé. Le bilan n'avait pas retrouvé de complications. C'est cette fois-ci votre confrère médecin généraliste qui vous adresse ce patient en hospitalisation. En effet, celui-ci présente depuis trois jours des troubles de la conscience associée à une fièvre sans point d'appel clinique. Vous examinez Monsieur à son arrivée dans votre service et constatez en effet ces troubles de la conscience qui vous font évoquer une encéphalopathie hépatique. Quel(s) signe(s) est (sont) en faveur de ce diagnostic ?**

a. Désorientation temporo-spatiale
b. Flapping
c. Angiomes stellaires
d. Ralentissement psychomoteur
e. Anisocorie

11 **Quel(s) élément(s) fait (font) partie de votre interrogatoire à la recherche d'un facteur déclenchant de l'encéphalopathie hépatique ?**

a. Prise de benzodiazépines
b. Hématémèse
c. Dénutrition
d. Carence vitaminique
e. Diarrhée aiguë

12 **La lettre de votre confrère indiquait que le patient présentait une fièvre à 39 °C à son cabinet mais qu'aucun point d'appel n'était identifié. Quel bilan de 1re intention réalisez-vous à la recherche d'une infection sous-jacente ?**

a. ECBU
b. Ponction du liquide d'ascite en cas d'ascite clinique
c. Échographie trans-thoracique à la recherche d'une endocardite
d. TDM abdominale recherchant un foyer profond
e. Radiographie thoracique de face et profil

13 **Le patient n'a pas d'ascite. La bandelette urinaire montre :**

– leucocytes : 0 ;

– nitrites : 0 ;

– sang : ++.

L'ECBU est en cours. La radiographie thoracique est la suivante.

☛ *Voir photo dossier, p. IX*

Quelle en est votre interprétation ?

a. Infection urinaire probable
b. Hématurie microscopique nécessitant des explorations
c. Opacités interstitielles
d. Opacités alvéolaires
e. Opacités du lobe moyen gauche

14 **Vous concluez à une pneumopathie infectieuse bactérienne. Quel(s) traitement(s) mettez-vous en place chez ce patient ?**

a. Antibiothérapie par Céphalosporines de 3e génération IV
b. LACTULOSE *per os*
c. PARACÉTAMOL *per os*
d. RIFAXIMIN *per os*
e. Prévention du sevrage alcoolique

15 **L'épisode d'encéphalopathie est résolutif. Quelle est votre prise en charge à la sortie d'hospitalisation ?**

a. NORFLOXACINE en prévention secondaire de la récidive infectieuse
b. RIFAXIMIN en prévention secondaire de l'encéphalopathie hépatique
c. Prise en charge addictologique
d. LACTULOSE en prévention tertiaire de l'encéphalopathie hépatique
e. Mesures d'hépatoprotection

Question 1 (5 points)

Réponses EXACTES : A-C

Commentaires Ces deux classifications ont pour but d'évaluer une dyspnée.

NYHA I	Pas de dyspnée
NYHA II	Dyspnée pour des efforts importants entraînant une réduction modérée de l'activité physique
NYHA III	Dyspnée pour des efforts légers entraînant une réduction importante de l'activité physique
NHYA IV	Dyspnée de repos

mMRC 0	Dyspnée pour des efforts intenses
mMRC 1	Dyspnée en cas de marche rapide ou en pente
mMRC 2	Dyspnée en terrain plat, en suivant quelqu'un du même âge
mMRC 3	Dyspnée nécessitant un arrêt après quelques minutes
mMRC 4	Dyspnée au moindre effort

Question 2 (5 points)

Réponses EXACTES : A-B-D-E

Commentaires Chez ce patient jeune sans beaucoup d'antécédents, il faut penser à l'anémie d'origine carentielle du fait de l'alcoolisme. L'alcool peut également être la cause d'une insuffisance cardiaque par cardiomyopathie dilatée.

L'asthme n'apparaît que rarement à l'âge adulte et un asthme de l'adulte doit faire évoquer une insuffisance cardiaque.

L'embolie pulmonaire doit toujours être évoquée de principe ; il s'agit d'un tableau insidieux qui pourrait ne se manifester que par cette dyspnée. D'autant plus chez ce patient alcoolique chez qui une néoplasie sous-jacente est possible.

La pneumopathie n'est pas à exclure. Des pneumopathies infectieuses chroniques existent ; encore une fois, ce patient peut être immunodéprimé par l'alcool. Par ailleurs, si l'état cirrhotique existe déjà à ce moment la fièvre peut cacher une authentique pneumopathie aiguë qui viendrait compliquer une cause plus chronique de dyspnée.

Question 3 (5 points)

Réponses EXACTES : B-D

Commentaires Signes d'insuffisance cardiaque :

- gauche :
  - dyspnée à type d'orthopnée ;
  - toux ;
  - asthénie ;
  - crépitants pulmonaires bilatéraux ;
- droite :
  - turgescence jugulaire ;
  - reflux hépato-jugulaire ;
  - surcharge hydro-sodée : œdèmes des membres inférieurs, ascite ;
  - hépatomégalie hépatalgie ;
  - signe de Carvalo ;
  - souffle d'insuffisance tricuspidienne.

■ **Question 4** (10 points)
Réponses EXACTES : B-D-E
Indispensable : E

Commentaires La NFS est indispensable devant toute dyspnée car une anémie peut la cause seule ou associée de toute dyspnée.

Pour explorer une insuffisance cardiaque, il faut réaliser :

- ECG : anomalies fréquentes, notamment le bloc de branche gauche ;
- radiographie thoracique : cardiomégalie et signes de surcharge ;
- échographie cardiaque trans-thoracique en 1re intention : estimation de la FEVG (Insuffisance cardiaque si < 60 %), parfois diagnostic étiologique ;
- BNP ou NT-pro-BNP ;
- coronarographie non systématique si cause ischémique non évoquée.

■ **Question 5** (5 points)
Réponses EXACTES : C-E

Commentaires Selon les recommandations de la Société Européenne de Cardiologie :

- BNP :
  - < 100 pg/ml : exclue une origine cardiaque ;
  - entre 100 et 400 pg/ml : nécessité d'autres arguments ;
  - > 400 pg/ml : en faveur d'une origine cardiaque ;
- NT-pro-BNP :
  - < 400 pg/ml : exclue une origine cardiaque ;
  - entre 400 et 2 000 pg/ml : nécessité d'autres arguments ;
  - > 2 000 pg/ml : en faveur d'une origine cardiaque.

■ **Question 6** (10 points)
Réponses EXACTES : B-D

Commentaires L'alcool entraîne une cardiopathie dilatée. Il n'existe pas de seuil minimal à partir duquel un risque élevé de développer une insuffisance cardiaque peut être établi.

Le traitement repose sur l'arrêt de l'alcool et le traitement classique de l'insuffisance cardiaque quand l'arrêt de la consommation ne permet à elle seule de faire régresser la cardiopathie.

Il n'y a pas de contre-indication des β-bloquants en dehors de l'existence d'autres anomalies : asthme, bradycardie, phénomène de Raynaud, BAV de type II et III non appareillés, angor de Prinzmetal (de nombreux moyens mnémotechniques existent).

■ **Question 7** (10 points)
Réponses EXACTES : A-E
Indispensables : A-E

Commentaires L'arrêt de l'alcool est donc la base du traitement.

Les mesures hygiéno-diététiques doivent toujours être associées à un traitement pharmacologique : activité sportive adaptée, régime hyposodée, lutte contre les autres facteurs de risque cardiovasculaires.

En l'absence de signes congestifs, le traitement de l'insuffisance cardiaque repose en première intention sur un β-bloquant et un inhibiteur de l'enzyme de conversion de l'angiotensine.

Prise en charge thérapeutique* selon le stade fonctionnel NYHA de l'insuffisance cardiaque systolique (ICS)

Stade I NYHA	Stade II NYHA	Stade III NYHA	Stade IV NYHA
Caractéristiques			
■ Pas de symptômes	■ **Symptômes pour effort important** ■ **Réduction modérée de l'activité physique**	■ **Symptômes à l'effort** ■ **Réduction marquée de l'activité physique**	■ **Symptômes au repos** ■ **Limitation sévère de l'activité physique**
Traitement systématique			
Implication du patient dans sa prise en charge : tous les professionnels de santé • Connaissance de la maladie et des signes d'alerte, mesure régulière du poids noté, éviter l'automédication • Régime sans sel modéré, activité physique adaptée			
	IEC + β-bloquant : titration progressive par médecin ayant l'expérience de l'IC chronique, après avis du cardiologue		
	Vaccinations antigrippale tous les ans et antipneumococcique : médecin traitant		
Traitement selon les symptômes			
	Diurétiques si signes congestifs : médecin traitant		
		Antialdostérone ou ARA II (ne JAMAIS associer) après avis cardiologique	
	Traitement de la FA (anticoagulants oraux, digoxine, amiodarone) : médecin traitant et/ou cardiologue		
		Réadaptation cardiaque, selon avis cardiologique	
		Stimulation biventriculaire +/- DAI, selon avis cardiologique	
			Dispositif d'assistance ventriculaire gauche **DAVG** **Transplantation cardiaque**

* Hors épisodes aigus

Extrait du guide du parcours de soins « Insuffisance cardiaque », publié par la Haute Autorité de Santé en mai 2012.

■ Question 8 (5 points)

Réponses EXACTES : A-D

Commentaires

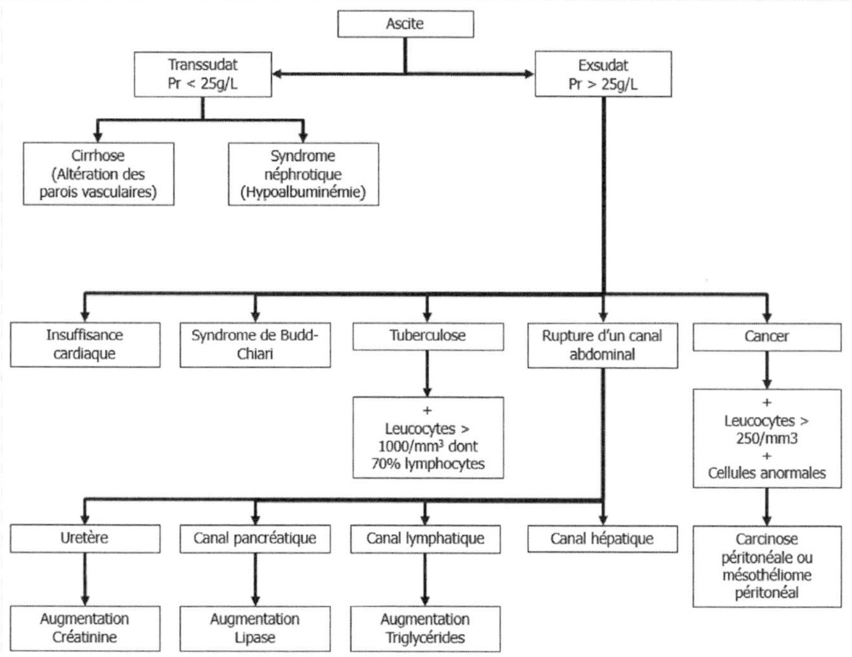

Commentaires Dans ce dossier, le patient souffre d'insuffisance cardiaque mais il n'est pas décrit de cirrhose.

En première intention, il faut penser à une surcharge hydro-sodée témoignant d'une insuffisance cardiaque droite.

Une cirrhose d'origine alcoolique (ou non !) est possible chez ce patient et une recherche de signes cliniques et biologiques d'insuffisance hépatocellulaire et d'hypertension portale permettra peut-être d'évoquer le diagnostic et de faire d'autres investigations non nécessaires pour le moment.

La ponction d'ascite est toujours justifiée devant une poussée œdémato-ascitique afin d'avoir des arguments étiologiques et d'éliminer une infection du liquide d'ascite.

Question 9 (5 points)

Réponses EXACTES : B-C

Commentaires Monsieur F présente désormais des signes de surcharge témoignant d'une insuffisance cardiaque droite.

Le traitement doit donc être optimisé afin de contrôler l'insuffisance cardiaque :

- arrêt de l'alcool ;
- mesures hygiéno-diététiques avec notamment régime hyposodé ;
- poursuite du β-bloquant et de l'inhibiteur de l'enzyme de conversion de l'angiotensine ;
- ajout d'un traitement diurétique, en première intention un diurétique de l'anse.

Une ponction évacuatrice n'a d'intérêt dans l'insuffisance cardiaque qu'en cas d'ascite réfractaire sans possibilité d'optimisation du traitement médical ou d'un traitement interventionnel (resynchronisation) ou chirurgical (transplantation).

Question 10 (5 points)

Réponses EXACTES : A-B-D

Commentaires L'encéphalopathie hépatique a pour pathogénie les shunts porto-systémiques qui empêche la détoxification de certains métabolites par le foie (ayant entre autres pour conséquence l'hyperammoniémie).

Elle se caractérise par l'apparition brutale de signes neuro-psychiques chez un patient cirrhotique.

Elle évolue en 4 stades :

- stade I : ralentissement psychomoteur, inversion du cycle nycthéméral ;
- stade II : désorientation temporo-spatiale, astérixis ;
- stade III : somnolence ;
- stade IV : coma.

Question 11 (10 points)

Réponses EXACTES : A-B-E

Commentaires On retrouve fréquemment un facteur déclenchant de l'encéphalopathie hépatique :

- infection bactérienne (quel qu'en soit le site) : recherche fièvre, signes fonctionnels urinaires ou respiratoires ;
- hyponatrémie profonde ;
- hémorragie digestive : rechercher une hématémèse, un méléna, une déglobulisation ;
- insuffisance rénale aiguë : recherche une augmentation récente des diurétiques, une rhabdomyolyse (chute avec temps passé au sol élevé) ou une diarrhée ;
- prise de médicaments sédatifs ;
- CHC ;
- thrombose porte.

À noter que les carences vitaminiques peuvent être une cause d'encéphalopathie aiguë :

- vitamine B1 : encéphalopathie de Gayet-Wernicke ;
- vitamine PP : encéphalopathie pellagreuse.

La dénutrition est une conséquence de l'éthylisme mais pas une cause d'encéphalopathie.

- **Question 12** (5 points)
Réponses EXACTES : A-B-E

Commentaires En cas de fièvre ou de syndrome inflammatoire biologique sans point d'appel clinique, il faut réaliser :

- ECBU ;
- radio de thorax face + profil ;
- hémocultures au moment des pics fébriles ou en cas de décharge bactérienne ;
- coproculture et recherche de Clostridium difficile si diarrhée.

- **Question 13** (5 points)
Réponses EXACTES : B-D

Commentaires Cette radio retrouve une opacité alvéolaire systématisée de la lingula.

Il n'y a pas de lobe moyen gauche.

La présence de sang dans les urines existe de manière physiologique. Une exploration minimale est tout de même requise afin d'éliminer une maladie rénale.

- **Question 14** (5 points)
Réponses EXACTES : B-C-E

Commentaires Le traitement de l'encéphalopathie hépatique repose sur du LACTULOSE *per os* ou en lavement rectal et par le traitement du facteur déclenchant.

Il est donc nécessaire ici de traiter la pneumopathie infectieuse :

- antibiothérapie *per os* par AMOXICILLINE en 1re intention ;
- oxygénothérapie si saturation < 94 % ;
- antalgique/Antipyrétique *per os* (Attention au PARACÉTAMOL et de sa toxicité hépatique, la posologie doit donc être adaptée à la fonction hépatique).

- **Question 15** (10 points)
Réponses EXACTES : C-E
Inacceptable : A

Commentaires Le LACTULOSE est utilisé en traitement d'un épisode d'encéphalopathie hépatique et en prévention secondaire d'un deuxième épisode. Il n'est pas utilisé en prévention primaire chez tout patient cirrhotique.

Après un deuxième épisode d'encéphalopathie hépatique, un traitement prophylactique par un antibiotique non absorbé au niveau intestinal est possible : RIFAXIMIN à la dose de 550 mg Matin et Soir.

La NORFLOXACINE est utilisée en prévention secondaire de l'infection du liquide d'ascite.

Le sevrage et l'hépatoprotection doivent toujours être poursuivis.

ITEMS TRAITÉS

N° 74 UE 3 Addiction à l'alcool

Prise en charge, au décours d'une intoxication éthylique aiguë - 2001- (HAS) Accompagnement du sujet alcoolo-dépendant après un sevrage - Consensus 2001 - (HAS)

N° 276 UE 8 Cirrhose et complications

– 2004 Dossier 6

Prise en charge des complications chez les malades atteints de cirrhose http://www.has-sante.fr/portail/jcms/c_606527/fr/prise-en-charge-des-complications-chez-les-malades-atteints-de-cirrhose

Critères diagnostiques et bilan initial de la cirrhose non compliquée http://www.has-sante.fr/portail/jcms/c_476486/fr/criteres-diagnostiques-et-bilan-initial-de-la-cirrhose-non-compliquee

Indications de la transplantation hépatique

http://www.has-sante.fr/portail/jcms/c_272409/fr/indications-de-la-transplantation-hepatique

Prise en charge de l'encéphalopathie hépatique

http://www.snfge.org/sites/default/files/recommandations/guide_easl_2014_-_encephalopathie_hepatique_0.pdf

N° 232 UE 8 Insuffisance cardiaque de l'adulte

http://www.has-sante.fr/portail/jcms/r_1505207/fr/insuffisance-cardiaque-parcours-de-soins?xtmc=&xtcr=1

Dossier 32

Mais pourtant je ne bois pas !

Faculté	Nantes
Nom et prénom du rédacteur	Chapelle Nicolas
Nom et prénom du relecteur	Dautrecque Flavien

Énoncé

Un patient de 38 ans se présente à votre consultation pour un bilan d'arthralgies. Ce chasseur breton et bon vivant est en surpoids, hypertendu, tabagique à 20 Pa. Hormis un AVP dans les années 1980, il n'a pas d'autre antécédent. Il vous avoue ne pas beaucoup aimer les médecins, mais ce charpentier de métier est de plus en plus gêné dans son travail, à cause de douleurs dans les mains. Son traitement comporte : NOVONORM 1/j., AVLOCARDYL 40, CANDESARTAN 8 et du DAFALGAN pour ses douleurs articulaires. Celles-ci prédominent aux doigts et sont de plus en plus invalidantes. Les douleurs sont d'horaire inflammatoire, sans gonflement des articulations, touchent les 2 mains, les poignets et parfois les genoux. Il vous montre les radiographies qu'il a réalisées.

Voir photo dossier, p. XXV et p. XXVI

1 **Quelle(s) est (sont) la (les) réponse(s) juste(s) ?**

a. Il existe un pincement de l'interligne articulaire
b. Il existe des lésions en hallebarde
c. Il existe une condensation sous chondrale
d. Il existe un tophus goûteux
e. La radiographie est normale

2 **Un tel aspect radiologique peut se rencontrer dans quelle(s) pathologie(s) ?**

a. Une sarcoïdose
b. Une chondrocalcinose articulaire
c. Un rhumatisme psoriasique
d. Une goutte non car diffus et topo non typique
e. Une pseudo-polyarthrite rhizomélique

3 **Dans ce contexte, quelle(s) est (sont) la (les) réponse(s) juste(s) ?**

a. La déficience est représentée par les difficultés dans son travail
b. L'incapacité est représentée par l'impossibilité de tenir une scie par exemple
c. Le handicap est représenté par les conséquences professionnelles et sociales de l'incapacité
d. Le modèle de Wood rend compte de cette triade déficience-incapacité-handicap
e. L'intervention d'un médecin du travail est nécessaire

Vous réalisez un bilan biologique qui retrouve : Hb 15,1 g/dl, Pl 165 g/l, GB 4,9 g/l, Créatinine 98 µmol/l, Urée 8 mmol/l, Na+ 137 mmol/l, K+ 4,2 mmol/l, ASAT 1,2 N, ALAT 3 N, GGT 5 N, PAL N, Bilirubine totale 21 µmol/l, CRP 12 mg/l, Ferritine 894 (N : 20-310).

4 **Quelle(s) peut (peuvent) être la (les) cause(s) de cette hyperferritinémie ?**

a. Le syndrome dysmétabolique
b. Hyperthyroïdie
c. Cirrhose
d. Hémochromatose génétique
e. Une hépatite virale aiguë

5 **Vous souhaitez étayer un éventuel diagnostic d'hémochromatose. Quelle(s) est (sont) la (les) réponse(s) juste(s) ?**

a. L'atteinte articulaire au 1er plan vous conforte dans ce diagnostic
b. Un coefficient de saturation de la transférine < 45 % élimine le diagnostic quasi certainement
c. Un coefficient de saturation de la transferrine > 45 % associé à ce bilan signe le diagnostic
d. Vous recherchez une cause génétique (mutation C282Y)
e. La ferritine peut être ici faussement augmentée

Le bilan que vous réalisez met bien en évidence une hémochromatose génétique, mais vous perdez le patient de vue pendant plusieurs années avant d'avoir instauré un traitement. Lors d'une de vos gardes aux urgences, vous retrouvez ce patient, asthénique et dyspnéique.

6 **Vous réalisez une radiographie thoracique, quelle est votre interprétation ?**

☛ *Voir photo dossier, p. XI*

a. Syndrome interstitiel bilatéral
b. Miliaire
c. Syndrome alvéolaire bilatéral
d. Épanchement pleural cloisonné
e. Syndrome parenchymateux

Devant ce tableau clinico-radiologique, vous portez le diagnostic d'œdème pulmonaire cardiogénique. L'échographie cardiaque retrouve une FEVG altérée à 37 %, et une cardiomyopathie dilatée.

7 **Quelles sont les causes possibles de cette cardiopathie ?**

a. Cardiomyopathie hypertensive
b. Cardiomyopathie idiopathique
c. Cardiomyopathie de surcharge (liée à l'hémochromatose)
d. Myocardite
e. Cardiomyopathie toxique

Vos collègues cardiologues prennent en charge le patient, qui rentre chez lui avec les mesures hygiéno-diététiques et le traitement usuel de l'insuffisance cardiaque. Il est de nouveau admis aux urgences quelques mois plus tard... Ses constantes sont : GCS 15/15, PA 100/68 mmHg, FC 98 bpm, T : 37,4 °C, SpO2 93 % en air ambiant, il est polypnéique, et visiblement gêné par une volumineuse ascite. Une partie du bilan montre : ASAT 2 N, ALAT 4 N, PAL 5 N, GGT 8 N, Bilirubine totale 42 mmol/l, albumine 26 g/l, TP 47 %.

☛ *Voir photo dossier, p. XIX*

8 **Quelle(s) est (sont) la (les) réponse(s) juste(s) ?**

a. Il s'agit d'un œdème pulmonaire aigu cardiogénique
b. Il s'agit d'un épanchement pleural bilatéral
c. Il s'agit d'un syndrome interstitiel
d. Il s'agit d'une pneumopathie franche lobaire aiguë
e. L'ascite peut être responsable de ce tableau

9 **Quel(s) élément(s) va (vont) vous orienter vers une origine cardiaque de l'ascite ?**

a. Un taux d'albumine > 25 g/l, un taux de PNN > 250/mm^3
b. Une dilatation de la veine cave à l'échographie cardiaque
c. Le fait que l'épanchement pleural soit localisé à droite
d. Une hépatomégalie douloureuse et expansive
e. Un taux d'albumine < 25 g/l, un taux de PNN < 250/mm^3

Finalement, cette décompensation ascitique fait découvrir une authentique cirrhose.

10 **Quel(s) élément(s) marquant une insuffisance hépato-cellulaire recherchez-vous ?**

a. Circulation veineuse collatérale
b. Érythrose palmo-plantaire
c. Hypogonadisme
d. Angiome stellaires
e. Leuconychie

11 **Quelles sont les causes possibles de cirrhose chez ce patient ?**

a. Hépatite A
b. Médicamenteuse
c. Syndrome métabolique
d. Hépatite C chronique
e. Hémochromatose

12 **Dans le cas présent, le score de Child-Pugh (bilan : ASAT 2 N, ALAT 4 N, PAL 5 N, GGT 8 N, Bilirubine totale 42 mmol/l, albumine 26 g/l, TP 47 %)**

a. Est un score pronostic de la cirrhose
b. Est B8
c. Est impossible à calculer ici
d. Classe le patient dans la catégorie la plus grave
e. Est inutile dans l'évaluation du patient

La cirrhose et l'ascite sont prises en charge, et le patient regagne son domicile. Il est hospitalisé quelque temps plus tard pour une somnolence inhabituelle, il est orienté mais somnolent et présente un astérixis.

13 **Quelle(s) cause(s) peut (peuvent) être responsable(s) de ce tableau clinique ?**

a. Thrombose porte
b. Un carcinome hépato cellulaire
c. Une hyponatrémie iatrogène
d. Une hémorragie digestive
e. Infection du liquide d'ascite

Le bilan met en évidence une ascite, que vous ponctionnez. Vous recherchez une infection du liquide d'ascite.

14 **Quelle est la définition ?**

a. Taux de PNN > $500/mm^3$
b. Taux de leucocytes > $500/mm^3$
c. Taux de PNN > $250/mm^3$
d. Taux de leucocytes > $250/mm^3$
e. Culture bactérienne positive

L'ascite n'était pas infectée, l'épisode était en rapport avec la prise d'un anxiolytique car il était assez nerveux à cause de tous ces évènements... Le patient, que vous suivez depuis maintenant longtemps, se confie à vous. Il présente des troubles de la fonction érectile depuis plusieurs mois, apparus progressivement. Tout va bien dans son couple, il n'est pas particulièrement déprimé. Il signale que les éjaculations sont encore possibles, mais à verge molle...

15 **Quelle(s) peut (peuvent) être la/les cause(s) de ces troubles ?**

a. L'hémochromatose
b. Médicamenteuse
c. La cirrhose
d. Vasculaire
e. Psychogène

- **Question 1** (10 points)

Réponses EXACTES : A-C

Commentaires Sémiologie radiologique de base. Ne mettez pas de signes que vous ne voyez pas, même si ceux-ci s'intègrent dans le diagnostic ou syndrome en question. Les aspects qui seront demandés le jour du concours seront probablement « typiques » et évidents.

- **Question 2** (5 points)

Réponse EXACTE : B

Commentaires Les lésions du rhumatisme psoriasique sont plutôt « en rayon » et touchent plus les interphalangiennes distales. Dans la goutte, la topographie typique n'est pas celle-ci (Hallux) et l'atteinte est plus diffuse. La pseudo-polyarthrite rhizomélique touche les ceintures.

- **Question 3** (10 points)

Réponses EXACTES : B-C-D-E

Commentaires Déficience = atteinte physique (impossibilité de plier la jambe à plus de tant de degrés...) Incapacité : impossibilité fonctionnelle de réaliser une tâche, handicap : retentissement social/professionnel de l'incapacité.

- **Question 4** (5 points)

Réponses EXACTES : A-B-C-D-E

Commentaires Toutes les causes d'atteinte hépatique (entre autres) peuvent fausser le dosage. Les causes d'hyperferritinémies sont nombreuses, et toute hyperferritinémie doit s'interpréter dans son contexte. Il ne faut pas suspecter une hémochromatose en première intention devant une hyperferritinémie, tant les causes (plus fréquentes) sont nombreuses.

- **Question 5** (5 points)

Réponses EXACTES : A-B-E

Commentaires L'atteinte articulaire est l'une des premières dans l'hémochromatose. Le diagnostic ne peut être porté sur un seul dosage de CST>45% qui doit être répété (avant de rechercher une mutation génétique), mais il n'existe pas d'hémochromatose avec un CST < 45 %. Comme vu précédemment, la ferritine peut être faussement augmentée.

Voici le tableau récapitulatif de la prise en charge de l'hémochromatose HFE (d'après HAS 2005).

TABLEAU I. ÉLÉMENTS STANDARD DE PRISE EN CHARGE DE L'HÉMOCHROMATOSE HFE

Évaluation initiale : interrogatoire, examen clinique, bilan martial (ferritinémie & CS-Tf)				
	• *Pas de symptôme* • *CS-Tf < 45 %* • *Ferritinémie normale*	• *Pas de symptôme* • *CS-Tf > 45 %* • *Ferritinémie normale*	• *Pas de symptôme* • *CS-Tf > 45 %* • *Hyperferritinémie*	• *Phase d'expression clinique* • *CS-Tf > 45 %* • *Hyperferritinémie*
Stades	**Stade 0**	**Stade 1**	**Stade 2**	**Stades 3 & 4**
Bilan initial complémentaire	Pas d'examens complémentaires		• **Rechercher une atteinte** : - pancréatique (glycémie à jeun) ; - hépatique (transaminases, échographie en cas de signes cliniques ou de cytolyse) ; - cardiaque (échographie pour les stades 3 et 4) ; - gonadique (dosage testostérone s'il s'agit d'un homme) ; - osseuse (ostéodensitométrie) en présence de cofacteurs d'ostéoporose. • **Orienter vers un spécialiste** en fonction de la clinique et en cas d'anomalie du bilan (en particulier si ferritinémie ≥ 1 000 µg/l).	
Traitement	Pas de traitement		**Traitement déplétif par saignée** (jusqu'à 7 ml/kg sans dépasser 550 ml) • Phase d'induction par saignée au maximum hebdomadaire : poursuivre jusqu'à ce que la ferritinémie devienne ≤ 50 µg/l. • Phase d'entretien par saignée tous les 2, 3 ou 4 mois (en fonction des patients) : maintenir la ferritinémie ≤ 50 µg/l.	
				Traitement des complications à adapter en fonction de la clinique.
Suivi	Tous les 3 ans : • interrogatoire • examen clinique • ferritinémie & CS-Tf	Chaque année : • interrogatoire • examen clinique • ferritinémie & CS-Tf	• À chaque saignée : interrogatoire et évaluation clinique. • En phase d'induction : en début de traitement, contrôle mensuel de la ferritinémie lors des saignées jusqu'à atteinte du seuil de 300 µg/l chez un homme et 200 µg/l chez une femme. En dessous de ces valeurs, contrôle de la ferritinémie toutes les 2 saignées. • En phase d'entretien : contrôle de la ferritinémie toutes les 2 saignées. Contrôle de l'hémoglobinémie dans les 8 jours qui précèdent la saignée. • Suspendre les saignées en cas d'hémoglobinémie < 11 g/dl.	
				Suivi des complications à adapter en fonction de la clinique (par ex. dépistage du carcinome hépato-cellulaire en cas de cirrhose, suivi du diabète, etc.)

- **Question 6** (5 points)

Réponse EXACTE : C

Commentaires Aspect important à connaître (tant le nombre de patients avec un œdème pulmonaire cardiogénique sera important dans votre vie médicale, quelle que soit la spécialité choisie). Aspect en « ailes de papillon ».

- **Question 7** (5 points)

Réponses EXACTES : A-B-C-D-E

Commentaires Toutes ces causes peuvent être responsables du tableau, et bien d'autres encore (cf. enseignement cardiologie).

- **Question 8** (5 points)

Réponse EXACTE : E

Commentaires Il existe des communications interdiaphragmatiques entre la cavité pleurale et la cavité péritonéale. Ces communications normalement fermés après l'embryogenèse peuvent se réouvrir du fait d'une augmentation de la pression abdominale et de la pression thoracique négative. Certains patients présentent une ascite uniquement sous forme d'un épanchement pleural, « équivalent d'ascite ». L'épanchement est plus fréquemment droit que gauche, mais peut être bilatéral.

- **Question 9** (5 points)

Réponses EXACTES : B-D

Commentaires L'ascite de l'insuffisance cardiaque est suspectée devant : 1/Un tableau compatible ou des antécédents connus, 2/De signes échographiques (cardiologiques et hépatiques), et une ascite riche en protides et pauvre en leucocytes. L'hépatalgie expansive est classique mais rare (transmission des pulsations cardiaques au foie).

- **Question 10** (5 points)

Réponses EXACTES : B-C-D-E

Commentaires La circulation veineuse collatérale de type porto-cave est un signe d'hypertension portale. L'examen clinique chez le cirrhotique est très instructif, et ces signes facilement reconnaissables... pour peu de les avoir cherchés...

- **Question 11** (5 points)

Réponses EXACTES : C-D-E

Commentaires L'hépatite A ne donne pas d'hépatopathie chronique, de même qu'il n'y a pas de médicament cirrhogène. Toutes les autres causes peuvent donner une cirrhose, et il ne faut pas négliger le syndrome dysmétabolique, qui serait responsable à lui seul de 20 % des cirrhoses dans les pays occidentaux.

- **Question 12** (5 points)

Réponse EXACTE : A

Commentaires Le score de child-pugh est l'un des scores fondamentaux (avec le score de MELD) dans l'évaluation d'un patient cirrhotique. Le pronostic des patients est très différent selon qu'ils soient CHILD-PUGH A, B ou C. Les items sont à connaître. Ici, s'il n'est pas possible de le calculer précisément, le patient est au moins C, puisqu'il a plus de 10 points avec les éléments disponibles. Ascite 3 pts, bilirubine 2 pts, Albumine 3 pts, TP 2 pts.

- **Question 13** (10 points)
Réponses EXACTES : A-B-C-D-E

Commentaires En cas de décompensation (encéphalopathique ou œdémato-ascitique) il faut rechercher toutes les causes (en les priorisant). Iatrogénie, écart aux règles hygiéno-diététiques, intoxication, infection (quelle qu'elle soit), désordre hydro-électrolytique, thrombose crurale, portale...), hémorragie même occulte, CHC etc. Le moindre déséquilibre peut entraîner une décompensation chez le cirrhotique, et il faut traquer l'élément déclencheur.

- **Question 14** (10 points)
Réponse EXACTE : C

Commentaires Question facile... Attention à ne pas se tromper entre le taux de leucocytes et le taux de PNN, c'est bien ce dernier qui définit une infection du liquide d'ascite.

- **Question 15** (5 points)
Réponses EXACTES : A-B-C-D

Commentaires La différence entre une cause psychogène et une cause organique est la possibilité ou non d'avoir encore une éjaculation. Les érections nocturnes et au réveil sont conservés en cas de cause psychogène. L'hémochromatose et la cirrhose sont responsables d'un hyogonadisme. Les médicaments (tels les béta-bloqueurs) sont responsables de troubles de l'érection. Le sujet est parfois difficile à aborder, mais il faut prévenir le patient, car l'apparition de ces troubles peut être responsable d'une inobservance thérapeutique... Chez ce patient aux nombreux facteurs de risques cardiovasculaires, la cause vasculaire est possible, l'artère pénienne a le même diamètre que les artères coronaires, et la dysfonction érectile vasculaire est un signe « précurseur » d'infarctus du myocarde.

ITEMS TRAITÉS

N° 122 Troubles de l'érection
N° 196 Douleur et épanchement articulaire. Arthrite d'évolution récente
N° 194 Arthropathie microcristalline
N° 199 Dyspnée aiguë et chronique
N° 208 Hémogramme chez l'adulte et l'enfant
N° 215 Pathologie du fer chez l'adulte et l'enfant
N° 232 Insuffisance cardiaque de l'adulte
N° 276 Cirrhose et complications
N° 277 Ascite
N° 338 État confusionnel et trouble de conscience chez l'adulte et chez l'enfant

RECOMMANDATIONS ET CONFÉRENCES DE CONSENSUS

Prise en charge de l'hémochromatose liée au gène HFE (hémochromatose de type 1). HAS 2005
Critères diagnostiques et bilan initial de la cirrhose non compliquée HAS 2009
Prise en charge des complications chez les malades atteints de cirrhose HAS 2007

[illegible] présentation du patient est anormale [illegible]
[illegible]

Question 13 [illegible]

Réponse : [illegible]

[illegible]

[illegible]

Question 13 [illegible]

Réponses EXACTES : A-B-C-D

[illegible]

[illegible] trouble de conscience [illegible]

[illegible] COMPÉTENCE / CONSCIENCE [illegible]

[illegible]

Dossier 33

On joue aux billes ?

Faculté	Nantes
Nom et prénom du rédacteur	Chapelle Nicolas
Nom et prénom du relecteur	Dautrecque Flavien

Énoncé

Vous voyez une patiente de 68 ans, qui consulte pour des douleurs abdominales chroniques, évoluant depuis plusieurs années. Elle a mis ça sur le compte de « la vieillerie », mais sa fille qui l'accompagne a insisté car elle présentait des douleurs similaires et son médecin l'a adressé à un chirurgien pour lui enlever la vésicule, qui était pleine de cailloux. Les antécédents de la patiente sont : une obésité, une HTA, une dyslipidémie, une ostéoporose, un diabète sous antidiabétique oral, une fracture de hanche, et une hystérectomie avec annexectomie bilatérale (« la totale » comme elle dit) pour des fibromes, « mais qui ne l'ont pas empêché d'avoir huit enfants ! ». Elle a oublié de vous ramener son ordonnance et ne se rappelle plus des noms des traitements.

1 **Vous recherchez une douleur biliaire de type colique hépatique, quelle(s) est (sont) la (les) réponse(s) juste(s) ?**

a. Douleur posturale
b. Douleur per-prandiale
c. Douleur intermittente, de quelques heures
d. Douleur lentement progressive
e. Douleur sans fièvre

La cause lithiasique est fortement suspectée devant la sémiologie de ces douleurs.

2 **Quel(s) est (sont) le (les) facteur(s) de risque de lithiase pigmentaire que vous retrouvez chez la patiente ?**

a. L'âge
b. Le sexe féminin
c. L'obésité
d. Le diabète
e. Aucun

3 **Quel(s) est (sont) le (les) facteur(s) de risque de lithiase cholestérolique que vous retrouvez chez la patiente ?**

a. L'âge
b. Le sexe féminin
c. L'obésité
d. Le diabète
e. La multiparité

4 **Quels sont les trois composants qui doivent être à l'équilibre dans la composition de la bile pour éviter la formation de calculs ?**

a. Sels biliaires
b. Cholestérol
c. Eau
d. Triglycérides
e. Phospholipides

La fille de la patiente insiste pour rechercher une lithiase chez sa maman.

5 **Quel est l'examen le plus sensible pour analyser les voies biliaires ?**

a. Écho-endoscopie
b. Échographie transpariétale
c. TDM abdominale
d. ASP
e. IRM pondérée en T1

Vous tentez de réaliser une échographie trans-pariétale en première intention, qui s'avère non contributive du fait de son morphotype... Une bili-IRM est réalisée et montre un volumineux calcul, occupant les 3/4 de la vésicule, ainsi que quelques autres calculs plus petits, mais tout de même centimétriques.

6 **Étant donné la présentation clinique, à quel(s) risque(s) la patiente est-elle exposé(s) ?**

a. Cholécystite aiguë
b. Angiocholite aiguë
c. Pancréatite Aiguë
d. Fistule cholécysto-duodénale
e. Aucun, la majorité des calculs ne se compliquent jamais

Vous informez la patiente du résultat de l'IRM. Elle refuse catégoriquement de se faire cholécystectomiser, car son hystérectomie a présenté des suites complexes (infection, éventration) et elle ne veut plus entendre parler d'un chirurgien. De plus, cela fait un bon moment que ces douleurs sont apparues, mais elle n'a jamais présenté de complication grave de ses calculs.

7 **Quels signes doivent l'alerter sur la survenue d'une cholécystite aiguë ?**

a. Une douleur plus prolongée
b. Une coloration brune des urines et des téguments
c. Une fièvre
d. Une diarrhée
e. Une douleur inhibant l'inspiration profonde à la palpation

Sûre de sa bonne étoile, elle repart chez elle sans traitement spécifique. Cependant, elle est adressée par SOS médecin pour un syndrome infectieux ictérique depuis 24 heures. Elle n'arrive plus à s'alimenter. La douleur a précédé la fièvre, et c'est ensuite qu'elle a jauni.

8 **Quel est le diagnostic le plus probable ?**

a. Cholécystite aiguë
b. Cholangiocarcinome intra-hépatique
c. Pancréatite aiguë
d. Angiocholite aiguë
e. Hépatite virale

9 **L'angiocholite aiguë est confirmée, quel geste thérapeutique devez-vous réaliser rapidement sous couverture antibiotique ?**

a. Cholécystectomie en urgence
b. Cholangiopancréatographie rétrograde endoscopique avec sphinctérotomie endoscopique
c. Écho-endoscopie bilio-pancréatique
d. Drainage biliaire trans-pariétal
e. Lithotritie transpariétale

La patiente est traitée, et son état s'améliore petit à petit. Vous l'informez de la nécessité de réaliser une cholécystectomie rapide, pour prévenir les récidives. À votre grand dam, elle refuse toujours de se faire opérer... Elle repart donc avec un traitement antibiotique à terminer à domicile. Elle a présenté de nouveau des douleurs de colique hépatique alors qu'elle était en vacances chez sa fille, et un scanner a été réalisé aux urgences. Elle n'a pas le compte rendu, mais a noté qu'il parlait « aérobilie ».

10 **Comment l'interprétez-vous dans le contexte ?**

a. Elle est due à une infection par des germes anaérobies des voies biliaires
b. Elle est secondaire à une fistule duodéno-cholédocienne
c. Elle est due à une fistule cholécysto-colique
d. Elle est secondaire à la sphinctérotomie
e. Il s'agit d'un artefact

Le compte rendu du radiologue faisait par ailleurs mention d'une « vésicule porcelaine » et il lui a parlé « d'eau dans le ventre ».

11 **À quoi cela correspond-il ?**

a. Il s'agit d'un aspect physiologique de la vésicule chez le sujet âgé
b. Il s'agit d'un artefact scanographique en cas de lithiase vésiculaire importante
c. Il s'agit d'un état pré-cancéreux, consécutif à une cholécystite chronique
d. Il s'agit d'une calcification vésiculaire
e. C'est un argument supplémentaire pour réaliser la cholécystectomie chez cette patiente

Sur ces explications, elle décide enfin à réaliser la cholécystectomie que vous programmez 15 jours plus tard. Cependant, elle n'aura pas attendu jusque-là puisque vous apprenez son hospitalisation en chirurgie pour un syndrome occlusif. Le chirurgien vous tend le compte rendu du scanner en souriant : hormis la présence d'air, la vésicule est vide !

12 **Quelle cause de syndrome occlusif suspectez-vous ?**

a. Occlusion sur bride post-chirurgicale (de l'hystérectomie)
b. Iléus biliaire
c. Carcinose péritonéale de cholangiocarcinome
d. Fécalome
e. Iléus réflexe sur pancréatite aiguë

La patiente est opérée de son syndrome occlusif, et tout rentre dans l'ordre. La cholécystectomie n'a pas été réalisée, mais vous n'arrivez pas à joindre le chirurgien pour en connaître la raison. Brutalement, la patiente présente une détresse respiratoire aiguë. Un scanner thoracique est réalisé au SAU :

☛ *Voir photo dossier, p. XXIV*

13 **Quel(s) est (sont) la (les) réponse(s) juste(s) ?**

a. Il montre une dissection aortique
b. Il montre une embolie pulmonaire massive
c. Il s'agit d'un temps veineux
d. Il s'agit d'un angioscanner au temps artériel
e. Il s'agit d'un scanner non injecté

L'embolie pulmonaire est confirmée par votre externe de 4e année...

14 **Quel(s) est (sont) le(s) signe(s) que vous pouvez trouver à l'ecg en cas d'embolie pulmonaire ?**

a. Tachycardie sinusale
b. Bloc de branche droit
c. Bloc de branche gauche
d. Ondes T inversées en V2
e. Un ECG normal un cas sur deux

L'anticoagulation est débutée. Vous refaites la synthèse du dossier, et cherchez à documenter un cholangiocarcinome.

15 **De quels moyens disposez-vous pour poser un diagnostic ?**

a. Biopsie sous scanner ou écho guidée d'une lésion hépatique ou vésiculaire
b. Diagnostic possible en cas d'aspect typique à l'imagerie (TDM et IRM)
c. Recherche de cellules tumorales dans l'ascite
d. Dosage de l'Antigène Carcino embryonnaire (ACE)
e. Dosage du CA 19-9

- **Question 1** (10 points)
  Réponses EXACTES : B-C-E

  Commentaires *Per prandiale* car contraction de la vésicule en per et post-prandial sous l'action de la cholécystokinine. L'obstruction (et donc la douleur) sont transitoires dans la colique hépatique, et pas assez longue pour être responsable d'une infection.

- **Question 2** (5 points)
  Réponse EXACTE : E

  Commentaires Les facteurs de risque de lithiase pigmentaire concernent le métabolisme de la bile (excès de production, stase biliaire, infections biliaires)

- **Question 3** (5 points)
  Réponses EXACTES : A-B-C-E

  Commentaires Les autres facteurs de risque sont les situations qui mettent au repos la vésicule (repos, jeûne, nutrition parentérale exclusive...) ou qui augmentent la sécrétion de cholestérol, ainsi que certaines maladies génétiques.

- **Question 4** (5 points)
  Réponses EXACTES : A-B-E

  Commentaires Ces trois composants doivent être maintenus dans des proportions précises, sous peine de formation de micelles ou calculs.

- **Question 5** (5 points)
  Réponse EXACTE : A

  Commentaires C'est l'examen le plus sensible mais aussi le plus invasif, puisque nécessitant une anesthésie générale ! Un bon compromis est trouvé avec la cholangio-IRM ou bili-IRM, qui dessine l'arbre biliaire et permet aussi de détecter une lithiase avec une sensibilité de plus de 90 %.

- **Question 6** (10 points)
  Réponses EXACTES : A-B-C-D

  Commentaires La cholécystite aiguë est causée par l'obstruction du canal cystique, la bile contenue dans la vésicule stagne et s'infecte. L'angiocholite survient lorsque le calcul d'enclave plus bas dans le cholédoque, la bile ne peut plus s'évacuer dans le duodénum. Une situation particulière correspond à une angiocholite liée à un calcul enclavé dans le cystique : l'inflammation locale ou le calcul lui-même comprime de manière extrinsèque le cholédoque : c'est le syndrome de Mirizzi. Ces deux situations surviennent pour des calculs relativement gros, les calculs plus petits passent plus bas, et se bloquent au niveau de la papille duodénale, responsable d'une pancréatite aiguë biliaire. La fistule cholédocoduodénale complique une cholécystite chronique (érosion et inflammation chronique). Les fistules peuvent aussi se faire entre la vésicule et le colon : fistules choledococoliques.

- **Question 7** (5 points)
  Réponses EXACTES : A-C-E

  Commentaires Lorsque l'obstruction du canal cystique est prolongée, la bile s'infecte, et est responsable de la fièvre. En revanche, il n'y a aucun obstacle pour que la bile sécrétée par le foie vers le canal hépatique commun puis le cholédoque gagne le duodénum, il n'y a donc pas d'ictère. Le signe de Murphy (réponse E) est très évocateur de cholécystite. Il peut être « clinique », ou « échographique », au passage de la sonde.

- **Question 8** (5 points)
  Réponse EXACTE : D

Commentaires Dans le contexte, avec la triade de Charcot « douleur puis fièvre puis ictère » (dans cet ordre) l'angiocholite est probable.

À noter que : une cholécystite aiguë peut se compliquer d'une angiocholite (syndrome de Mirrizzi : compression extrinsèque du canal hépatique commun par le calcul enclavé dans le cystique ou sténose inflammatoire) de même qu'une pancréatite peut succéder ou précéder une angiocholite.

- **Question 9** (10 points)
  Réponse EXACTE : B

Commentaires La CPRE (le « cathétérisme biliaire » permet d'opacifier la voie biliaire principale et de visualiser la position des calculs. La sphinctérotomie endoscopique (du sphincter d'Oddi) est le geste qui permet d'extraire les calculs, puis de « ramoner » le cholédoque à l'aide de ballonnets.

L'écho-endoscopie n'est pas un geste thérapeutique mais diagnostique. Elle peut précéder la CPRE.

Le drainage biliaire transpariétal n'est réalisé qu'en cas d'échec de la CPRE.

La cholécystectomie n'est pas le geste qui permettra de libérer la voie biliaire, mais de prévenir les récidives.

- **Question 10** (5 points)
  Réponse EXACTE : D

Commentaires L'aérobilie signe une communication entre les voies biliaires et le tube digestif. Dans le cas présent, elle signe que la sphinctérotomie a été efficace, le sphincter d'Oddi ne jouant plus son rôle, l'air contenu dans le duodénum passe dans les voies biliaires.

- **Question 11** (5 points)
  Réponses EXACTES : C-D-E

Commentaires La vésicule porcelaine est un état précancéreux que l'on rencontre chez les sujets ayant une cholécystite chronique, et qui se traduit par une calcification de la paroi vésiculaire.

- **Question 12** (10 points)
  Réponse EXACTE : B

Commentaires L'iléus biliaire résulte de l'enclavement d'un volumineux calcul biliaire au niveau de la valvule de Bauhin, et secondaire à une fistule cholécystoduodénale.

- **Question 13** (5 points)
  Réponses EXACTES : B-D

Commentaires L'embolie pulmonaire pour les nuls... Visualisation ultra-évidente d'une hypodensité intraluminale (défect intraluminal) dans le tronc de l'artère pulmonaire et les artères pulmonaires droite et gauche et segmentaires à droite... Il s'agit d'un scanner réalisé chez un patient porteur d'un cancer de l'estomac et qui était... totalement asymptomatique sur le plan respiratoire ! Maintenant vous savez où chercher une EP !

- **Question 14** (5 points)
Réponses EXACTES : A-B-D-E

Commentaires Voici les signes ECG d'une embolie pulmonaire :
  - aucun dans la moitié des cas ;
  - tachycardie sinusale ;
  - bloc de branche droit ;
  - aspect S1Q3, déviation de l'axe des QRS vers la droite ;
  - ondes T négatives de V1 à V3 et DIII ;
  - grande onde P en DII.

Tiroir à connaître par cœur, très facile de faire une question de ce type avec le nouveau format.

- **Question 15** (10 points)
Réponses EXACTES : A-C
Inacceptables : B-D-E

Commentaires Le diagnostic sur l'imagerie seule n'est possible que pour le CHC, et non pour le cholangiocarcinome ni pour aucun autre cancer... Vous avez donc besoin d'une preuve histologique : soit par ponction directe dans le primitif ou dans une métastase, un prélèvement de nodule de carcinose, soit par recherche de cellules tumorales dans l'ascite. Les marqueurs n'ont aucune indication pour le diagnostic initial de cancer. Ils sont utiles pour le suivi de certains cancers.

ITEMS TRAITÉS

N° 154 Septicémie/Bactériémie/Fongémie de l'adulte et de l'enfant
N° 199 Dyspnée aiguë et chronique
N° 224 Thrombose veineuse profonde et embolie pulmonaire
N° 228 Douleur thoracique aiguë et chronique
N° 229 Électrocardiogramme : indications et interprétations
N° 267 Douleurs abdominales et lombaires aiguës chez l'enfant et chez l'adulte
N° 271 Vomissements du nourrisson, de l'enfant et de l'adulte
N° 274 Lithiase biliaire et complications
N° 287 Épidémiologie, facteurs de risque, prévention et dépistage des cancers
N° 288 Cancer : cancérogenèse, oncogénétique
N° 289 Diagnostic des cancers : signes d'appel et investigations para-cliniques
N° 349 Syndrome occlusif de l'enfant et de l'adulte
N° 354 Détresse respiratoire aiguë du nourrisson, de l'enfant et de l'adulte

RECOMMANDATIONS ET CONFÉRENCE DE CONSENSUS

Pertinence de la cholécystectomie HAS 2013

ANTÉRIORITÉS

Dossier 2012 : diagnostic et prise en charge d'une maladie lithiasique compliquée.

Dossier 34

Quand manger devient un problème !

Faculté	Lille 2 – Droit & Santé
Nom et prénom du rédacteur	Dautrecque Flavien
Nom et prénom du relecteur	Chapelle Nicolas et Mayer Pierre

1 **Vous êtes jeune assistant d'Hépato-Gastro-Entérologie. Vous recevez en consultation Monsieur D., homme de 53 ans que son médecin traitant à diriger vers vous pour une perte de poids évoluant maintenant depuis 4 mois. Il s'agit d'un patient sportif, chauffagiste, marié, ayant 2 enfants (un garçon et une fille). Il ne présente pas d'antécédents, autres que quelques lésions musculo-squelettiques liés à ces activités sportives. Vous l'interrogez et constatez qu'il n'a modifié ni son activité sportive ni ses habitudes alimentaires que ce soit de manière qualitative ou quantitative. Il signale simplement l'adoption récente d'un chat et un voyage en famille 6 mois plus tôt en Amérique du Sud et un voyage au Japon il y a 1 an. Il pesait en janvier 72 kg pour 1,80 m et pèse le jour de votre consultation, en mai, 65 kg. Quelle(s) proposition(s) est (sont) vraie(s) ?**

a. L'IMC en janvier était d'environ 25 kg/m^2
b. L'IMC actuel est d'environ 23 kg/m^2
c. L'IMC actuel est d'environ 20 kg/m^2
d. La perte de poids estimé du patient est d'environ 13 %
e. La perte de poids estimé est d'environ 9 %

2 **Vous cherchez à préciser la cause de cette dénutrition. Le patient ne mentionne pas de symptomatologie d'organe laissant supposer une pathologie inflammatoire ou infectieuse. Vous cassant la tête pour comprendre ce tableau, Monsieur D. finit par se rappeler que depuis à peu près le début de sa perte de poids, il présente des régurgitations, notamment en position couchée. Il avait fini par s'y habituer. Quel(s) signe(s) vous orienterait vers un reflux gastro-œsophagien ?**

a. Réveils nocturnes
b. Hématémèse
c. Perte de poids
d. Toux
e. Brûlures rétro-sternales

3 **Aucun signe ne vous oriente vers cette étiologie des reflux. Vous envisagez alors la possibilité d'un diverticule de Zenker. Quel(s) examen(s) est (sont) indiqué(s) porter le diagnostic de diverticule de Zenker ?**

a. TDM thoracique
b. Écho-endoscopie
c. Endoscopie œso-gastro-duodénale
d. Radiographie thoracique de profil
e. Transit baryté œsophagien

4 **Vous décidez la réalisation d'une EOGD. Vous ne mettez pas en évidence de diverticule de Zenker mais constatez un œsophage atone, dilaté, associé une stase alimentaire ; aucune lésion tissulaire n'est visible. Quel(s) diagnostic(s) portez-vous ?**

a. Achalasie
b. Trouble moteur œsophagien
c. Tumeur du bas œsophage
d. Œsophage casse-noisettes
e. Œsophagite

5 **Quel(s) examen(s) permet la confirmation de votre diagnostic ?**

a. PH-mètrie des 24 heures
b. Écho-endoscopie œsophagienne
c. Transit œso-gastro-duodénal
d. Manométrie œsophagienne
e. Impédancemètrie œsophagienne

6 **Vous réalisez le(s) examen(s) approprié(s). Quel(s) résultat(s) attendez-vous pour orienter vers une achalasie ?**

a. Excès de péristaltisme du corps œsophagien
b. PH œsophagien inférieur à 4 plus de 5 % du temps
c. Hypertonie du sphincter supérieur de l'œsophage
d. Absence complète de relaxation du sphincter inférieur de l'œsophage
e. Spasmes diffus de l'œsophage

7 **Le diagnostic d'achalasie est porté grâce à votre brillante prise en charge. Quel(s) élément(s) de l'énoncé vous font envisager un (des) diagnostic(s) différentiel(s) ?**

a. Perte de poids supérieur à 10 %
b. Voyage récent au Japon
c. Âge > 50 ans
d. Contact fréquent avec un chat
e. Profession exposée à l'amiante

8 **Quel(s) examen(s) réalisez-vous pour rechercher les causes de pseudo-achalasie envisagées ?**

a. TDM thoracique
b. Chromo-endoscopie œsophagienne
c. Sérologie de *Trypanozoma cruzi*
d. Sérologie *Bartonella henselae*
e. Écho-endoscopie œsophagienne

9 **Le(s) diagnostic(s) différentiel(s) est (sont) éliminé(s). Quel(s) traitement(s) pouvez-vous proposer à votre patient ?**

a. Myotomie extra-muqueuse du sphincter supérieur de l'œsophage
b. Dilatation pneumatique endoscopique du sphincter inférieur de l'œsophage
c. Stimulation électrique de la musculeuse œsophagienne pour restaurer le péristaltisme
d. Infiltration intra-sphinctérienne de toxine botulique dans le sphincter inférieur de l'œsophage
e. Kinésithérapie utilisant le biofeed-back pour permettre la contraction su sphincter inférieur de l'œsophage

10 **Votre traitement a été efficace. Le patient s'est dit soulagé et n'est pas revenu consulter. Vous le revoyez 20 ans plus tard, âgé de 73 ans. Depuis et malgré la poursuite d'une activité sportive remplissant ces journées de retraité, Monsieur D. est devenu diabétique. Entre temps, il a également présenté un épisode dépressif majeur suite à son divorce, une fibrillation atriale et une pyélonéphrite obstructive dont il n'y a pas eu de séquelles fonctionnelles. Vous réussissez à le couper afin de comprendre la raison de sa consultation (le patient étant venu sans courrier de son médecin traitant). Il vous explique alors qu'il présente depuis quelques mois des nausées post-prandiales entraînant parfois des vomissements, qui lui font craindre une récidive de sa pathologie initiale. En lui faisant préciser ces symptômes, il décrit aussi une sensation de plénitude gastrique. Son traitement habituel comprend : METFORMINE 500 mg 3/j., WARFARINE 1 comprimé le soir, AMIODARONE 200 mg 5 J/7. Vous examinez votre patient : les examens neurologique, cardiaque, pulmonaire et digestif sont normaux. Quel(s) diagnostic(s) évoquez-vous ?**

a. Comportements compensatoires dans le cadre d'une anorexie mentale
b. Gastroparésie diabétique
c. Ulcère gastrique
d. Tumeur duodénale
e. Hypertension intracrânienne

11 **Vous constatez des hyperglycémies post-prandiales à l'examen du carnet de glycémies de votre patient. Une nouvelle EOGD ne retrouve pas de lésion organique. Vous vous orientez vers une gastroparésie diabétique. Quel(s) traitement(s) pouvez-vous proposer à votre patient en première intention ?**

a. Équilibre glycémique
b. Règles hygiéno-diététiques avec régime hypolipidique
c. Érythromycine
d. Prokinétiques type MÉTOPIMAZINE
e. Instauration d'une insulinothérapie

12 **Vous dirigez votre patient vers son diabétologue pour instaurer cette thérapeutique. Quelle(s) proposition(s) est (sont) vraie(s) concernant l'insulinothérapie ?**

a. L'injection doit être effectuée en intra-musculaire
b. Les doses doivent être adaptées aux glycémies pré-prandiales
c. L'équilibre du diabète sera apprécié sur l'HbA1c
d. Le schéma basal-bolus est le moins physiologique
e. Il n'est pas possible d'associer des antidiabétiques oraux à l'insulinothérapie

13 **Le diabète de Monsieur D. est mieux équilibré mais les symptômes persistent malgré une observance parfaite. Vous souhaitez faire la preuve du ralentissement de la vidange gastrique. Quel(s) examen(s) réalisez-vous en première intention ?**

a. IRM gastrique après ingestion d'eau
b. TDM gastrique après ingestion d'aliment
c. Scintigraphie après ingestion d'un repas radiomarqué
d. Échographie pylorique
e. Manométrie gastro-pylorique

14 **Cet examen a confirmé la participation du ralentissement de la vidange gastrique dans la symptomatologie du patient et un traitement de seconde ligne par ÉRYTHROMYCINE *per os* est instauré permettant de soulager votre patient. Quelques années plus tard, le patient vous consulte pour l'apparition d'une diarrhée évoluant depuis 10 semaines. Vous ne retrouvez pas d'étiologie à votre interrogatoire et votre examen clinique. Quelle(s) proposition(s) est (sont) vraie(s) ?**

a. Vous posez le diagnostic de diarrhée chronique
b. On parle de diarrhée chronique au-delà de 2 semaines
c. Un bilan biologique est nécessaire
d. Un examen endoscopique n'est pas justifié
e. Un temps de transit des marqueurs radio-opaques peut être proposé

15 **Vous avez finalement porté le diagnostic de diarrhée iatrogène liée à une hyperthyroïdie sous AMIODARONE. Quelle(s) est (sont) la (les) autre(s) cause(s) de diarrhée à évoquer chez un patient diabétique de type II, en plus des causes imputables chez tout patient ?**

a. Neuropathie végétative
b. Pullulation microbienne
c. Sécrétion augmentée de VIP (Vasoactive Intestinal Peptide) par le pancréas
d. Iatrogénie liée à la METFORMINE
e. Incontinence anale induite par le diabète

- **Question 1** (10 points)
Réponses EXACTES : C-D

Commentaires

- IMC = Poids en kg/(Taille en m)^2 ;
- IMC en janvier = 75/(1,8x1,8) = 23 kg/m^2 ;
- IMC en mai = 65/(1,8x1,8) = 20 kg/m^2 ;
- perte de poids = ((Poids antérieur-Poids actuel)/Poids antérieur) x100 ;
- perte de poids = ((75-65)/75)x100 = 13 %.

- **Question 2** (5 points)
Réponses EXACTES : A-D-E
Indispensable : E

Commentaires Signes de RGO :

- association régurgitations et pyrosis : quasi pathognomonique du RGO ;
- autres signes :
  - toux ;
  - caries dentaires ;
  - douleurs pré-cordiales ;
  - dysesthésies bucco-pharyngées ;
  - otalgie réflexe ;
  - micro-réveils nocturnes.

L'hématémèse peut exister en cas d'œsophagite compliquant le RGO.

La perte de poids peut exister si une sténose complique l'œsophagite entraînant alors une dysphagie. Il ne s'agit alors pas signes de RGO en tant que tel.

- **Question 3** (5 points)
Réponses EXACTES : C-E

Commentaires

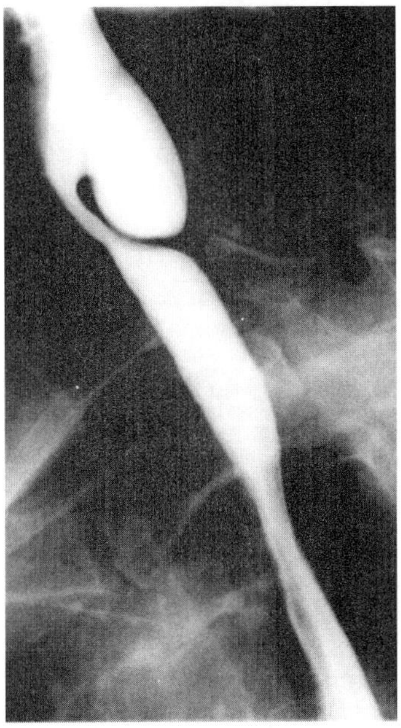

Deux examens permettent le diagnostic de diverticule de Zenker :

- transit baryté ;
- endoscopie œso-gastro-duodénale.

■ **Question 4** (5 points)
Réponse EXACTE : B

Commentaires Cette description endoscopique correspond à un trouble moteur œsophagien mais il n'est pas possible par la simple endoscopie d'affirmer la nature de ce trouble moteur.

Parler d'achalasie ou d'œsophage casse-noisettes est prématuré.

La tumeur œsophagienne peut s'accompagner elle aussi d'une stase alimentaire mais l'œsophage n'est pas atone ou dilaté.

■ **Question 5** (5 points)
Réponse EXACTE : D

Commentaires La manométrie œsophagienne est le seul examen permettant d'affirmer le diagnostic de trouble moteur œsophagien.

La pH-mètrie est indiquée en cas de reflux réfractaire et la pH-impédancemètrie en cas de suspicion de reflux non acide.

Le TOGD permettra de voir un aspect de bec d'oiseau correspondant à l'hypertonie du sphincter inférieur de l'œsophage mais seule la manométrie permet le diagnostic formel de trouble moteur et son type.

■ **Question 6** (10 points)
Réponse EXACTE : D
Inacceptables : A-C

Commentaires Les signes manométriques d'achalasie sont :

- absence de péristaltisme du corps de l'œsophage ;
- hypertonie du sphincter inférieur de l'œsophage avec absence complète ou incomplète de relaxation.

Les spasmes de l'œsophage sont une entité à part entière, différente de l'achalasie, caractérisés par des spasmes du corps œsophagien et non une absence de péristaltisme.

■ **Question 7** (5 points)
Réponse EXACTE : C

Commentaires Une achalasie apparaissant après 50 ans doit toujours faire recherche une cause secondaire :

- pseudo-achalasie néoplasique liée à une tumeur infiltrant du cardia ;
- maladie de Chagas :
  - maladie parasitaire liée à Trypanosoma cruzi, transmise par un insecte hématophage
  - phase aiguë :
    - asymptomatique ;
    - symptomatique :
      - fièvre ;
      - céphalées ;
      - lymphœdème ;
      - pâleur ;
      - douleurs musculaires ;
      - difficultés respiratoires ;
      - œdème violacé des paupières ;

- phase chronique : persistante du parasite dans les muscles cardiaques et digestifs pouvant entraîner une insuffisance cardiaque, une pseudo-achalasie ou un mégacôlon ;
- traitement :
  - anti-parasitaire à la phase aiguë ;
  - traitement spécifique des atteintes cardiaques et digestives à la phase chronique.

■ **Question 8** (10 points)
Réponses EXACTES : A-C-E
Indispensables : C-E

Commentaires La recherche d'une tumeur infiltrant le cardia se fait en première intention par écho-endoscopie, et à défaut par TDM thoracique.

La sérologie *Trypanosoma cruzi* doit être effectuée chez les patients à risque.

■ **Question 9** (5 points)
Réponses EXACTES : B-D

Commentaires 3 stratégies sont possibles :
- myotomie extra-muqueuse cœlioscopique ;
- injection de toxine botulinique ;
- dilatation pneumatique.

Ces trois traitements se font au niveau du sphincter inférieur de l'œsophage.

■ **Question 10** (5 points)
Réponses EXACTES : B-C-D

Commentaires Les vomissements post-prandiaux évoquent une origine digestive haute entraînant une obstruction haute.

Sans autres éléments d'orientation clinique, il n'est pas possible d'évoquer un autre diagnostic.

Les signes d'hypertension intracrânienne sont : troubles de la marche, diplopie ou flou visuel, incontinence sphinctérienne, céphalées.

■ **Question 11** (5 points)
Réponses EXACTES : A-B-E

Commentaires Le traitement de première intention de la gastroparésie diabétique est l'équilibre du diabète. Les antidiabétiques oraux étant moins bien absorbés et avec retard du fait d'un défaut de vidange gastrique, on retrouve une tendance à l'hyperglycémie post-prandiale.

Une insulinothérapie peut s'avérer nécessaire.

Les autres mesures de première intention sont :
- régime hypolipidique car les lipides ont tendance a ralentir la vidange gastrique ;
- prokinétiques (DOMPÉRIDONE ou MÉTOCLOPRAMIDE) :
  - la MÉTOPIMAZINE a une action uniquement centrale et n'accélère pas la vidange gastrique ;
  - l'ÉRYTHROMYCINE est un traitement de seconde intention.

- **Question 12** (5 points)
Réponses EXACTES : B-C

Commentaires L'insulinothérapie doit être adaptée au style de vie du patient.

Le schéma basal bolus est le plus physiologique car il simule la sécrétion pancréatique.

Elle doit être adaptée aux glycémies pré-prandiales, l'injection d'insuline rapide devant être faite avant le repas. L'insuline lente doit être adaptée à la glycémie du lever qui doit être proche de la glycémie du coucher, témoignant de l'efficacité de l'insuline lente.

L'HbA1c permet d'apprécier l'équilibre du diabète sur 3 mois, durée de vie des hématies.

Les antidiabétiques oraux peuvent être associés à l'insulinothérapie, notamment les insulino-sensibilisateurs (biguanides/METFORMINE).

- **Question 13** (10 points)
Réponse EXACTE : C

Commentaires L'examen de première intention pour recherche un ralentissement de la vidange gastrique est la scintigraphie après ingestion repas marqué au Technétium 99.

- **Question 14** (10 points)
Réponses EXACTES : A-C-D

Commentaires Diarrhée :

  - aiguë : < 2 semaines ;
  - persistante : 2 à 4 semaines ;
  - chronique : > 4 semaines.

Un bilan biologique est toujours nécessaire : NFS, CRP, Ionogramme sanguin avec fonction rénale, Ferritinémie, Vitamines B9 et B12, TP, Électrophorèse des protéines sériques.

Un bilan endoscopique est nécessaire en l'absence de cause évidente à la recherche d'une maladie cœliaque, d'une tumeur colorectale, d'une colique microscopique.

Un temps de transit peut être nécessaire en cas de constipation chronique mais pas en cas de diarrhée chronique.

- **Question 15** (5 points)
Réponses EXACTES : A-B-D

Commentaires Causes de diarrhée chez le diabétique :

  - pullulation microbienne ;
  - neuropathie végétative ;
  - iatrogénie aux biguanides ;
  - hyperthyroïdie ou maladie cœliaque en cas de contexte auto-immun (diabète de type I).

ITEMS TRAITÉS

N° 248 UE 8 Dénutrition chez l'adulte
– 2008 Dossier 1
– 2008 Dossier 4
Algorithmes de diagnostic et de prise en charge de la dénutrition chez adultes, enfants, personnes âgées, personnes en réanimation (et leurs notices d'emploi) http://www.nutrimetre.org/telechargements/Telechargements.html
Stratégie de prise en charge en cas de dénutrition protéino-énergétique chez la personne âgée http://www.has-sante.fr/portail/upload/docs/application/pdf/synthese_denutrition_personnes_agees.pdf
N° 268 UE 8 RGO chez le nourrisson chez l'enfant et chez l'adulte. Hernie hiatale
– 2011 Dossier 4
Prescription des examens complémentaires dans le reflux gastro-œsophagien chez l'adulte en gastro-entérologie
http://www.has-sante.fr/portail/jcms/c_272450/fr/prescription-des-examens-complementaires-dans-le-reflux-gastro-oesophagien-chez-l-adulte-en-gastro-enterologie
Prise en charge du reflux gastro-œsophagien
http://www.snfge.org/content/cp021-prise-en-charge-du-reflux-gastro-oesophagien-rgo
Diagnostic et surveillance de l'EBO
http://www.sfed.org/files/documents_sfed/files/recommandations/EBO_diagnosticsurveillance.pdf
N° 270 UE 8 Dysphagie
– 2002 Sud Dossier 4
Manométrie œsophagienne de haute résolution et classification de Chicago des troubles moteurs œsophagiens - Conseil de pratique SNFGE-GFNG - 2012 http://www.snfge.org/download/file/fid/290
ACG clinical guideline : diagnosis and management of achalasia - Vaezi MF, Pandolfino JE, Vela MF - 2013 - Am J Gastroenterol 2013 ; 108 (8) : 1238-49 http://www.nature.com/ajg/journal/v108/n8/full/ajg2013196a.htlm
N° 271 UE 8 Vomissements du nourrisson de l'enfant et de l'adulte
– 2004 Dossier 8
– 2013 Dossier 5
N° 282 UE 8 Diarrhée chronique chez l'enfant et l'adulte
– 2005 Dossier 3
– 2006 Dossier 2
N° 245 UE 8 Diabète de type I et de type II. Complications

Dossier 35 *Un transit bien capricieux*

Faculté	Lille 2 – Henri Warembourg
Nom et prénom du rédacteur	Mayer Pierre
Nom et prénom du relecteur	Chapelle Nicolas et Dautrecque Flavien

Énoncé

Vous voyez en consultation de gastro-entérologie Madame U. 67 ans. Elle vous est adressée par son médecin traitant pour des troubles du transit invalidant évoluant depuis plusieurs années. Elle vous dit d'emblée ne jamais avoir eu de problèmes digestifs auparavant. Depuis des dizaines d'années elle a une tendance à la constipation avec des douleurs abdominales lorsqu'elle n'allait pas à la selle pendant 5-6 jours, soulagés lors de l'émission de gazs et de selles, elle présentait également des épisodes de ballonnement abdominal. Mais du fait d'un travail très prenant, elle n'avait jamais pris le temps de consulter. Elle vient de prendre sa retraite et à noter une petite amélioration de ses symptômes. Depuis quelques mois elle a constaté une modification de sa symptomatologie avec une alternance diarrhée et constipation. Elle est sinon selon elle en pleine forme et ne prend aucun traitement à domicile. Vous ne retrouvez pas non plus d'intoxication éthylo-tabagique. Madame U. a dans ses antécédents :

- une incontinence urinaire traitée par TVT ;
- une pathologie hémorroïdaire externe ;
- une dyslipidémie ;
- une obésité avec un IMC = 30,4 kg/m^2 ;
- G5P5 avec 4 accouchements par voie basse et 1 par césarienne ;
- ménopausée depuis environ 8 ans.

L'interrogatoire ne retrouve pas d'altération de l'état général ni de perte de poids récente. Elle décrit uniquement des crises douloureuses abdominales aussi bien diurnes que nocturnes avec des périodes de constipation plus ou moins longues entrecoupées d'épisode de diarrhée durant 4-5 jours. L'examen clinique est tout à fait rassurant.

1 **QROC – Vers quel cadre nosologique vous orientez-vous ?**

....

2 **Quels examens complémentaires réalisez-vous ?**

a. Coproculture
b. Bilan biologique
c. Scanner abdomino-pelvien
d. Échographie abdominale
e. Rien

Le bilan biologique que vous aviez demandé retrouve : une hémoglobine à 11,3 g/dl ; VGM 75 fl ; CCMH 31 % ; CRP 21 mg/l. Le reste du bilan est normal, il n'avait pas été réalisé de bilan martial.

3 Devant ce tableau clinico-biologique, réalisez-vous d'autres examens complémentaires ?

a. Fibroscopie œsogastroduodénale
b. Test Hemoccult II
c. Coloscopie totale
d. Dosage de l'ACE
e. Rien de plus qu'une simple supplémentation martiale

4 Madame U. vous parle également d'un test qu'elle a du faire récemment « un truc que tout le monde fait passé 50 ans », de quoi veut-elle parler ?

a. Test Hemoccult II
b. Test respiratoire à l'urée marquée
c. Test immunologique sur selles
d. Frotti cervico-vaginal
e. Screening des marqueurs sériques des différentes néoplasies

5 Quels sont les critères nécessaires pour qu'un examen soit considéré comme un dépistage de masse ?

a. Simple à réaliser
b. Reproductible
c. Très spécifique
d. Modifie la morbi-mortalité
e. Coûteux mais fiable

Vous réalisez une coloscopie totale avec biopsies pour envoi en anatomopathologie, en arrivant à la partie haute du sigmoïde vous retrouvez cette image.

☛ *Voir photo dossier, p. III*

6 Quel(s) diagnostic(s) évoquez-vous ?

a. Diverticulite sigmoïdienne
b. Syndrome de l'intestin irritable
c. MICI de découverte tardive
d. Cancer colorectal
e. Pathologie hémorroïdaire en poussée

7 Quel est le type histologique le plus fréquent dans les cancers colo-rectaux ?

a. Adénocarcinome Liberkhünien
b. Adénocarcinome mucineux
c. Lymphome malin non Hodgkinien
d. Adénome villeux
e. Carcinome épidermoïde

Malheureusement vos suspicions se confirment il s'agit bien d'un adénocarcinome Liberkhünien du haut sigmoïde.

8 **Quel est votre bilan d'extension ?**

a. Scanner thoraco-abdomino-pelvien sans et avec injection de produit de contraste iodé
b. Abdomen sans préparation debout de face
c. IRM abdominale
d. Dosage de l'ACE
e. IRM pelvienne

Le bilan d'extension est négatif, il n'y a pas de localisation à distance autre des ganglions métastatiques régionaux. Vous classez le cancer T2N1bM0. Il s'agit donc d'un stade IIIA. Il s'amorce donc le temps de la prise en charge thérapeutique.

9 **Que veut dire N1b ?**

a. Pas de métastases ganglionnaires
b. 2-3 ganglions métastatiques régionaux
c. 1 ganglion métastatique régional
d. Métastase à distance
e. Plus de 7 ganglions métastatiques régionaux

10 **Quelles sont les étapes indispensables avant la réalisation à proprement dit de la prise en charge thérapeutique ?**

a. Réunion de concertation pluridisciplinaire
b. Consultation d'annonce
c. Consultation de psychiatrie
d. Élaboration du plan de soins personnalisé
e. Hospitalisation de préparation au traitement

11 **Quel(s) traitement(s) peut être proposé(s) à Madame U. compte tenu des données que vous avez sur son cancer ?**

a. Chirurgie d'exérèse avec marge saine
b. Surveillance active
c. Chimiothérapie adjuvante type FOLFOX
d. Curithérapie
e. Radiothérapie adjuvante

12 **Quelle surveillance doit être mise en place au décours du traitement ?**

a. Examen clinique tous les 3 mois pendant 2 ans puis tous les 6 mois pendant 3 ans
b. Dosage de l'ACE tous les mois pendant 6 ans
c. Coloscopie totale dans les 2 à 3 ans suivant la chirurgie
d. Échographie abdominale tous les 6 mois pendant 5 ans
e. Cœlioscopie exploratrice dans les 2 ans suivant la chirurgie

3 ans après le traitement curatif Madame U. va très bien elle suit à la lettre vos recommandations et profite pleinement de sa retraite. Elle se plaint uniquement d'une pesanteur abdominale ne la gênant qu'occasionnellement et d'une toux grasse évoluant depuis 15 jours. Elle prend depuis peu (5 jours) de l'amoxicilline donnée par son médecin traitant pour une bronchite ne passant pas. Un bilan biologique demandé par son médecin traitant retrouve une cytolyse hépatique avec ASAT à 4 N et ALAT à 2,5 N avec une cholestase anictérique (PAL à 2 N et γGT à 5 N, bilirubine totale 17 mg/l).

13 Quel diagnostic évoquez-vous ?

a. Hépatite aiguë médicamenteuse
b. Métastase(s) hépatique(s)
c. Migration lithiasique
d. Insuffisance cardiaque droite
e. Pneumopathie à *Streptococcus pneumoniae*

Vous demandez la réalisation d'un scanner abdomino-pelvien, celui-ci retrouve cette image.

Voir photo dossier, p. XIII

14 On retrouve de multiples lésions au niveau hépatique est-il nécessaire de les biopsier ?

a. Oui car on est à distance de son cancer colique il peut donc s'agir d'autre chose
b. Non car il s'agit très probablement de métastases de son cancer colique diagnostiqué il y a 3 ans
c. Non car un dosage de l'ACE peut suffire au diagnostic et permettre d'éviter les biopsies
d. Oui car l'aspect scanographique n'est pas typique de lésions secondaires
e. Toutes les réponses sont fausses

15 Quel traitement peut-on alors proposer ?

a. Métastasectomie
b. Chimiothérapie
c. Greffe hépatique
d. Radiothérapie à visée palliative
e. Soins de confort

■ **Question 1** (5 points)

Réponse EXACTE : troubles fonctionnels intestinaux – TFI – colopathie fonctionnelle – syndrome de l'intestin irritable

Commentaires On peut évoquer ce cadre nosologique ici au vu de l'histoire clinique de la patiente. On a ici des troubles évoluant depuis plusieurs années avec des accès douloureux paroxystiques, intermittents. La colopathie fonctionnelle est une pathologie complexe et difficile à traiter. On ne peut poser le diagnostic qu'après un examen clinique complet et normal, l'absence d'altération de l'état général, la richesse de la symptomatologie vis-à-vis de la normalité de la clinique, enfin l'influence de facteurs psychologiques. Il s'agit donc d'un diagnostic d'élimination.

■ **Question 2** (2 points)

Réponse EXACTE : B

Commentaires On réalise ici de principe un bilan biologique de base simple (NFS, CRP, ionogramme sanguin et fonction rénale) afin de ne pas méconnaître une pathologie organique autre qui nécessiterai des investigations plus poussées. Ici clairement au vu de l'âge de la patiente est des antécédents digestifs avec modification récente du transit on va chercher des éléments supplémentaires pour infirmer ou confirmer la principale hypothèse qui est celle du cancer colique.

■ **Question 3** (5 points)

Réponses EXACTES : A-C-D

Commentaires Devant ce tableau clinico-biologique il sera intéressant de réaliser un bilan endoscopique complet avec fibroscopie œsogastroduodénale (FOGD) et coloscopie totale.

La FOGD va rechercher une cause de saignement haut devant cette anémie microcytaire il faudra écarter une carence martiale pouvant expliquer le taux d'hémoglobine (mais pas la hausse de la CRP !), on réalise pour cela des biopsies gastriques ET duodénales.

La coloscopie totale va elle rechercher des lésions coliques susceptibles d'être responsable d'un saignement chronique bas (polypes, diverticules, angiodysplasies...). Elle est en plus justifiée mise à part l'apparition de l'anémie par l'âge de la patiente (>50 ans) et la modification récente de ses symptômes.

Le but de ce bilan est de ne pas méconnaître au vu du terrain et malgré le peu de signes cliniques une pathologie notamment cancéreuse nécessitant une prise en charge adaptée.

■ **Question 4** (5 points)

Réponse EXACTE : C

Commentaires Depuis peu le dépistage de masse du cancer colorectal se fait par de nouveaux tests plus sensible pour la détection de sang dans les selles que les tests Hemoccult II. Il s'agit de tests immunologiques commercialisés depuis 2015.

■ **Question 5** (10 points)

Réponses EXACTES : A-B-D

Commentaires Un dépistage de masse s'adresse à une population non sélectionnée à savoir la population générale pour une maladie donnée. Il s'agit d'un programme de santé publique mis en place pour une maladie dont on connaît la physiopathologie, l'histoire naturelle, l'évolution sans et avec traitement, et dont une prise en charge la plus précoce possible diminue d'une part la morbi-mortalité mais aussi les coûts qu'elle engendre pour la société.

Pour ce faire un test de dépistage doit être simple à réaliser, fiable, reproductible dans la population, modifier favorablement la prise en charge des malades, avoir un test de confirmation (ici la coloscopie totale) pour rattraper les faux positifs, d'un coût acceptable pour la société, modifier la morbi-morbidité, être sensible et avoir une bonne valeur prédictive positive.

Il existe actuellement en France deux grands programmes de dépistage du cancer pour le sein et le côlon.

Question 6 (5 points)

Réponse EXACTE : D

Commentaires Au vu des images endoscopiques et de l'aspect bourgeonnant de la masse on évoque en premier lieu un cancer colique. Il s'agit d'une lésion unique du sigmoïde bourgeonnante, bombant dans la lumière, saignant au contact. Elle est fortement évocatrice de CCR même si le diagnostic de certitude ne sera obtenu qu'avec l'examen histologique des biopsies.

On peut éliminer le syndrome de l'intestin irritable qui ne se traduit pas par des lésions coliques c'est une pathologie entrant dans le cadre des colopathies fonctionnelles.

On est au niveau du sigmoïde, les plexus hémorroïdaires sont beaucoup plus bas, il ne s'agit donc pas d'une pathologie hémorroïdaire !

La diverticulite sigmoïdienne ne correspond absolument pas à ces images endoscopiques ni au tableau clinique présenté par la patiente. Il est impossible de confondre ces 2 pathologies

Pour ce qui est des MICI il existe dans certaines formes des pseudo-polypes inflammatoires pouvant rendre le diagnostic difficile entre lésions de MICI et polypes coliques communs. Ici il s'agit d'une volumineuse masse plutôt que d'un polype permettant de trancher facilement. Enfin le terrain est plutôt en faveur d'une pathologie de type cancéreuse qu'inflammatoire.

Question 7 (6 points)

Réponse EXACTE : A

Commentaires C'est une question basique de cours, il se développe à partir d'une prolifération des cellules des glandes de Lieberkühn. Il se développe le plus souvent à partir d'une lésion précancéreuse à savoir un adénome, le risque de transformation maligne croit avec la taille de l'adénome.

Question 8 (10 points)

Réponses EXACTES : A-D

Commentaires On réalise un scanner thoraco-abdomino-pelvien à la recherche de lésions viscérales disséminées permettant d'apprécier l'évolution de la maladie et de classer la maladie afin de pouvoir adapter la prise en charge thérapeutique au mieux.

Le dosage de l'ACE n'a pas de place dans le diagnostic du cancer colique on le dose une fois le diagnostic de la maladie cancéreuse faite pour avoir un taux de base avant traitement. On le dosera ensuite après le traitement d'une part pour s'assurer de sa diminution lors du traitement et donc de la bonne réponse thérapeutique et également pour essayer de mettre en évidence une récidive par une augmentation de ce marqueur.
Le reste des propositions de cette question ne rentre pas dans le cadre du bilan d'extension d'un cancer colique.

■ **Question 9** (2 points)
Réponse EXACTE : B

Commentaires Cette cotation fait partie de la classification TNM des tumeurs coliques. Il s'agit d'une classification histo-pronostiques.

On établit cette classification afin de déterminer un stade de la maladie et de pouvoir décidez d'un traitement en fonction de la gravité de la maladie.

Le statut ganglionnaire est déterminé par l'examen d'au moins 12 ganglions après la réalisation de la colectomie pour une évaluation correcte.

Pour rappel T = Tumor ; N = Nodes (ganglions) ; M = metastasis. La classification des CCR est la suivante :

T = envahissement tumoral	Tis = tumeur intra-épithéliale T1 = tumeur envahissant la sous muqueuse T2 = tumeur envahissant la musculeuse T3 = tumeur envahissant la sous séreuse T4 – T4a = tumeur envahissant la séreuse – T4b = tumeur envahissant un organe de voisinage
N = envahissement ganglionnaire	N0 = pas d'atteinte ganglionnaire Nx = atteinte ganglionnaire non évaluée N1 – N1a = 1 atteinte ganglionnaire régionale – N1b = 2 à 3 ganglions régionaux atteints – N1c = dépôts tumoraux à distance de la tumeur en dehors d'un ganglion N2 – N2a = 4 à 6 ganglions atteints régionalement – N2b = 7 ou plus
M = dissémination métastatique	M0 = pas de métastase M1 = métastases à distance (dont ganglions sus-claviculaires) – M1a = une seule localisation – M1b = plusieurs localisations ou présence de métastases péritonéales

■ **Question 10** (2 points)
Réponses EXACTES : A-B-C

Commentaires Question classique en cancérologie. Après avoir obtenu un diagnostic de certitude histologique il est nécessaire de présenter le patient en réunion de concertation pluridisciplinaire (RCP) ou seront présent différentes spécialités dont des chirurgiens, des oncologues médicaux, des spécialistes d'organes etc. Le but de cette réunion est de déterminé une prise en charge consensuelle au vu des données clinico-biologiques et d'imagerie ainsi que des souhaits du patient. La RCP donne un avis pour la prise en charge.

Il est nécessaire selon le plan cancer 2004 de réaliser une consultation d'annonce diagnostic ou le patient peut-être s'il le souhaite être accompagné par une tierce personne. Il s'agit d'un temps important de la prise en charge en oncologie. Il sera notamment expliqué au patient sa maladie, le pronostic sans et avec traitement, les différents traitements possible et les résultats de la RCP. Elle sera également l'occasion pour le patient de poser des questions.

Enfin on élabore lors de la consultation d'annonce le plan de soins personnalisé afin d'optimiser avec le patient sa prise en charge et de le faire devenir acteur de son traitement.

- **Question 11** (5 points)
Réponses EXACTES : A-C

Commentaires La prise en charge thérapeutique des CCR repose avant tout sur la classification TNM et le stade de la maladie. Globalement pour les CCR non métastatiques le premier temps de la prise en charge repose sur le traitement chirurgical avec exérèse complète de la tumeur en marge saine. Les marges saines retenues pour le cancer du côlon sont de 5 cm (c'est un peu différent pour les tumeurs du bas sigmoïde et du rectum).

Pour les tumeurs de stade III une chimiothérapie adjuvante viendra compléter le traitement chirurgical pour une durée de 6 mois. Le protocole le plus utilisé et connu est le protocole FOLFOX (-fluorouracile (5-FU) + oxiplatine + acide folique).

Pour rappel il existe 4 stades de CCR en fonction de la classification TNM c'est ce qui déterminera la prise en charge. En résumé stade I et II chirurgie et pour les stades II ± chimiothérapie, stade III chirurgie ET chimiothérapie, stade IV chimiothérapie.

- **Question 12** (15 points)
Réponses EXACTES : A-C

Commentaires Le schéma proposé pour la surveillance des cancers coliques après traitement curatif est le suivant :

- examen clinique tous les 3 mois pendant 3 ans puis tous les 6 mois pendant 2 ans ;
- couple échographie abdominale tous les 3 à 6 mois pendant 3 ans puis tous les 6 mois pendant 2 ans + radiographie du thorax annuelle pendant 5 ans ;
- scanner thoraco-abdomino-pelvien tous les 3 à 6 mois pendant 3 ans puis tous les 6 mois pendant 2 ans ;
- coloscopie totale à 2-3 ans après le traitement curatif et si normale tous les 5 ans si pas d'autres antécédents digestifs personnels ou familiaux ;
- dosage de l'ACE tous les 3 mois pendant 3 premières années.

- **Question 13** (15 points)
Réponses EXACTES : A-B

Commentaires On peut devant ce tableau évoquer en premier lieu au vu des antécédents de la patiente une progression de sa maladie avec localisation secondaire hépatique responsable des pesanteurs abdominales ressenties depuis quelque temps et l'apparition au bilan hépatique de perturbation à type de cytolyse et cholestase.

La seconde hypothèse à évoquer devant ce tableau biologique est l'hépatite médicamenteuse à l'amoxicilline. En effet on est à 5 jours de l'introduction de ce médicament et il apparaît des perturbations du bilan hépatique non connues antérieurement. En arrêtant le traitement par amoxicilline si on assiste à une normalisation du bilan hépatique on pourra confirmer le diagnostic d'hépatite médicamenteuse contre-indiquant l'usage de l'amoxicilline.

- **Question 14** (10 points)
Réponses EXACTES : B-C

Commentaires Non car on sait que la patiente a eu un CCR récemment (il y a 3 ans). Il n'existait pas de nodules hépatiques lors du bilan d'extension du CCR il y a 3 ans. Enfin cet aspect multiple, disséminé et hypodense est fortement évocateur de localisation secondaire de tumeurs notamment digestives.

■ **Question 15** (3 points)
Réponses EXACTES : A-B-E

Commentaires On est ici devant une récidive de la maladie cancéreuse, il est fréquent au cours des cancers coliques que des métastases hépatiques apparaissent secondairement (30-40 %).

Il s'agit d'une question difficile discuté en RCP. La métastasectomie hépatique n'est pas forcément contre-indiqué mais dépend de nombreux facteurs nécessitant de poser bien précisément l'indication avec le plus de donner morphologique possible.

Une seconde ligne de chimiothérapie peut aussi être proposée avant, après ou sans qu'il y ait de métastasectomie hépatique. Toute la difficulté de la discussion sera de savoir s'il faut faire un traitement à visée curative ou une prise en charge palliative. Les soins de confort s'intégreront plutôt dans une prise en charge palliative globale. Dans les cancers coliques la chimiothérapie même à visée palliative a montré un intérêt dans la prise en charge des patients améliorant notamment la survie et la qualité de vie.

ITEMS TRAITÉS

N° 8 Éthique médicale

N° 136-137-138 Soins palliatifs pluridisciplinaires chez un malade en phase palliative ou terminale d'une maladie grave, chronique ou létale.

N° 287 Épidémiologie, facteurs de risque, prévention et dépistage des cancers

N° 292 Prise en charge et accompagnement d'un malade cancéreux à tous les stades de la maladie dont le stade de soins palliatifs en abordant les problématiques techniques, relationnelles, sociales et éthiques. Traitements symptomatiques. Modalités de surveillance.

N° 298 Tumeurs du côlon et du rectum

N° 301 Tumeurs du foie, primitives et secondaires

N° 318 Principe du bon usage du médicament et des thérapeutiques non médicamenteuses.

N° 319 La décision thérapeutique personnalisée : bon usage dans des situations à risque.

N° 326 Prescription et surveillance des classes de médicaments les plus courantes chez l'adulte et chez l'enfant.

RECOMMANDATIONS ET CONFÉRENCE DE CONSENSUS

Collégiale des universitaires en hépato-gastro-entérologie – 2015
HAS – Dépistage et prévention du cancer colorectal – 2013 http://www.has-sante.fr
SNFGE – Cancer colorectal métastatique – http://www.snfge.org
HAS – Prise en charge des métastases hépatiques – 2011 http://www.has-sante.fr
Thésaurus national de cancérologie digestive – Cancer du côlon – 2011 http://www.tncd.org
Thésaurus national de cancérologie digestive – Phelip JM, Bouché O, Conroy T, Michel P, Penna C, Tournigand C, Chibaudel B, Bedenne L. «Cancer colorectal métastatique». Thésaurus National de Cancérologie Digestive, juin 2016, – 2016 http://www.tncd.org
HAS – Tumeur maligne, affection maligne du tissu lymphatique ou hématopoïétique Cancer colorectal – 2008 http://www.has-sante.fr

ANTÉRIORITÉ

Dossier 2005 : diagnostic et prise en charge d'un cancer du côlon gauche sur une occlusion colique avec diagnostic de métastases hépatiques métachrones apparues pendant la surveillance.
Dossier 2007 : diagnostic et prise en charge d'un cancer colique découvert sur une anémie ferriprive

Dossier 36

Petit ulcère deviendra grand

Faculté	Nantes
Nom et prénom du rédacteur	Chapelle Nicolas
Nom et prénom du relecteur	Dautrecque Flavien

Énoncé

Vous accueillez un patient de 65 ans, pour des douleurs abdominales intermittentes. Ce patient obèse (97 kg pour 1,72 m), tabagique à 40 Pa (sevré depuis 10 ans) est sous TRIATEC 1,25 mg/j., CARVÉDILOL 12,5 mg et ASPIRINE 75 mg pour un antécédent d'angor il y a 5 ans. Ces douleurs surviennent par « crise » depuis plusieurs mois, à type de crampe. Il n'a pas remarqué de modification du transit ni de son état général.

1 **Quel(s) élément(s) vous oriente (nt) vers une cause lithiasique de ces douleurs ?**

a. Une douleur per prandiale ou postprandiale précoce
b. Une douleur calmée par les repas
c. L'obésité
d. Le tabagisme
e. La prise d'ASPIRINE

2 **Quel(s) élément(s) vous oriente (nt) vers une cause ulcéreuse de ces douleurs ?**

a. Une douleur per prandiale ou postprandiale précoce
b. Une douleur calmée par les repas
c. L'obésité
d. Le tabagisme
e. La prise d'ASPIRINE

Il vous signale finalement avoir pris depuis quelque temps un traitement à base d'Ibuprofène pour des lombalgies anciennes, et mal soulagées par le paracétamol. L'hypothèse ulcéreuse est vérifiée par la FOGD qui retrouve un ulcère gastrique de localisation antro-pylorique, creusant, d'un cm de diamètre, classé Forrest III.

3 **Concernant la FOGD, réalisée quelle(s) est (sont) la (les) réponse(s) juste(s) ?**

a. Elle doit être systématiquement réalisée sous Anesthésie générale
b. Les biopsies ne sont pas obligatoires dans ce cas en raison du risque perforatif
c. Les biopsies doivent être multiples dans l'estomac, sur l'ulcère et ses berges
d. Une FOGD de contrôle sera nécessaire, en cas de persistance des symptômes
e. Une FOGD de contrôle sera nécessaire dans tous les cas

L'analyse anatomopathologique des biopsies réalisées est le suivant : « Gastrite modérée, avec foyers de métaplasie focaux. Présence de nombreux Hélicobacter Pylori ».

4 **Concernant Helicobacter Pylori, quelle(s) est (sont) la (les) réponse(s) vraie(s) ?**

a. Il est commensal du tube digestif
b. Il est un Bacille à Gram négatif
c. Il augmente le risque de Gastrite atrophique
d. Il augmente le risque de Cancer gastrique
e. Sa transmission est de type féco-orale

5 **Outre l'éradication d'HP, quelle est votre attitude thérapeutique ?**

a. IPP pendant 6 semaines après l'éradication puis arrêt
b. Contre-indication des AINS
c. Contre-indication de l'ASPIRINE
d. Contrôle de l'éradication par négativation de la sérologie HP
e. IPP au long cours

Vous ne revoyez pas le patient pendant plusieurs mois, jusqu'à ce qu'il vous consulte pour des nouvelles douleurs abdominales épigastriques et latéralisées à gauche, différentes des précédentes puisque survenant à l'effort ou pendant les repas. Il présente d'ailleurs une crise en ce moment après avoir monté les escaliers de votre cabinet, plus importante que les précédentes.

6 **Quel examen réalisez-vous en première intention ?**

a. Une nouvelle fiboscopie
b. Une échographie abdominale
c. Une ECG
d. Un toucher rectal
e. Un angioscanner thoracique

7 **L'ECG est le suivant :**

☛ *Voir photo dossier, p. XII*

Quelle est votre interprétation ?

a. ECG normal
b. Infarctus du myocarde postérieur
c. Infarctus du myocarde antérieur
d. Bloc de branche gauche
e. Le territoire touché est celui de l'IVA

Vous l'adressez en urgence à un de vos collègues cardiologues, qui prend en charge le patient en cardiologie. Le patient a été transfusé de 2 culots globulaires, et stenté. Vous vous procurez la biologie avant transfusion. Hb 8,9 g/dl, VGM 78 fl, réticulocytes 81 g/l, GB 8,4 g/l, Pl 167 g/l, Na+ 141 mmol/l, K+4,2 mmol/l, Créatinine 127 umol/l, Urée 13 mmol/l, Bilirubine 19 mmol/l. Bilan hépatique normal.

8 **Quelle est la cause probable de cette anémie ?**

a. Inflammatoire
b. Centrale
c. Ferriprive
d. Insuffisance rénale
e. Hémolytique

Lorsque vous le revoyez, un mois après, il vous signale avoir « bien maigri », (perte de 8 kg) mais se sent plus fatigué. Il vous avoue qu'après une amélioration transitoire de ses douleurs ulcéreuses, celles-ci sont réapparues, et sont maintenant permanentes. Par ailleurs, il avait oublié de vous signaler qu'il était sous COUMADINE (d'ailleurs difficilement équilibrable) pour un « vaisseau bouché dans la jambe », il vous apporte le compte rendu d'un écho-doppler.

9 **Quel(s) signe(s) fait (font) suspecter la présence d'une phlébite surale, cliniquement ?**

a. Cordon induré douloureux
b. Œdème et érythème de jambe
c. Perte du ballant du mollet
d. Signe de Homans positif
e. Signe de Kernig positif

10 **Quel(s) est (sont) le(s) signe(s) qui signent une thrombose veineuse profonde en échographie ?**

a. Interruption du flux veineux
b. Ralentissement du flux veineux
c. Incompressibilité de la veine
d. Hypoéchogénicité intraluminale
e. Halo inflammatoire péri-vasculaire

Vous l'informez de la nécessité de refaire une FOGD devant la persistance des douleurs, et la survenue d'une anémie inexpliquée, mais malgré vos explications il refuse car garde un très mauvais souvenir de la précédente, et se sent bien mieux depuis la transfusion. Vous le revoyez aux urgences pendant l'une de vos gardes quelque temps plus tard car il a présenté des rectorragies abondantes, avec instabilité hémodynamique initiale au domicile. Il est maintenant stabilisé, et la transfusion est en cours (Hemocue à 6,3 g/dl au domicile à 2 reprises).

11 **Quel examen réalisez-vous en première intention pour le bilan étiologique de ce saignement ?**

a. Coloscopie
b. Angioscanner abdomino-pelvien
c. Artériographie
d. FOGD
e. Échographie-doppler abdominale

Lors de la fibroscopie vous avez réalisé des biopsies sur l'ulcère précédemment décrit, qui s'avère être un cancer gastrique.

12 **Concernant le cancer de l'estomac, quelle(s) est (sont) la (les) réponse(s) juste(s) ?**

a. Le nombre de cancers diminue dans les pays occidentaux
b. Il est l'un des cancers les plus graves au monde
c. Environ 10 % des infectés chroniques par HP développent un cancer gastrique
d. Le tabagisme augmente le risque de cancer gastrique
e. Helicobacter pylori augmente le risque d'adénocarcinome gastrique et de lymphome digestif

Lors de votre examen clinique, vous constatez une coloration brunâtre des plis (aisselles, cou, creux inguinaux).

13 **À quoi cela correspond-il au vu de l'histoire du patient ?**

a. Psoriasis
b. Zona
c. Mycose des plis
d. Acanthosis nigricans
e. Métastases cutanées

Vous refaites le point avec lui sur son état nutritionnel. À cause d'un manque d'appétit, depuis la 1re fibroscopie il y a 2 mois il a perdu 18 kg.

14 **Concernant l'état nutritionnel du patient, quelle(s) est (sont) la (les) réponse(s) juste(s) ? ?**

a. Il est en dénutrition sévère
b. Il est surtout exposé à une dénutrition par fuite protéique
c. La dénutrition est de type protéino-énergétique
d. Il nécessite un support nutritionnel parentéral en urgence
e. En cas de renutrition appropriée, la transthyrétine se modifie plus rapidement que l'albumine

Vous avez préparé le patient pour une opération à visée curative, il reprend peu à peu du poids, mais quelque temps après l'opération, alors que l'alimentation se passait bien il présente un épisode de confusion évoluant rapidement vers un coma.

15 **Dans le contexte, quelle est (sont) la (les) hypothèse(s) que vous devez suspecter ?**

a. Une thrombose veineuse cérébrale
b. Iatrogène
c. Une infection nosocomiale
d. Un fécalome
e. Un syndrome de renutrition inapproprié

Question 1 (5 points)
Réponses EXACTES : A-C

Commentaires En per et postprandial la vésicule biliaire se contracte sous l'action de la cholécystokinine, ceci qui explique que les calculs migrent à ce moment. La sémiologie des douleurs abdominales est importante et permet d'éliminer au fur et à mesure de l'interrogatoire des hypothèses... en se passant de scanners ou autre !

Question 2 (5 points)
Réponses EXACTES : B-D-E

Commentaires Les repas tamponnent l'acidité gastrique et soulagent donc transitoirement les douleurs ulcéreuses. Le tabagisme et l'aspirine (même à dose anti-aggrégante plaquettaire !) sont des facteurs de risque d'ulcère. Tous ces éléments doivent être recherchés et pris en compte pour orienter votre diagnostic.

Question 3 (10 points)
Réponses EXACTES : C-E

Commentaires Les biopsies en cas de découverte d'ulcère sont systématiques, pour ne pas méconnaître un cancer gastrique ulcéré. Les biopsies sont aussi codifiées pour rechercher la présence d'helicobacter Pylori dans l'antre, l'angulus et le fundus. Les biopsies sont plus efficaces que la sérologie pour rechercher la présence d'HP en cas d'hémorragies digestives, et apportent la preuve d'une infection en cours, alors que la sérologie positive signe uniquement le contact d'HP avec le patient (infection peut être résolue). La gastroscopie est réalisée la majorité des cas sous anesthésie locale. Les contre-indications sont : mauvaise tolérance, estomac « plein », et geste interventionnel prévisible (pose de prothèse, ligature de varice etc.). Dans tous les cas, une gastroscopie de contrôle sera réalisée pour vérifier la cicatrisation complète de l'ulcère, 6 semaines après un traitement par IPP.

Question 4 (5 points)
Réponse EXACTE : B-C-D-E

Commentaires H. Pylori a été défini comme un carcinogène par l'OMS, tant son rôle est important dans la carcinogenèse gastrique. La baisse de l'incidence est (en partie) directement liée à l'éradication de cette bactérie, de transmission féco-orale, donc majoritairement présente dans les pays en voie de développement (Inde proche de 100 %). HP est facilement individualisable en coloration de gram, mais sa mise en évidence peut être prise en défaut lors de la prise d'IPP au long cours (HP migre dans une région plus acide, le fundus et la région cardiale), d'où l'intérêt de biopsies systématiques en cas d'ulcère. De même que dans le cancer colo-rectal, la carcinogenèse est bien connue dans le cancer de l'estomac, gastrite chronique atrophique, métaplasie puis cancer.

Question 5 (10 points)
Réponses EXACTES : B-E

Commentaires Chez un patient ayant présenté un ulcère gastrique et chez qui un traitement ulcérogène (ici, l'aspirine) doit être poursuivi, un traitement protecteur gastrique par IPP doit être poursuivi. Les AINS, typiquement pourvoyeurs d'ulcères gastriques doivent être évités hors indication formelle (rare...). L'éradication d'HP se réalise par un test respiratoire à l'urée marquée (testant l'activité uréas d'HP). La sérologie reste positive plusieurs mois ou années après une infection avec HP, et n'est donc pas un marqueur d'éradication.

- **Question 6** (5 points)
Réponse EXACTE : C
Inacceptables : les autres !

Commentaires Il faut prioriser vos hypothèses diagnostiques, de la plus grave à la moins grave. Ici l'antécédent d'angor et le contexte dysmétabolique doit en premier lieu vous faire penser à une douleur angineuse, qui nécessite une prise en charge plus urgente que celle d'une douleur ulcéreuse. Gardez les antécédents en tête...

- **Question 7** (10 points)
Réponses EXACTES : C-E
Inacceptable : A

Commentaires Aspect de SCA ST-, avec négativation des ondes T entre V1 et V6 : territoire antérieur ou antéro-septal, donc celui de l'IVA.

- **Question 8** (5 points)
Réponse EXACTE : C

Commentaires L'anémie inflammatoire est rarement aussi profonde, l'anémie par insuffisance rénale s'observe en règle générale à un stade plus avancé (clairance < 30 ml/min). La microcytose oriente vers une carence martiale. La cause centrale est moins probable (autres lignées intactes, contexte), et la bilirubine normale exclue une hémolyse.

- **Question 9** (5 points)
Réponses EXACTES : A-B-C-D

Commentaires L'un des diagnostics les plus difficiles, par le manque de spécificité et sensibilité des signes... Un mollet normal n'exclue absolument pas une thrombose, de même que chacun de ces signes peut se voir en présence d'une authentique phlébite. À partir du moment où vous suspectez le diagnostic, vous devez aller vérifier...

- **Question 10** (5 points)
Réponse EXACTE : C

Commentaires Le seul signe spécifique de TVP en échographie...

- **Question 11** (5 points)
Réponse EXACTE : D

Commentaires Dans le contexte (antécédent d'ulcère gastrique non contrôlé, anémie inexplorée), et avec une telle présentation clinique (rectorragies abondantes et instabilité hémodynamique) le seul examen que vous devez réaliser est une gastroscopie.

- **Question 12** (10 points)
Réponses EXACTES : A-B-D-E

Commentaires Grâce à l'éradication d'HP et à l'amélioration des méthodes de conservation (réfrigérateur au profit du sel) le cancer gastrique diminue dans toutes les régions du monde, mais il reste un réel problème en cancérologie, car souvent découvert à un stade tardif, le pronostic est très sombre. Le tabagisme est avec l'infection chronique par HP l'un des principaux facteurs de risque de cancer gastrique.

- **Question 13** (5 points)
Réponse EXACTE : D

Commentaires L'ancanthosis nigricans est une coloration brune des plis (aisselles, inguinaux, cou) qui correspond à un syndrome para-néoplasique rencontré dans le cancer de l'estomac et la maladie de Waldrenström notamment.

- **Question 14** (10 points)
Réponses EXACTES : A-E

Commentaires Problème fréquemment posé par les patients en cancérologie digestive, l'évaluation la prévention et la prise en charge de la dénutrition fait partie intégrante du traitement. L'intervention précoce de diététicien, la mise en place de supports nutritionnels, la correction des carences doit être initiée précocement. L'albumine a une demi-vie de 21 Jours, la pré-albumine (ou transthyrétine) de 48 heures. La nutrition parentérale doit être réservée aux (rares) situations où la prise d'une nutrition orale ou entérale (par sonde nano gastrique ou gastro/jéjunostomie) est impossible ou insuffisante. La nutrition parentérale expose à de nombreux risques (infections notamment) et est moins physiologique que l'entérale. Elle doit être utilisée en dernier recours.

- **Question 15** (5 points)
Réponses EXACTES : A-B-C-D-E

Commentaires Les causes de confusion sont nombreuses chez ce genre de patient fragiles, et vous devez être systématiques dans votre raisonnement diagnostic. Les causes évidentes générales (hypoglycémie chez un diabétique, fécalome chez un sujet âgé, infectio, trouble métabolique, iatrogénie etc.) écartées vous vous pencherez sur des causes spécifiques au contexte (thrombo-embolie) et surtout syndrome de renutrition inapproprié, possible dans le contexte, et qui peut prendre des formes diverses et variées.

ITEMS TRAITÉS

N° 228 Douleur thoracique aiguë et chronique
N° 229 Électrocardiogramme : indications et interprétations
N° 248 Dénutrition chez l'adulte et l'enfant
N° 267 Douleurs abdominales et lombaires aiguës chez l'enfant et chez l'adulte
N° 269 Ulcère gastrique et duodénal. Gastrite
N° 287 Épidémiologie, facteurs de risque, prévention et dépistage des cancers
N° 288 Cancer : cancérogenèse, oncogénétique
N° 300 Tumeurs de l'estomac
N° 334 Syndromes coronariens aigus
N° 350 Hémorragie digestive

RECOMMANDATIONS ET CONFÉRENCE DE CONSENSUS

Dépistage de l'infection à Helicobacter pylori - Pertinence et populations concernées. Recommandation de bonne pratique HAS 2010

Hemorragie digestive basse aiguë. Consensus en endoscopie digestive, recommandations de la société française d'endoscopie digestive 2010.

ANTÉRIORITÉ

Dossier 2009 : traitement et bilan étiologique d'un méléna et adaptation d'un traitement anti-coagulant

Iconographie

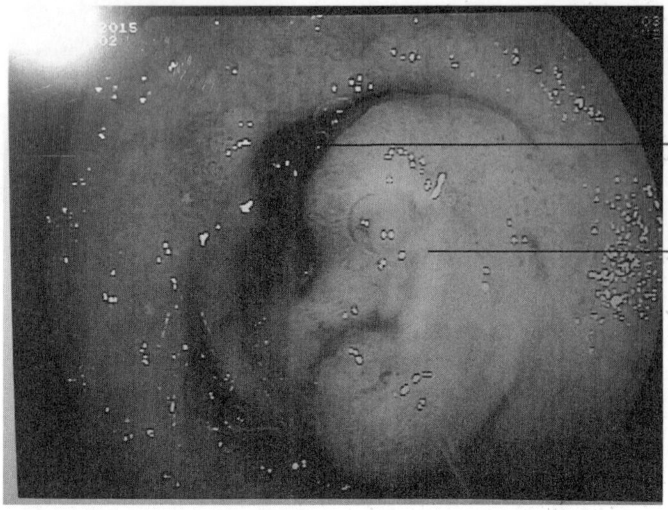

Pierre Mayer (décembre 2015)

Dossier 26 – Question 6

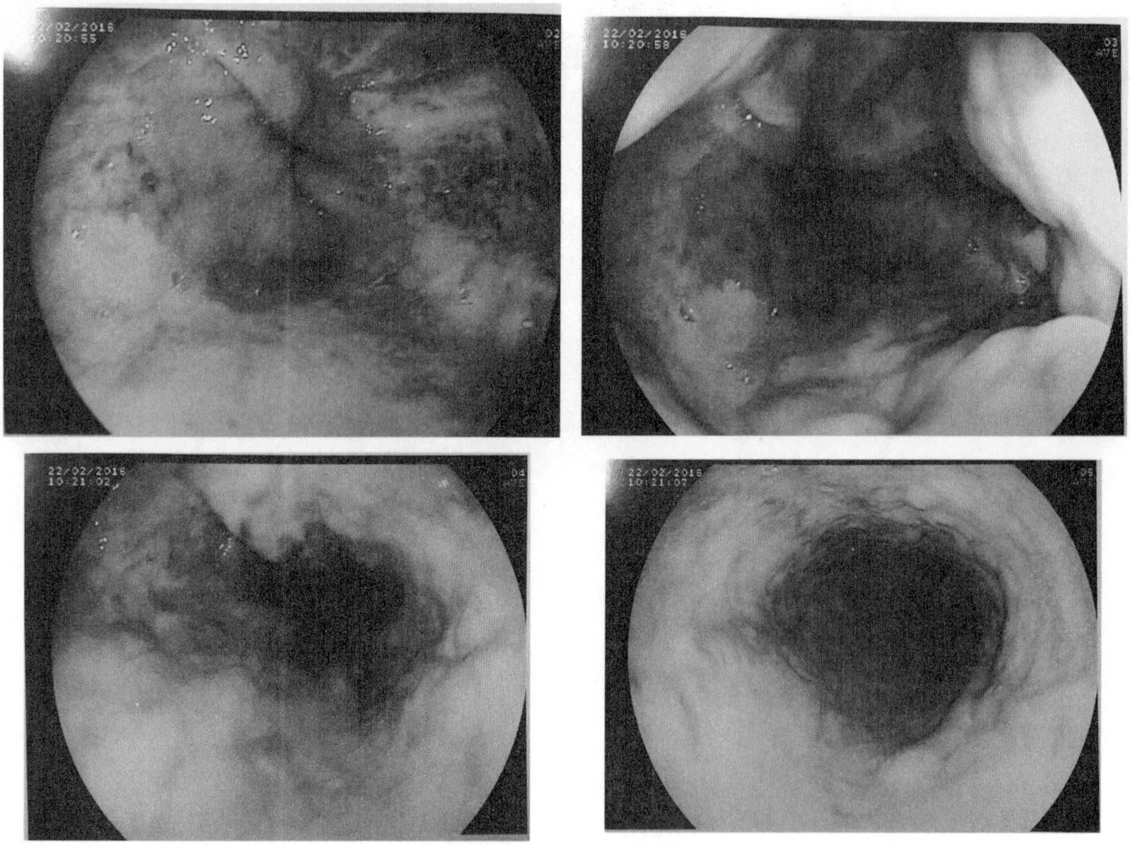

Fibroscopie oesogastroduodénale
Pierre Mayer (février 2016)

Dossier 13 – Question 12

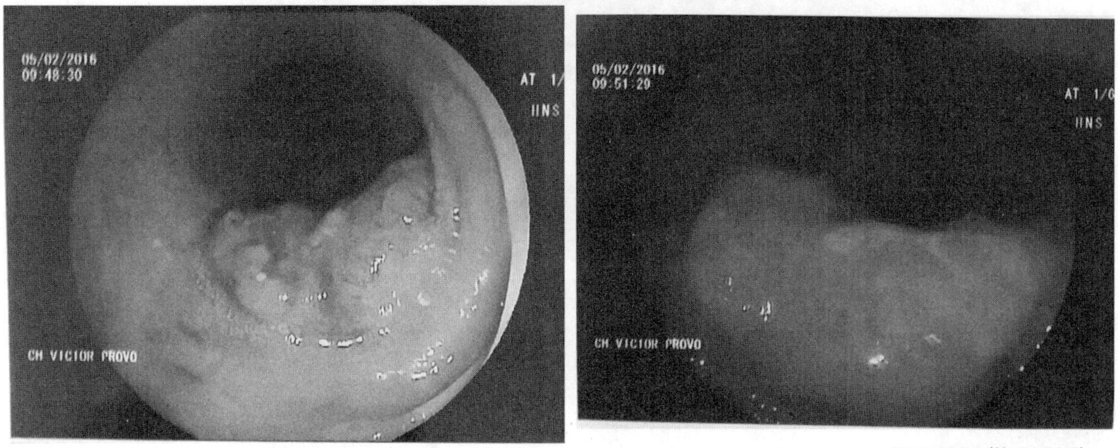

Pierre Mayer (février 2015)

Dossier 35 – Question 6

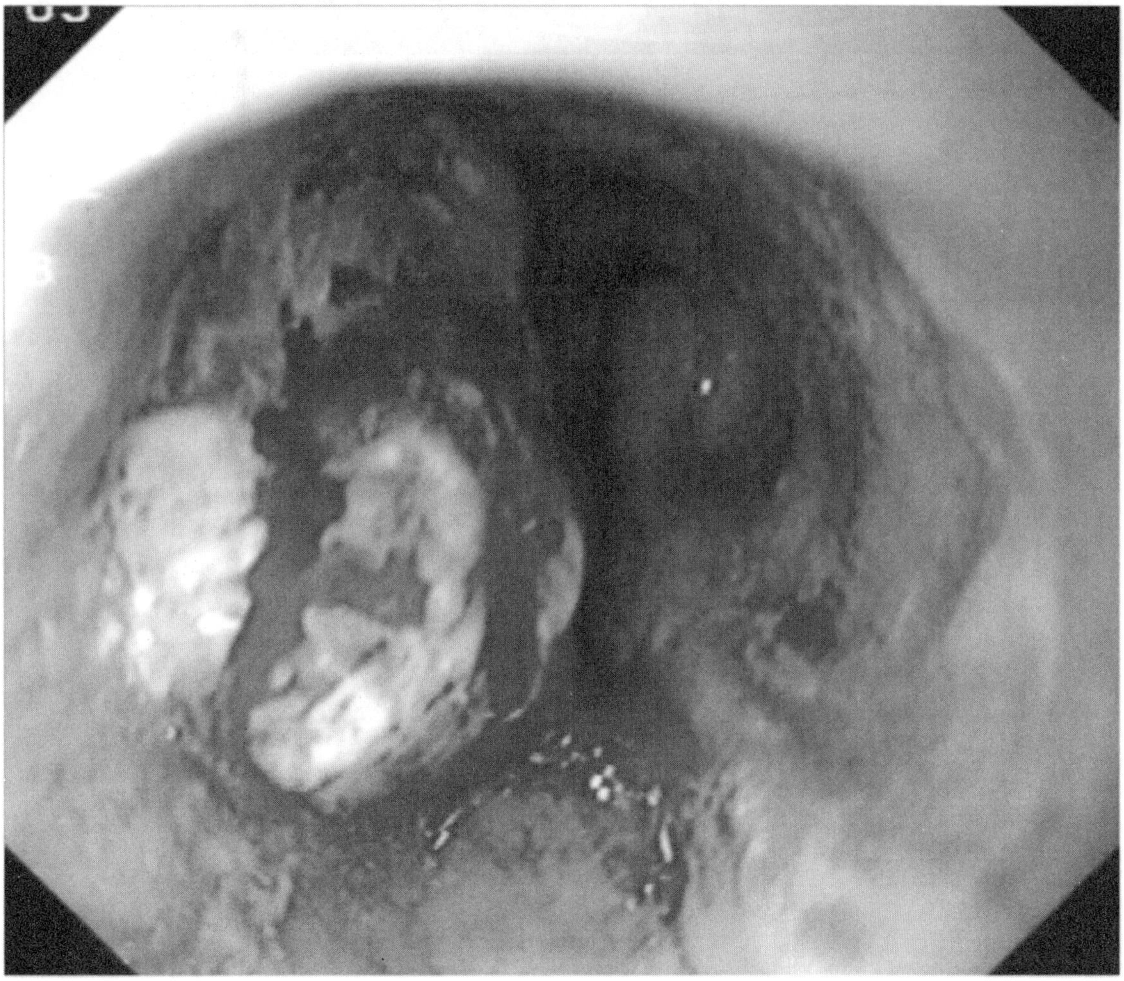

Dossier 2 – Question 14

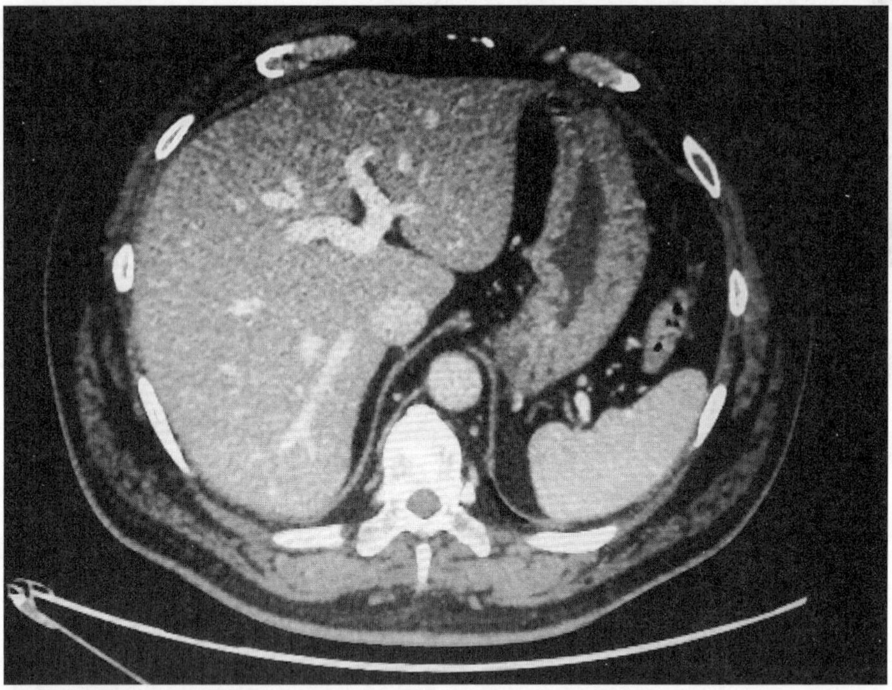

Dossier 24 – Question 6

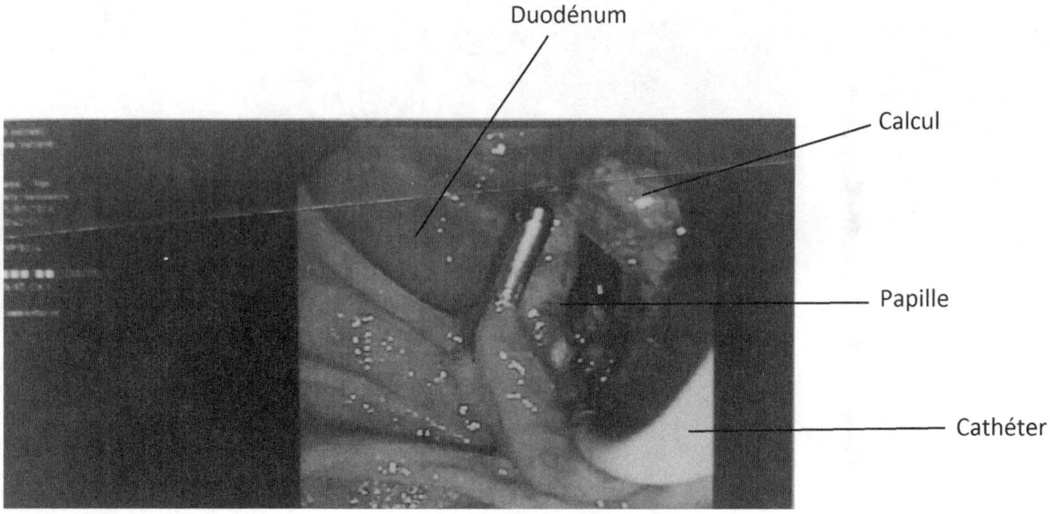

Pierre Mayer (Juin 2016)

Dossier 11 – Question 7

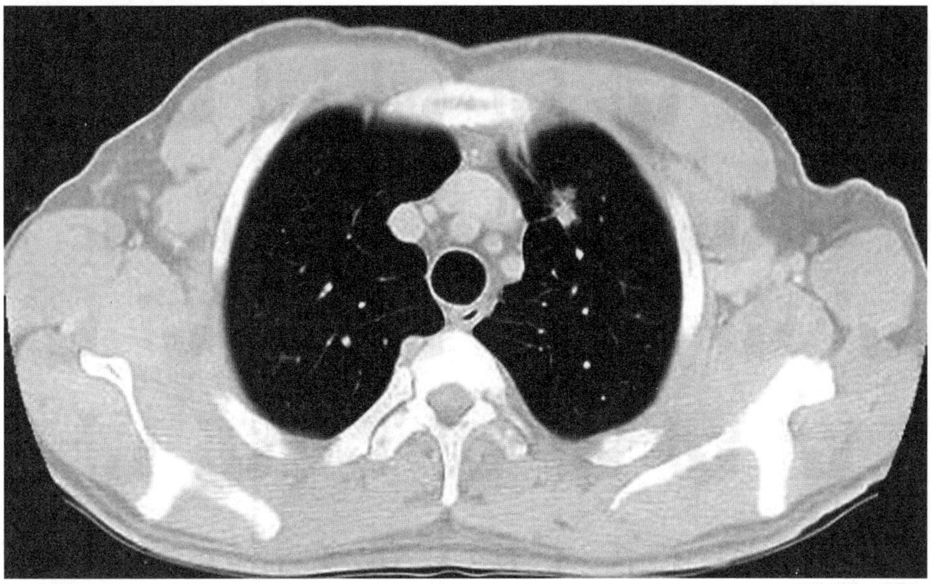

Dossier 28 – Question 6

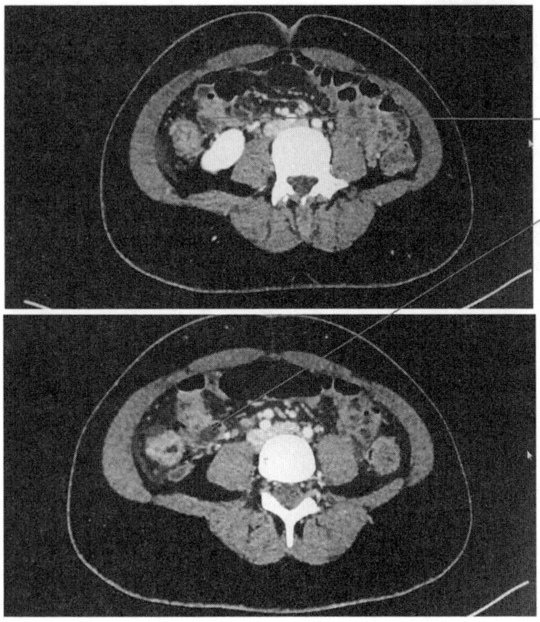

Iléite terminale sur scanner abdomino-pelvien avec injection de produit de contraste iodé

Pierre Mayer (avril 2016)

Dossier 22 – Question 5

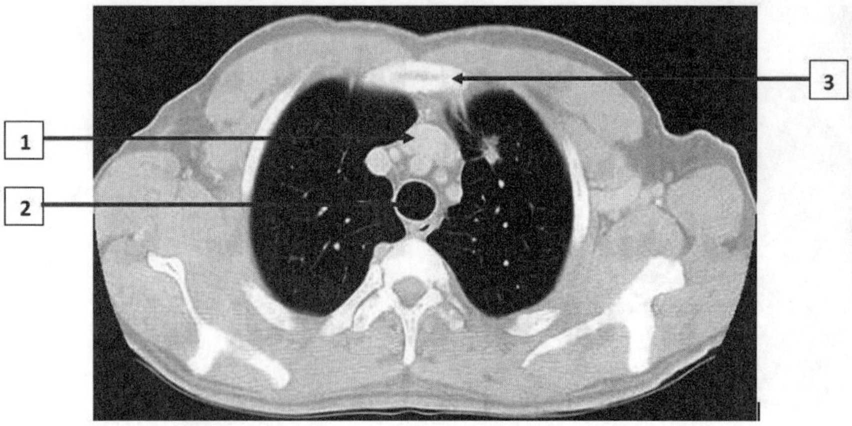

Dossier 28 – Question 7

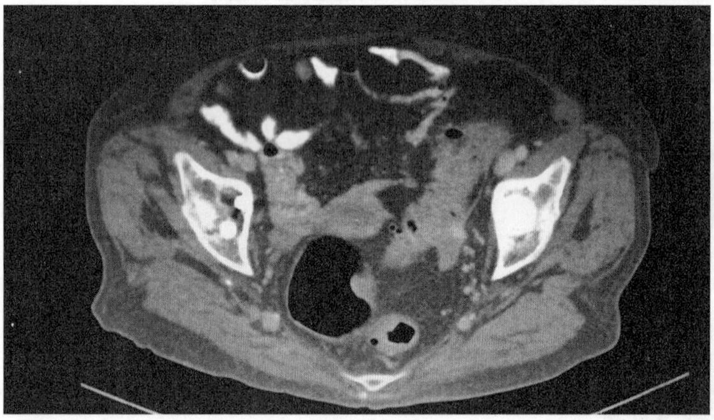

Dossier 14 – Question 10

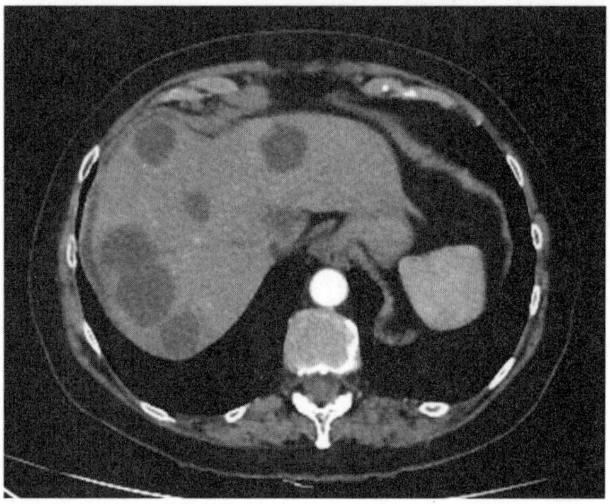

Dossier 30 – Question 15

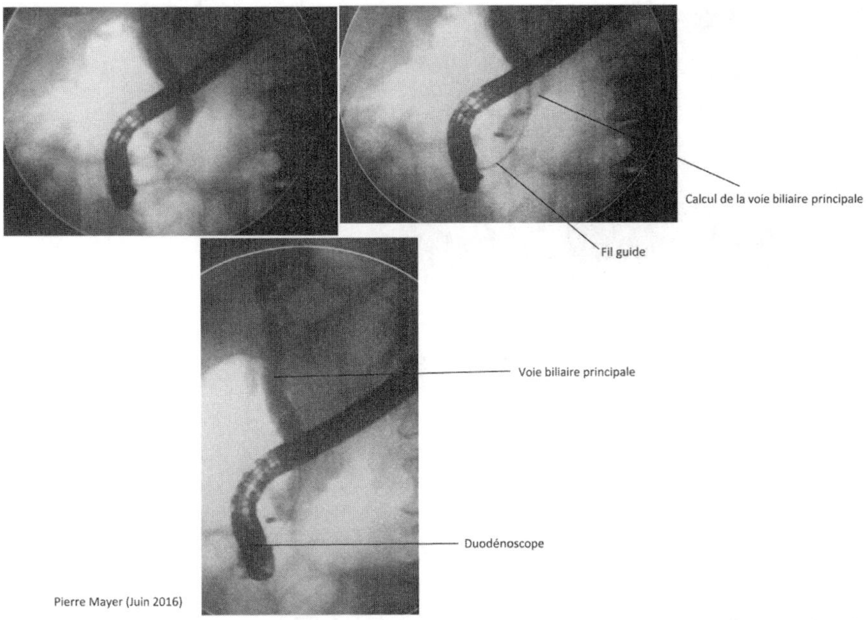

Pierre Mayer (Juin 2016)

Dossier 11 – Question 7

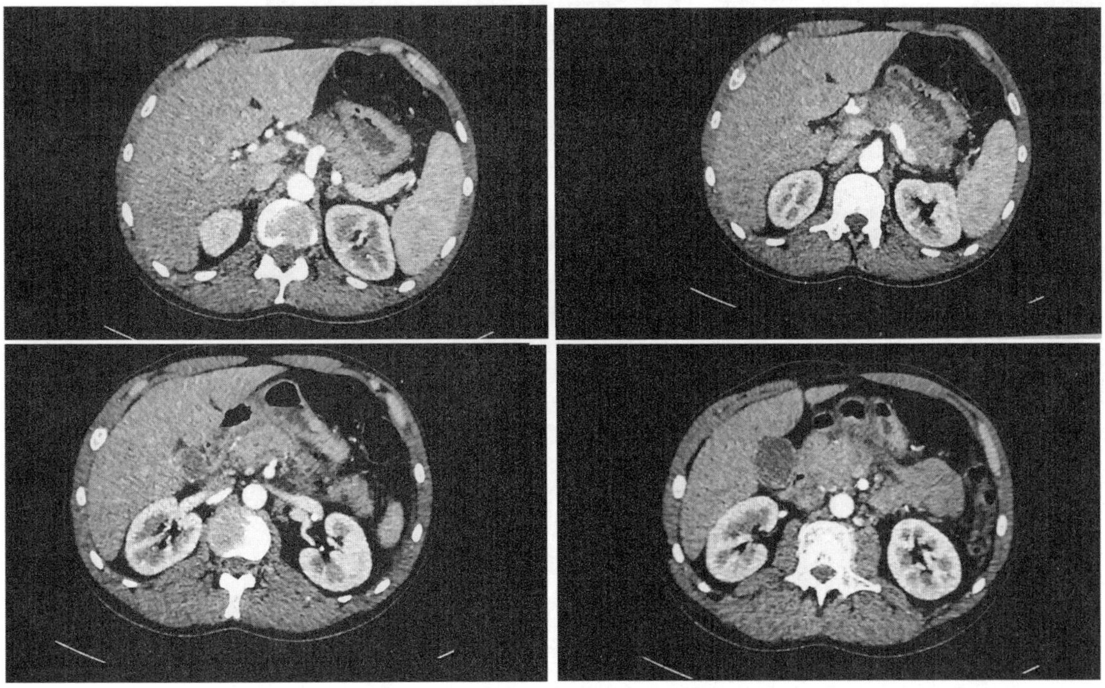

Scanner abdomino-pelvien avec injection de produit de contraste (temps artériel)
Pierre Mayer (avril 2015)

Dossier 5 – Question 5

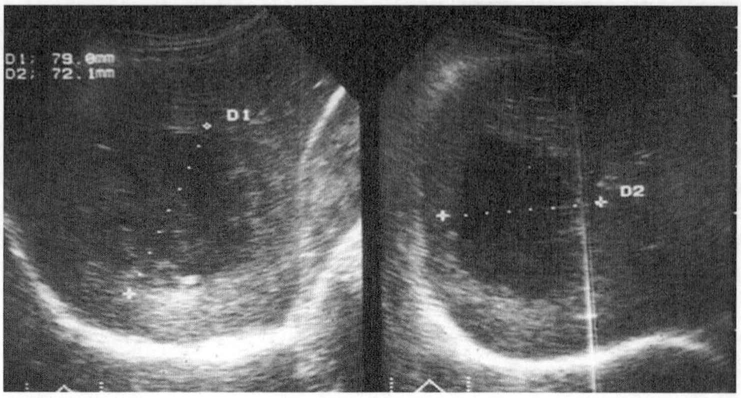

Dossier 9 – Question 6

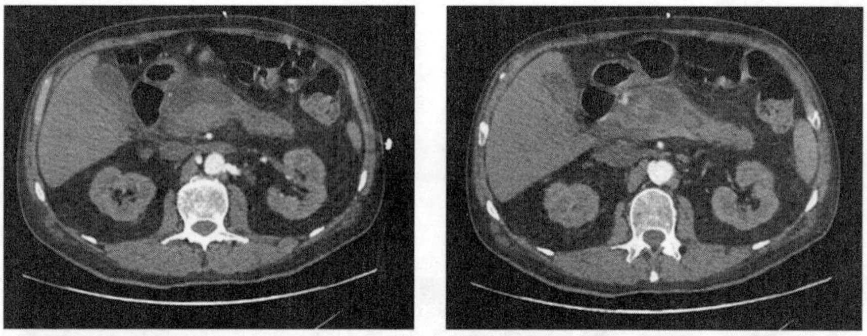

Dossier 15 – Question 9

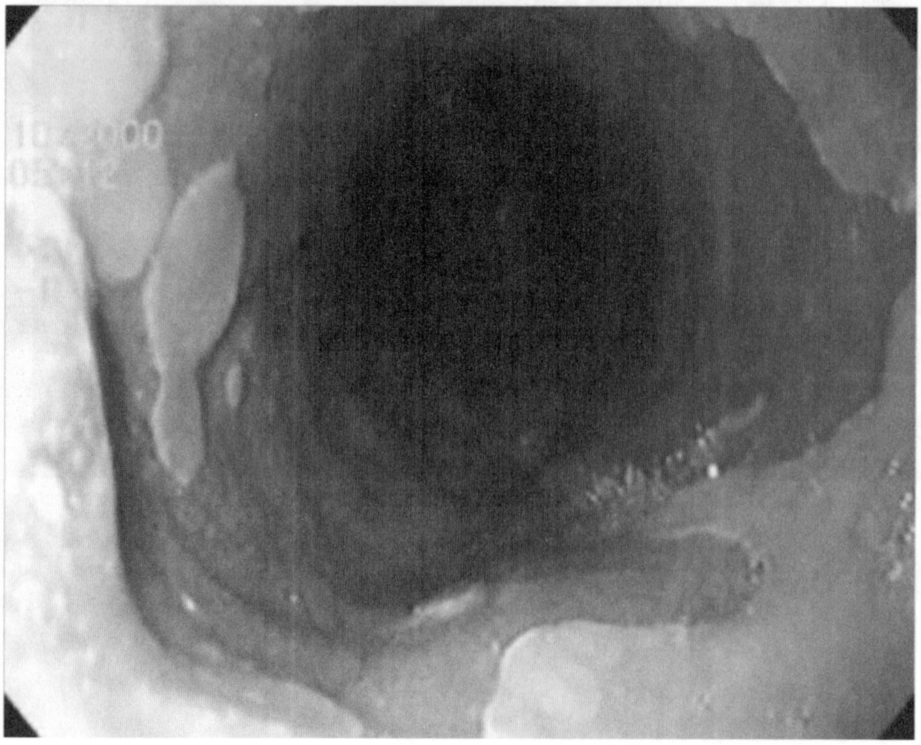

Dossier 2 – Question 13

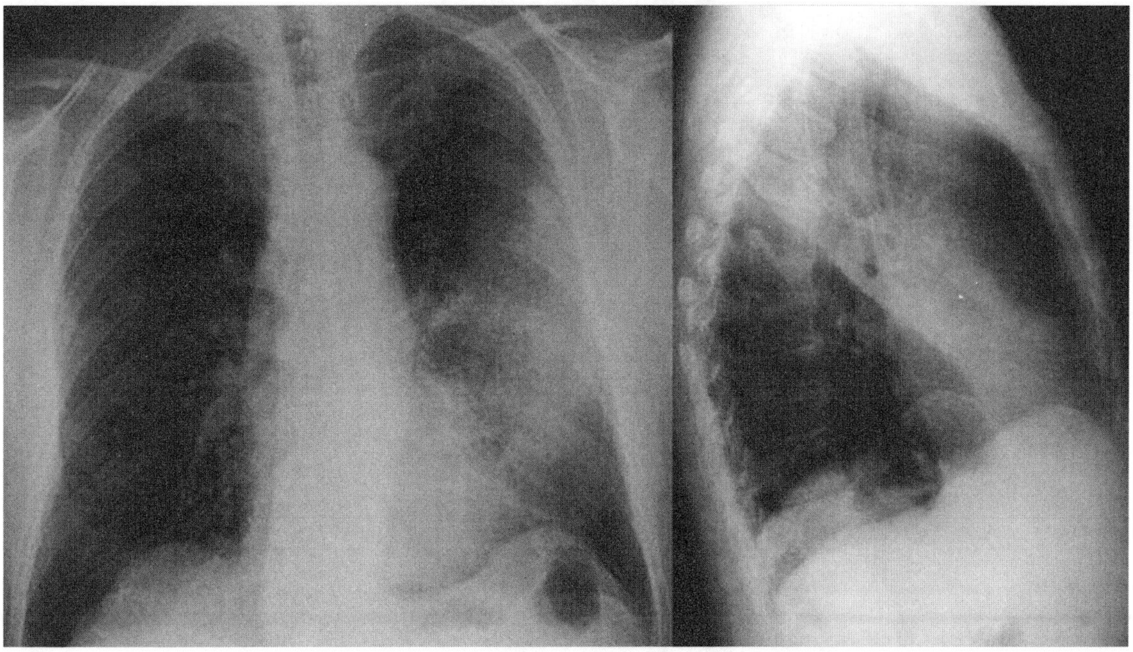

Dossier 31 – Question 13

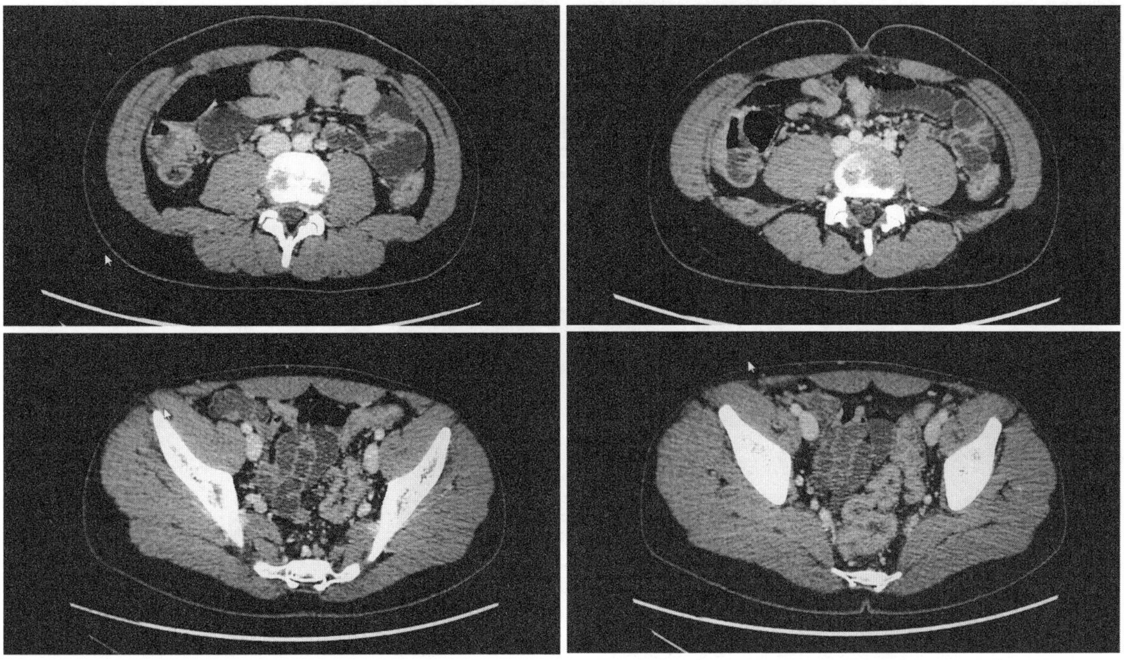

Scanner abdomino-pelvien au temps portal

Pierre Mayer (janvier 2016)

Dossier 18 – Question 4

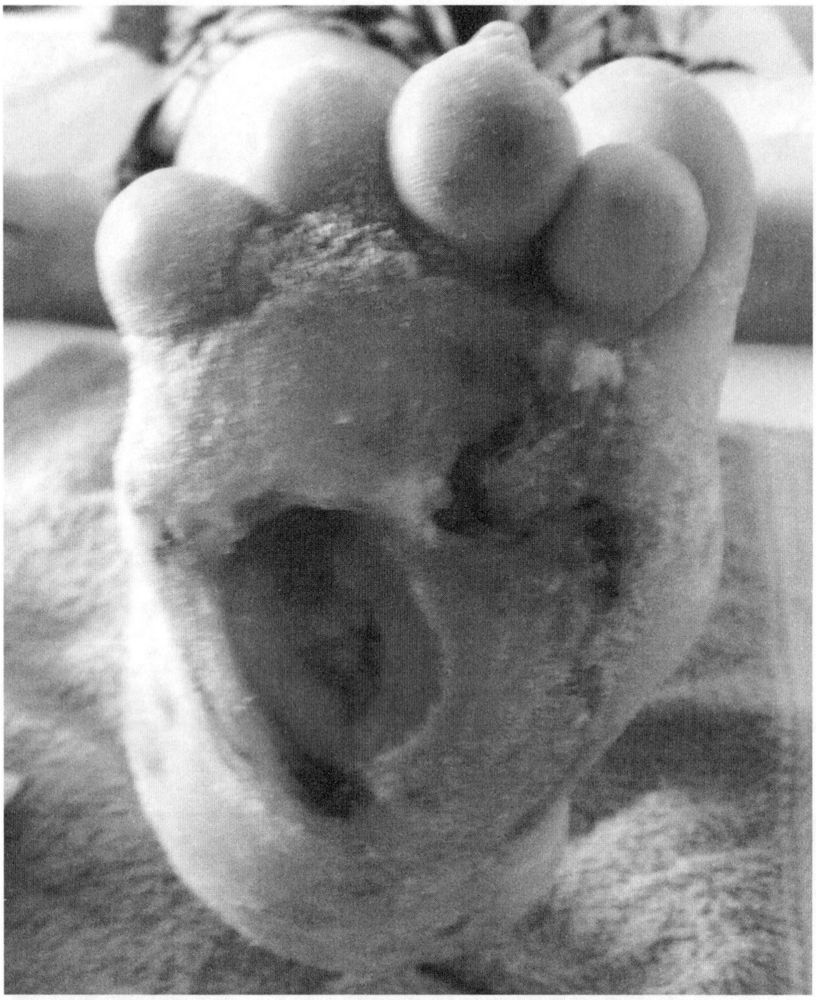

Dossier 8 – Question 12

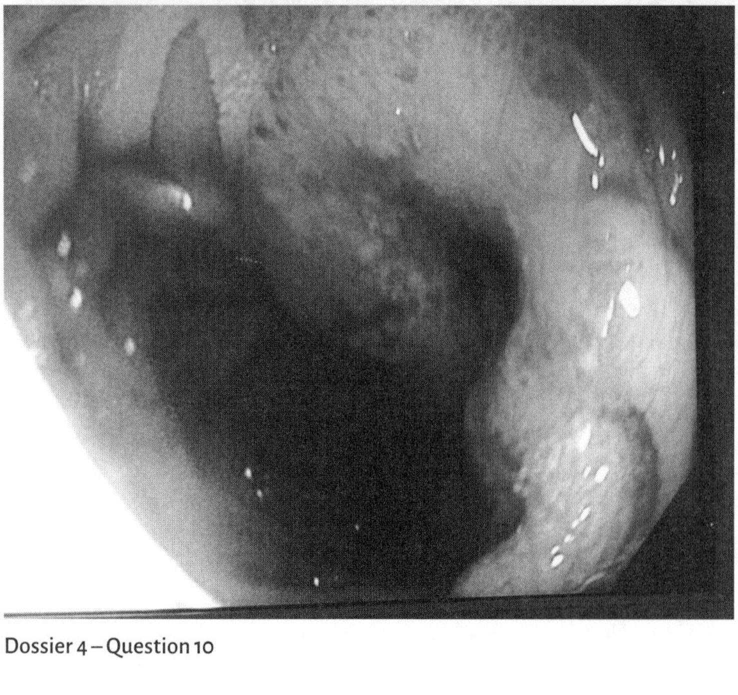

Dossier 4 – Question 10

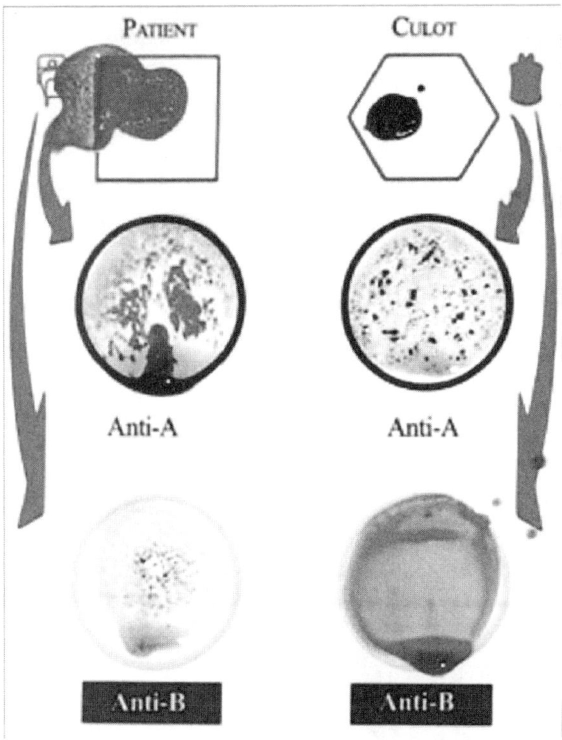

Dossier 16 – Question 10

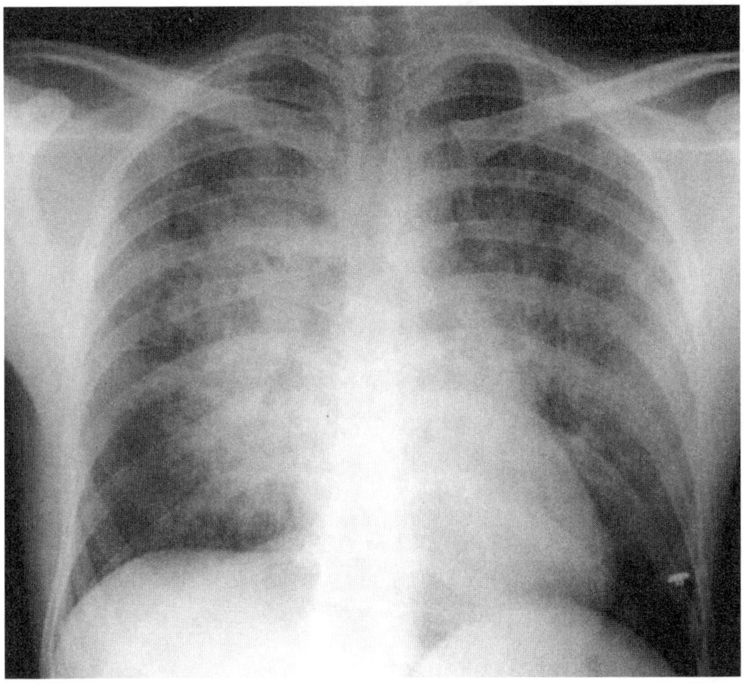
Dossier 32 – Question 6

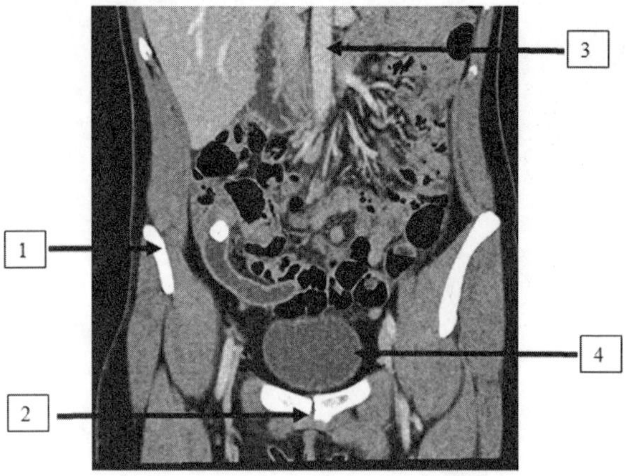

Dossier 7 – Question 2

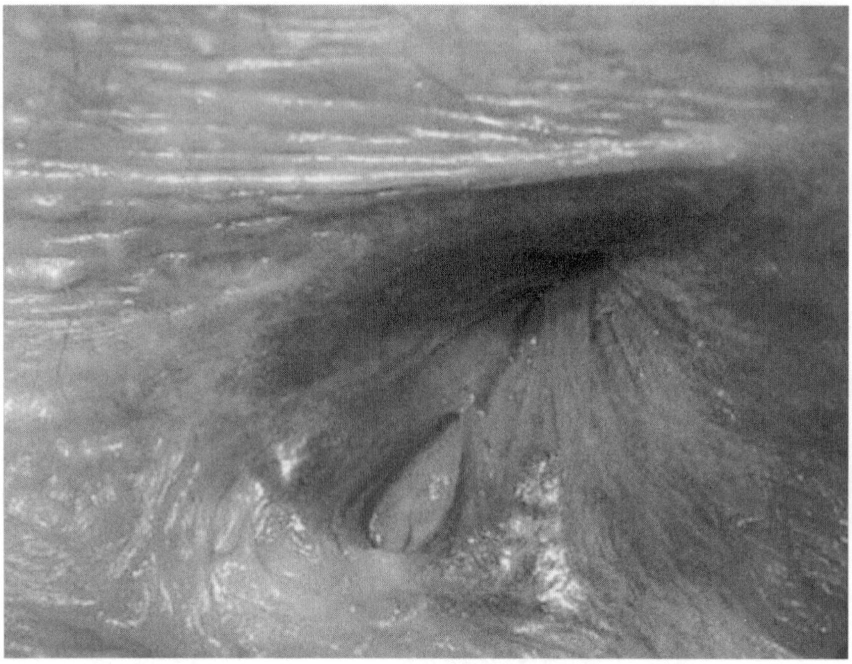

Dossier 3 – Question 5

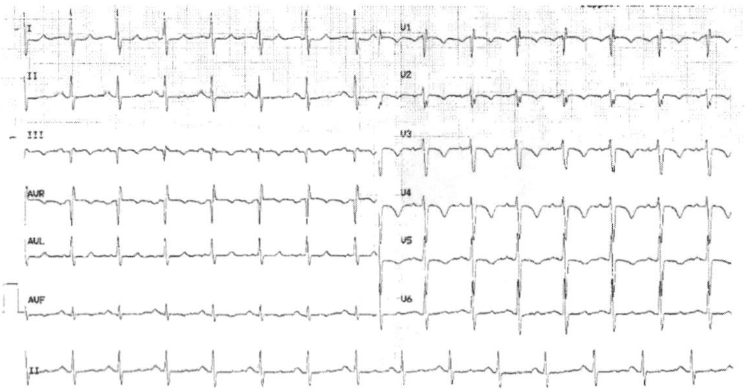

Dossier 36 – Question 7

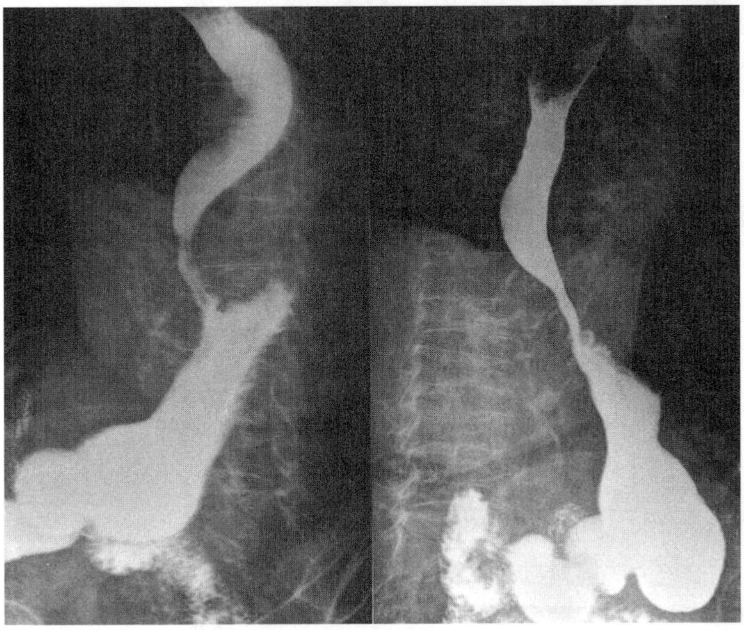

Dossier 10 – Question 9

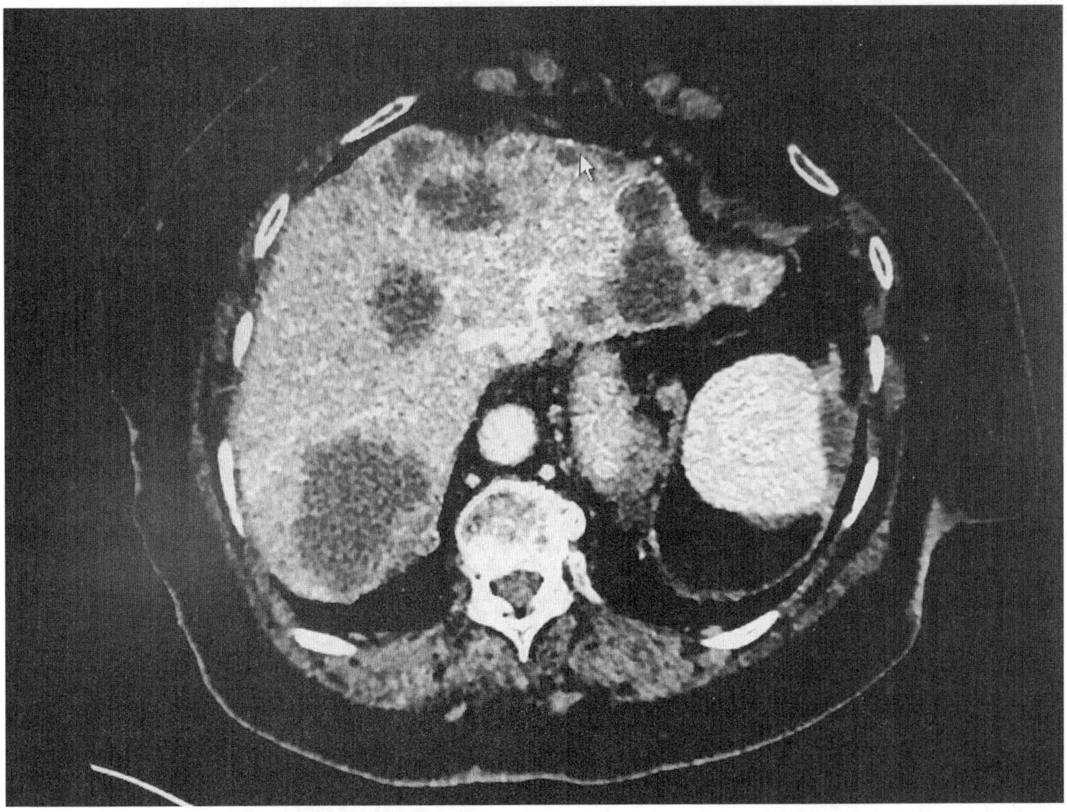

Scanner abdomino-pelvien avec injection de produit de contraste
Pierre Mayer (décembre 2015)

Dossier 35 – Question 14

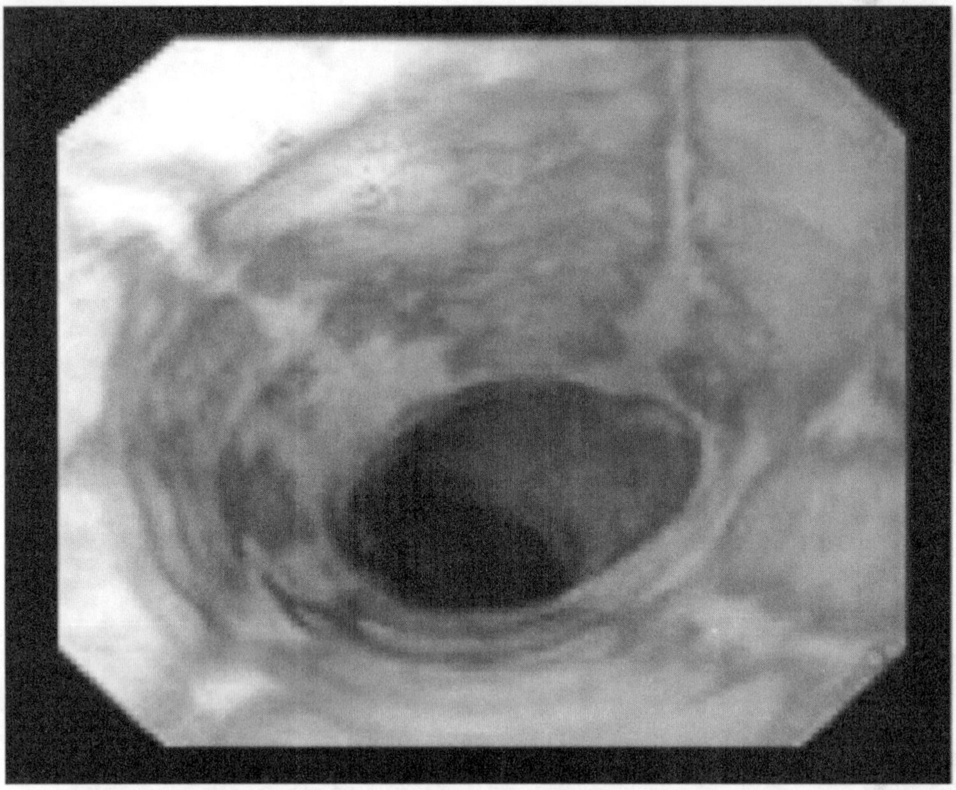

Dossier 2 – Question 9

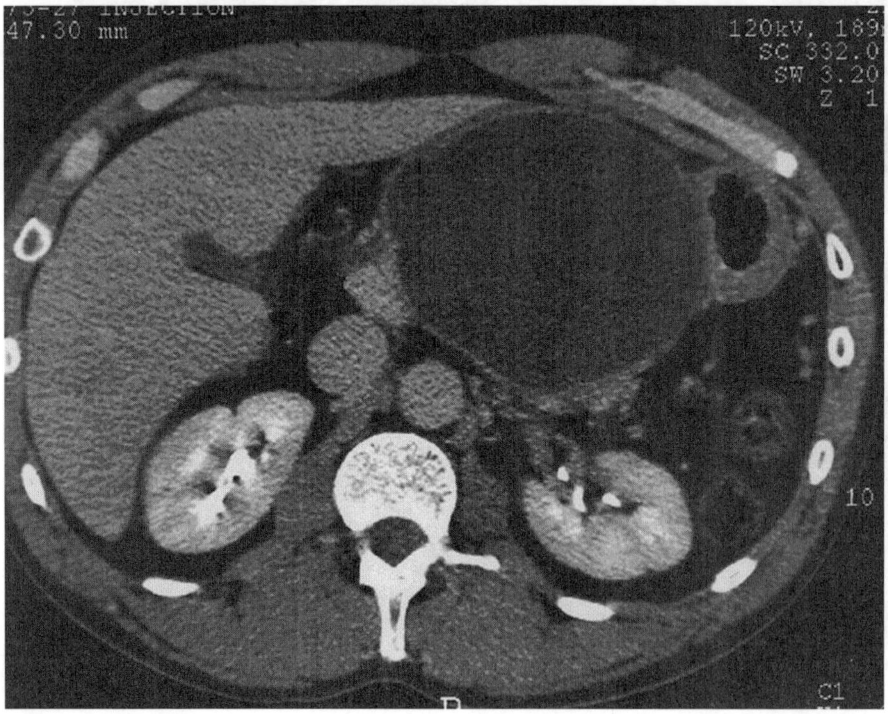

Dossier 23 – Question 9

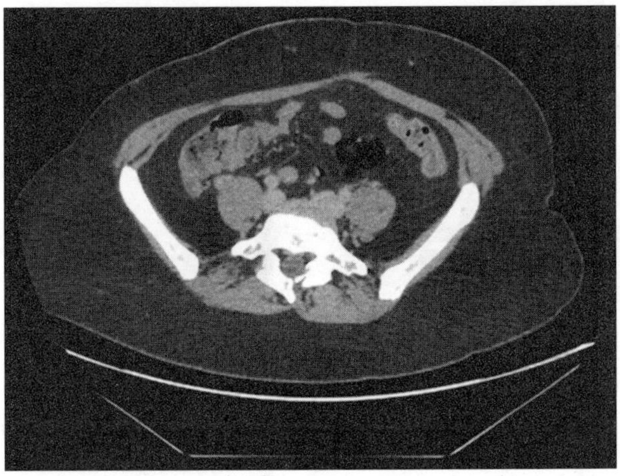

Dossier 1 – Question 2

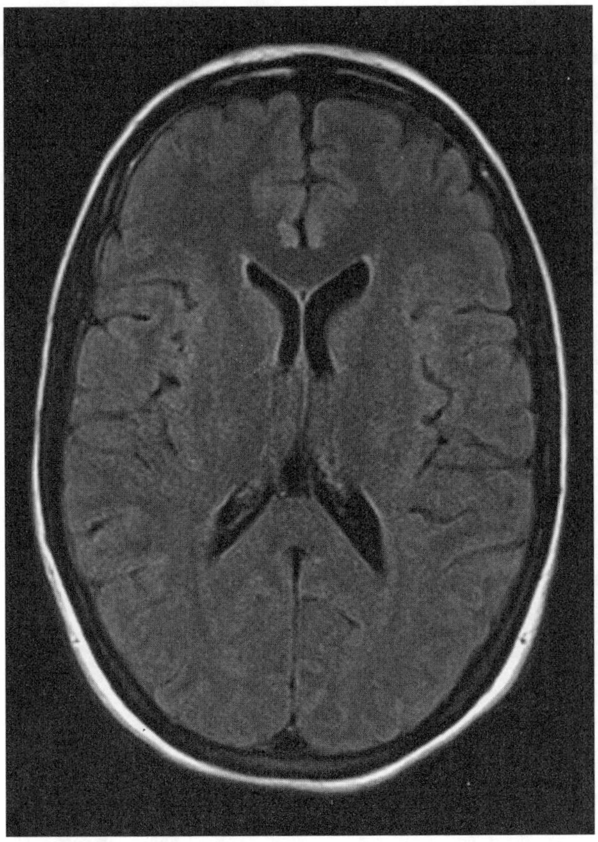

Dossier 20 – Question 5

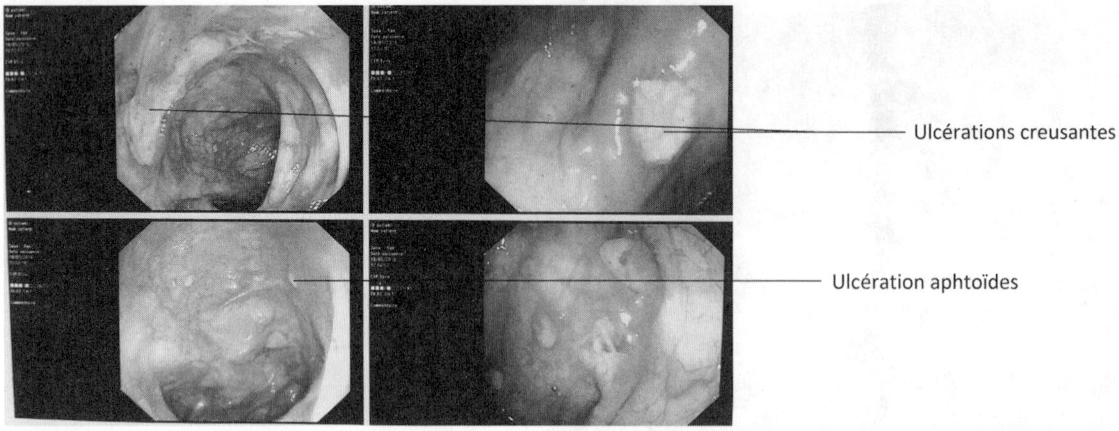

Pierre Mayer (mai 2016)

Dossier 21 – Question 12

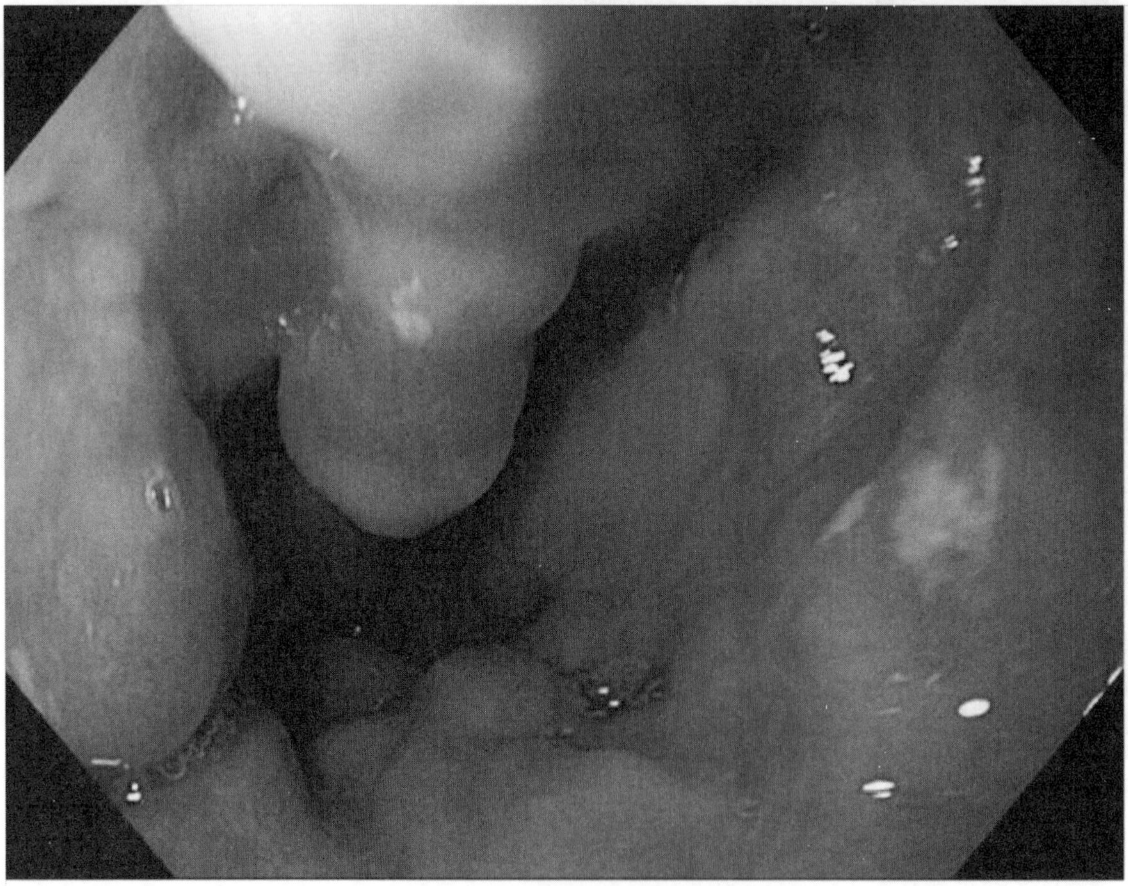

Dossier 16 – Question 12

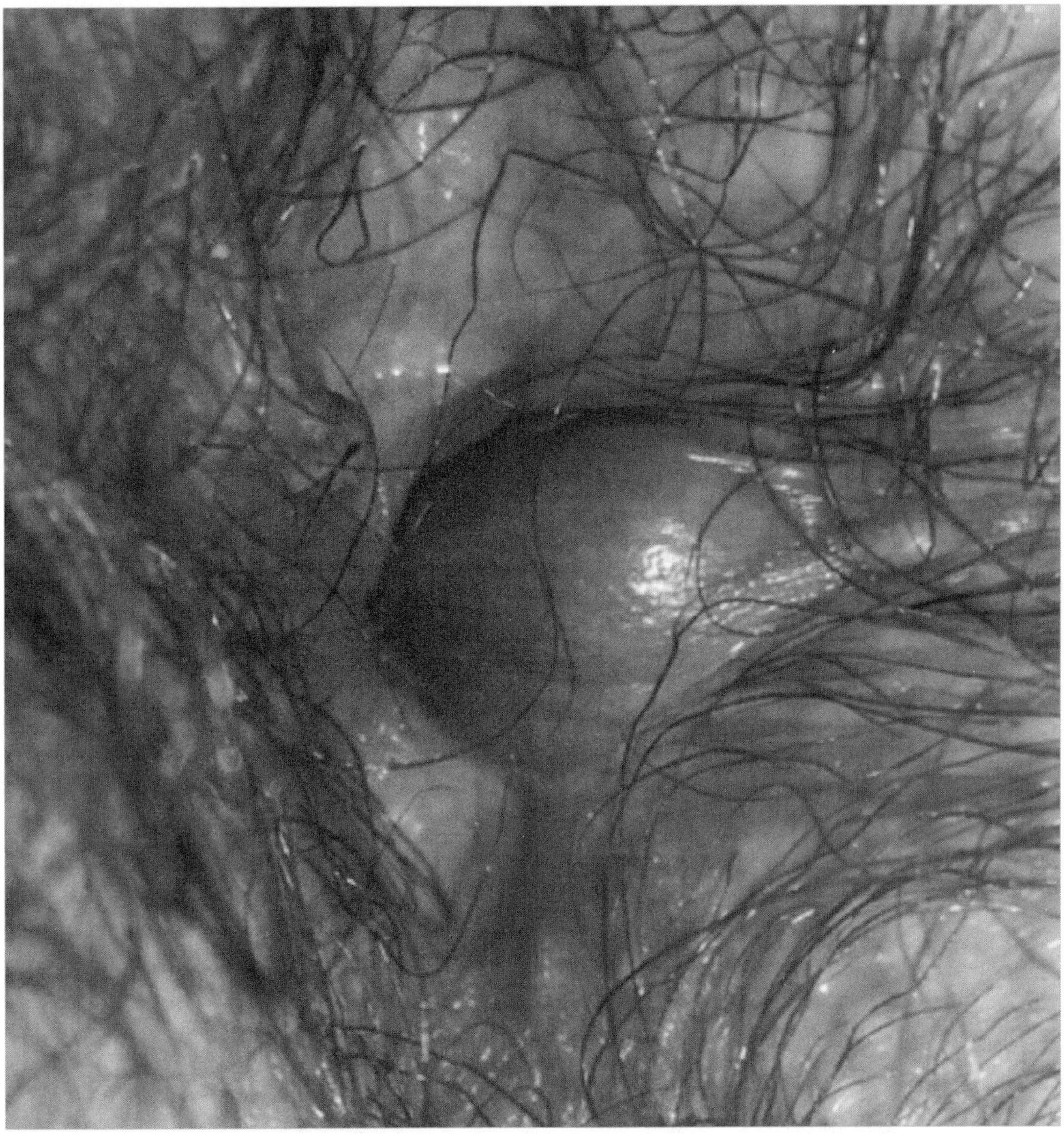

Dossier 3 – Question 9

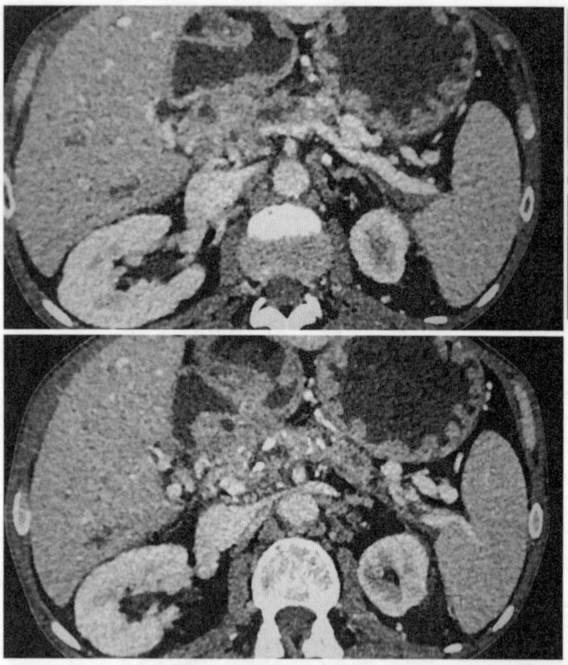

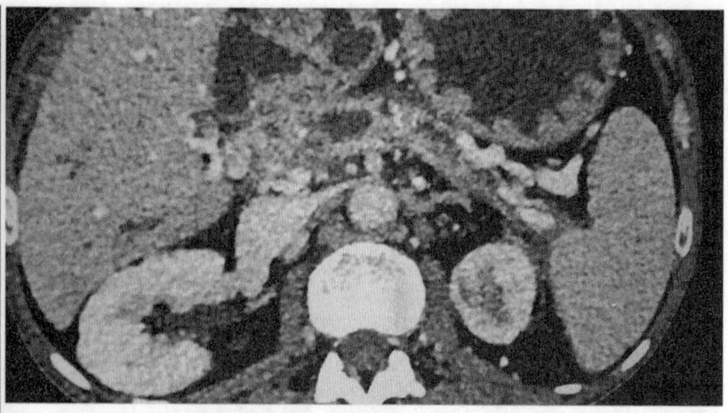

Scanner abdomino-pelvien avec injection de produit de contraste iodé
Pierre Mayer (avril 2015)

Dossier 5 – Question 7

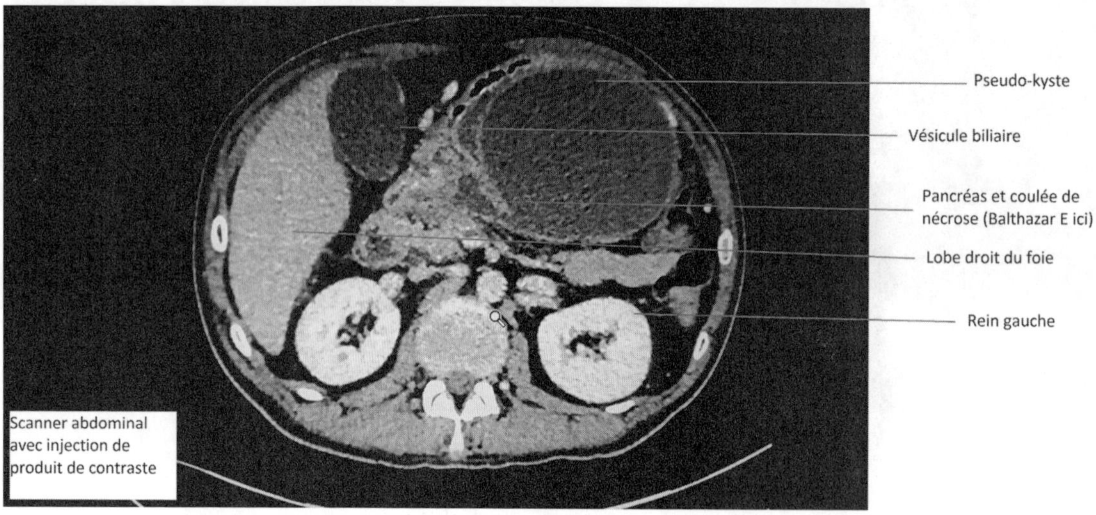

Dossier 11 – Question 11

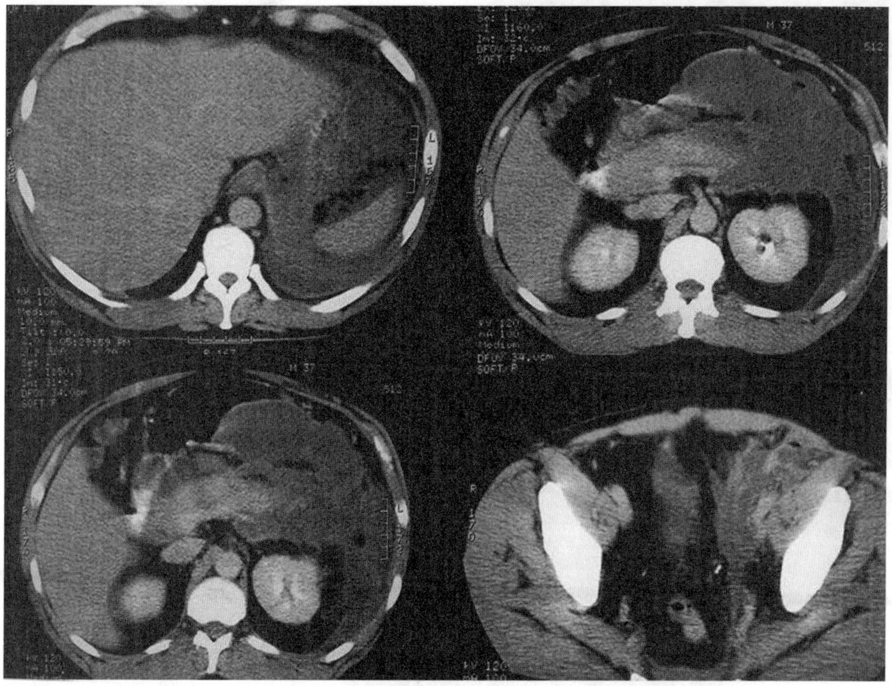

Dossier 23 – Question 6

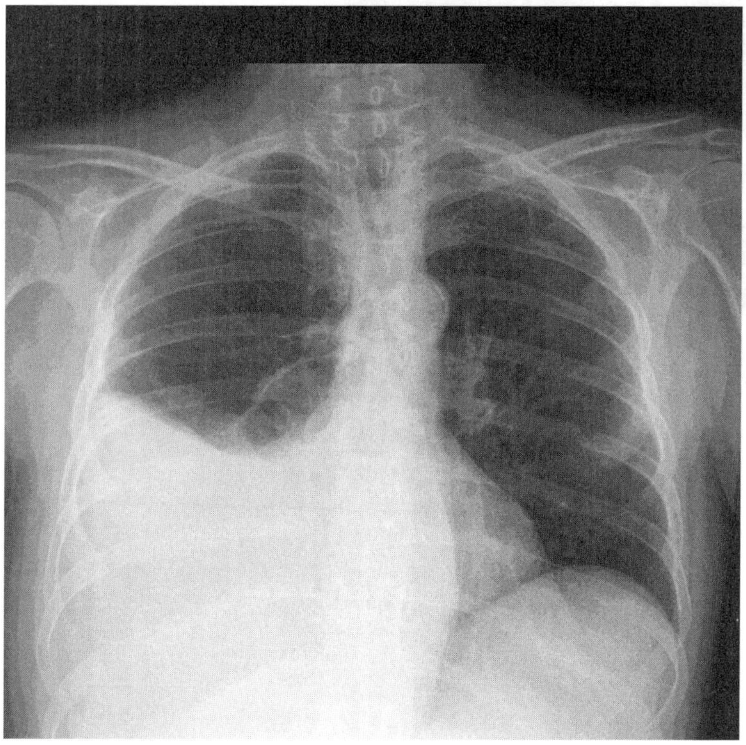

Dossier 32 – Question 8

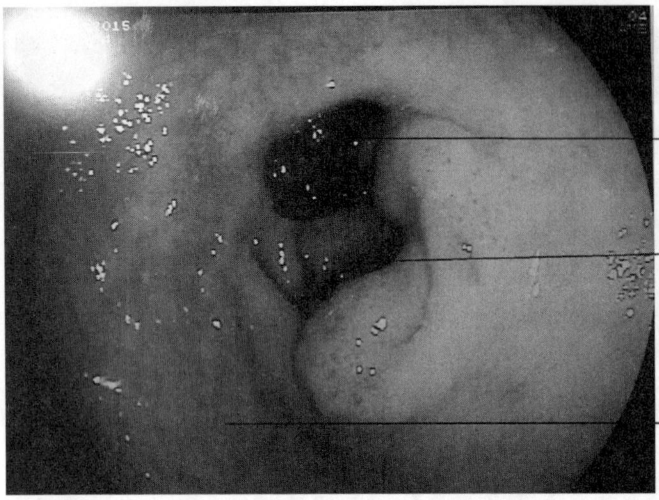

Pierre Mayer (décembre 2015)

Dossier 26 – Question 6

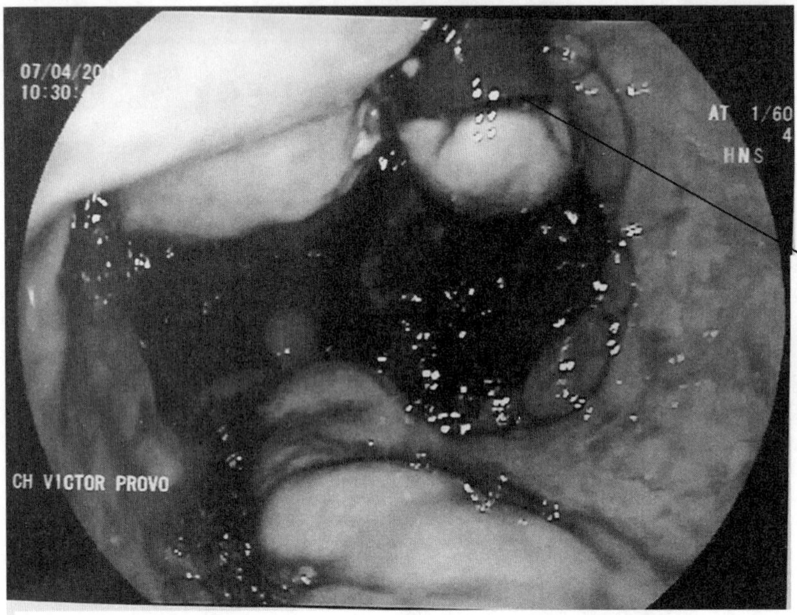

Pierre Mayer (avril 2016)

Dossier 29 – Question 12

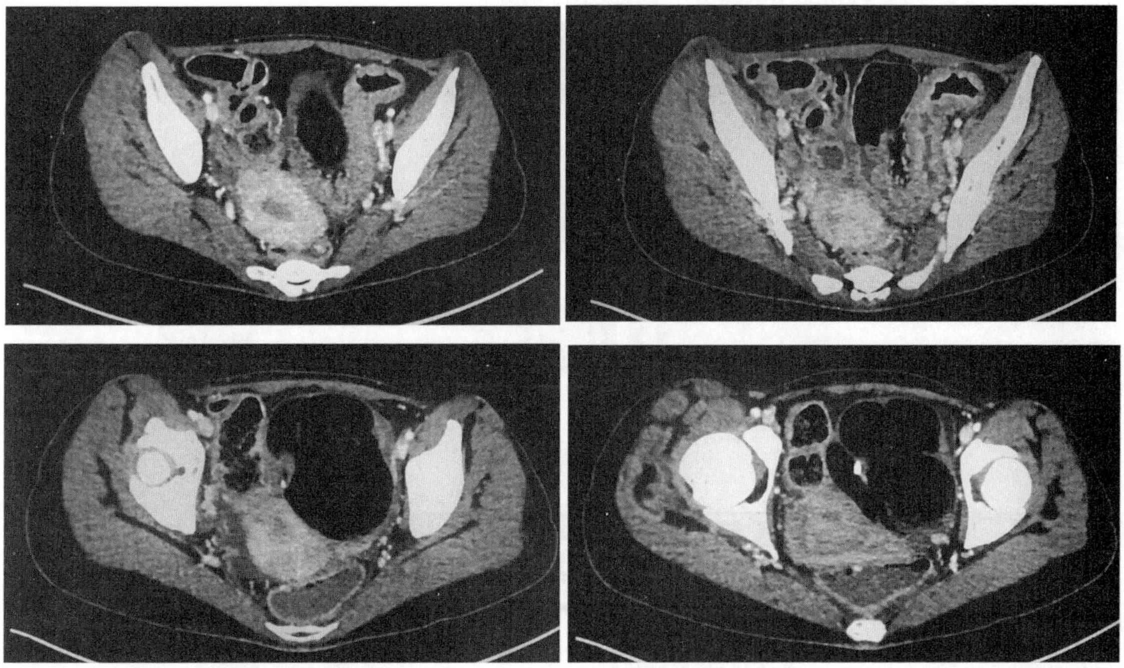

Scanner abdominopelvien avec
injection de produit de contraste iodé

Pierre Mayer février 2015

Dossier 18 – Question 13

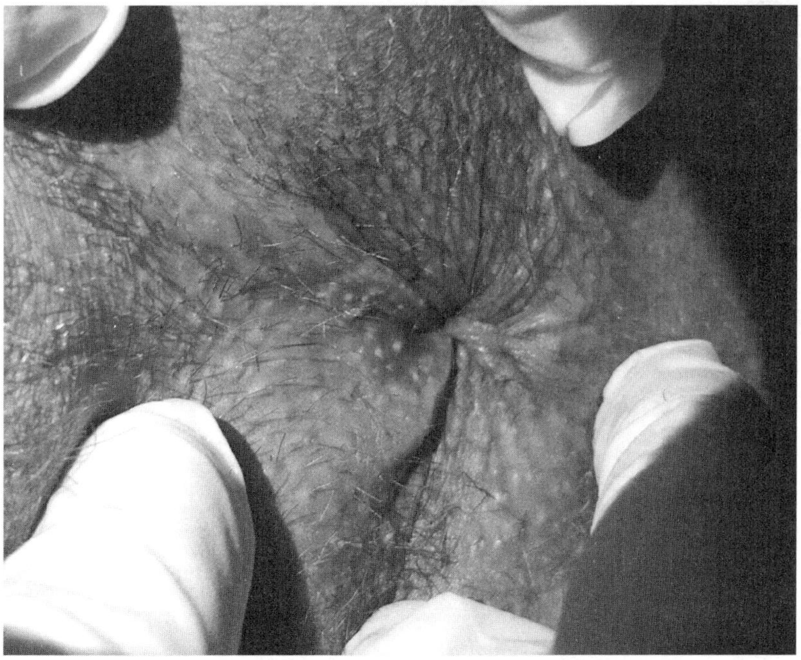

Pierre Mayer (janvier 2016)

Dossier 21 – Question 2

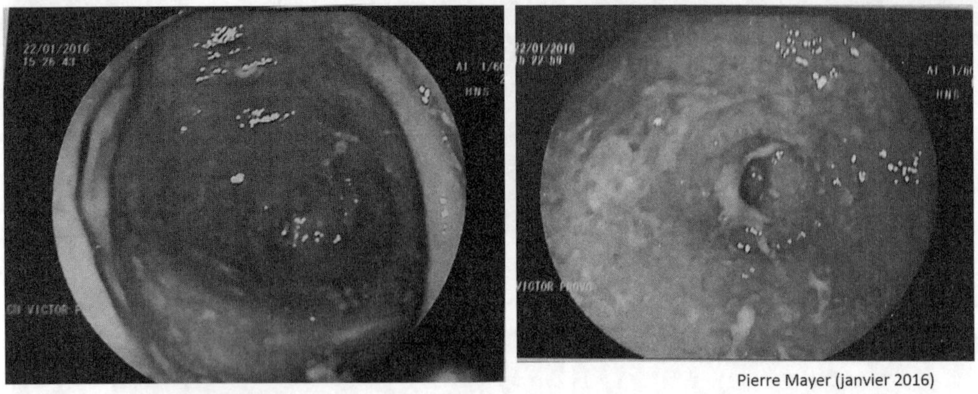

Pierre Mayer (janvier 2016)

Dossier 18 – Question 8

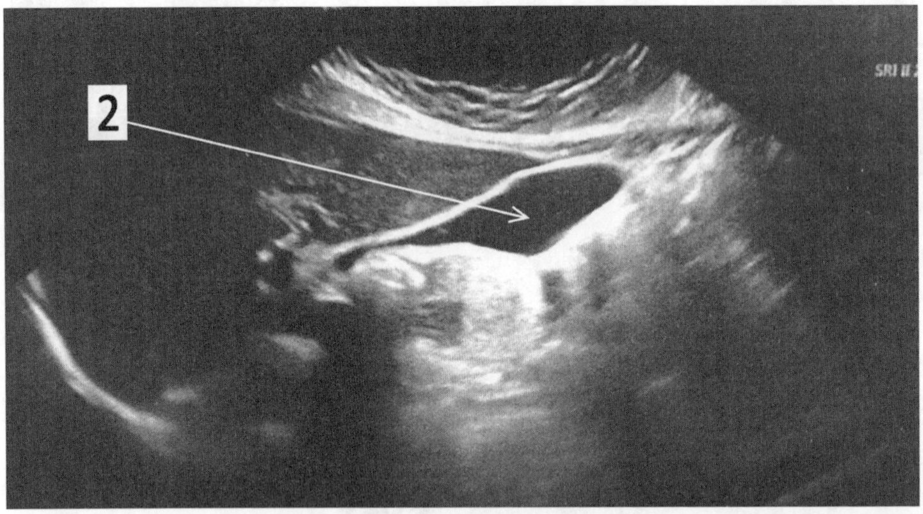

Dossier 19 – Question 3

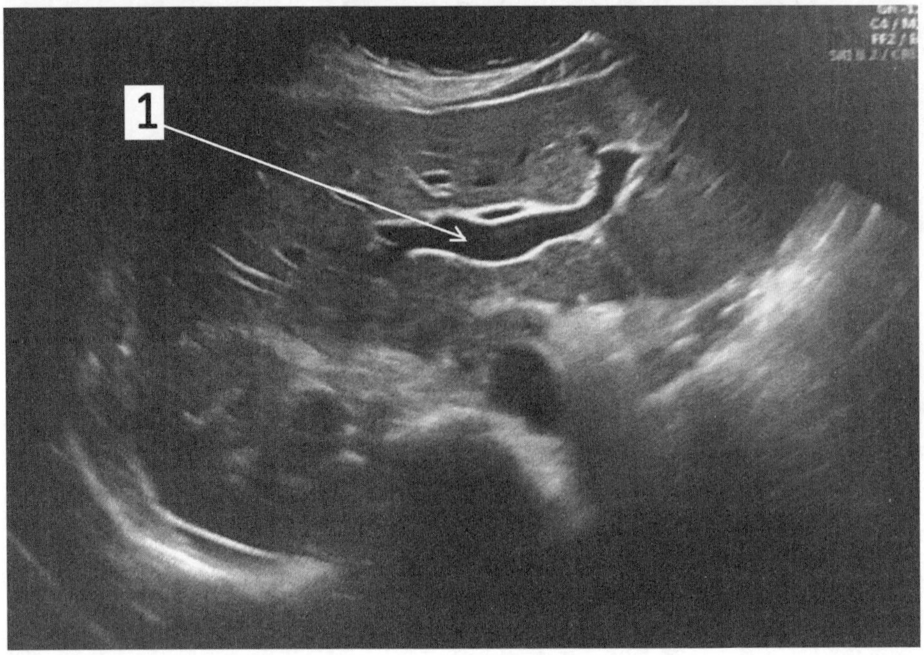

Dossier 19 – Question 3

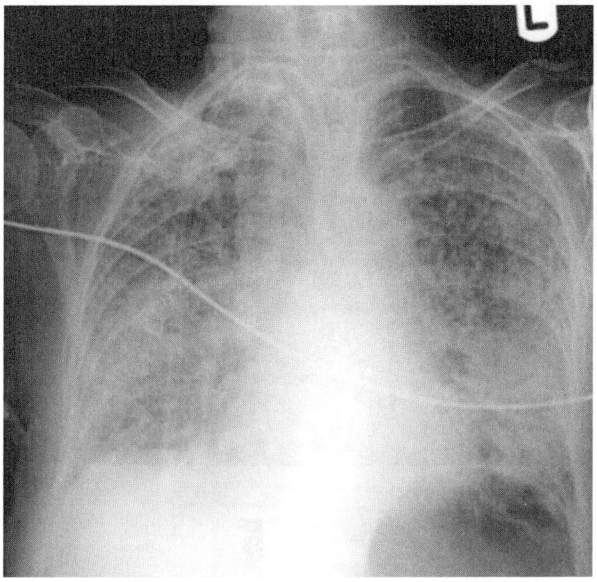

Dossier 23 – Question 7

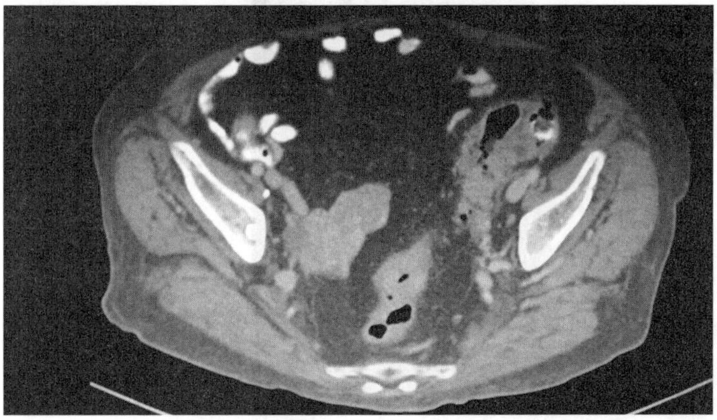

Dossier 14 – Question 10

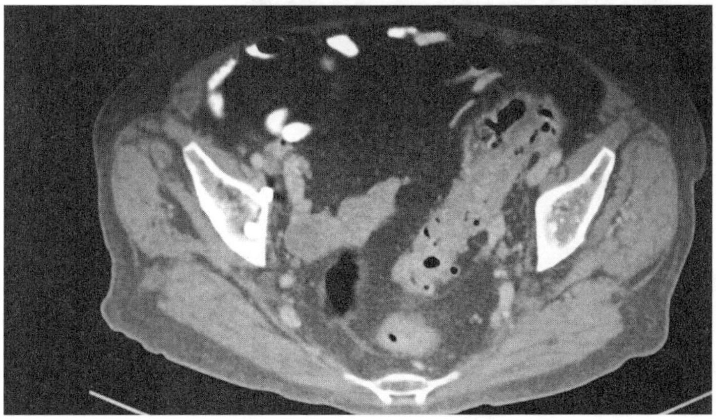

Dossier 14 – Question 10

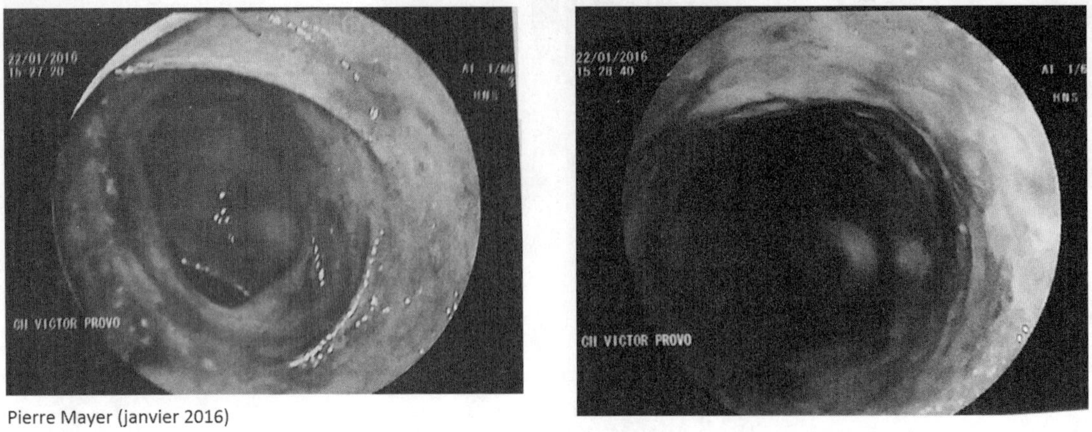

Pierre Mayer (janvier 2016)

Dossier 18 – Question 8

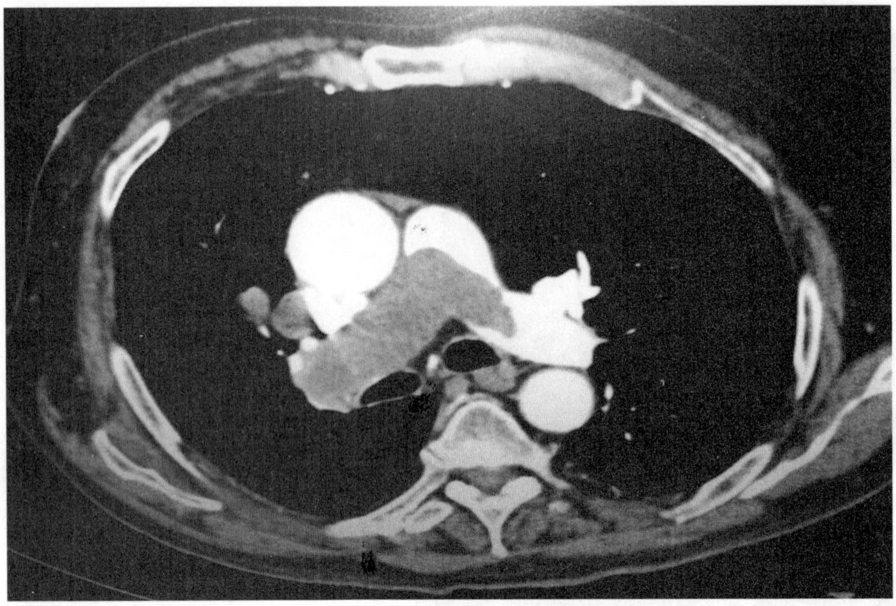

Dossier 33 – Question 13

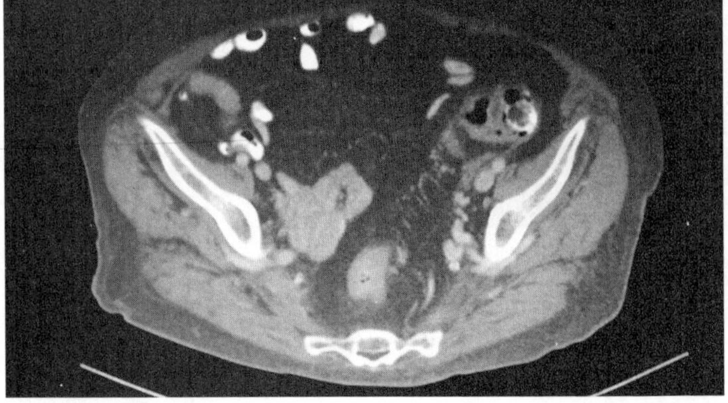

Dossier 14 – Question 10

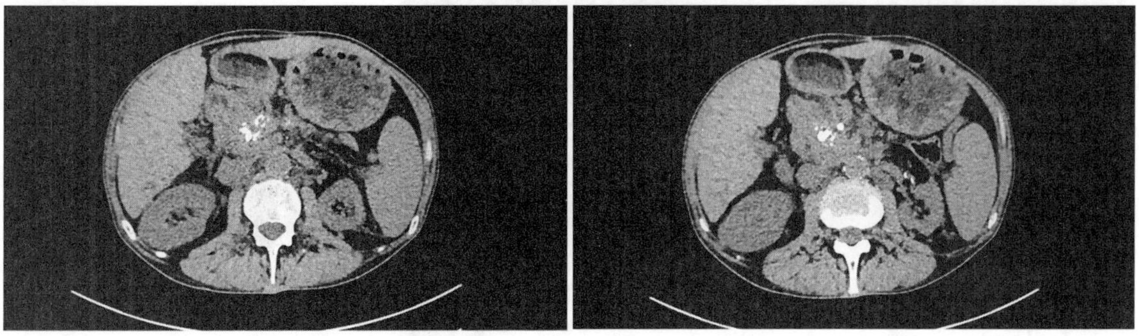

Scanner abdomino-pelvien sans injecton de produit de contraste iodé
Pierre Mayer (avril 2015))

Dossier 5 – Question 7

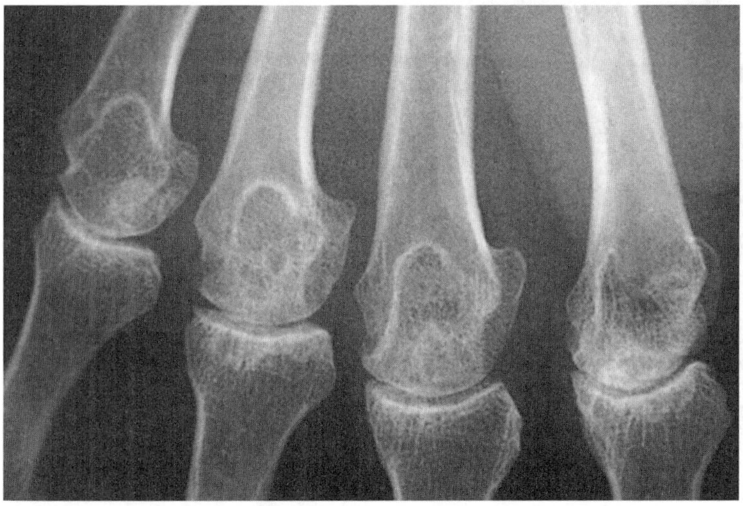

Dossier 32 - Énoncé

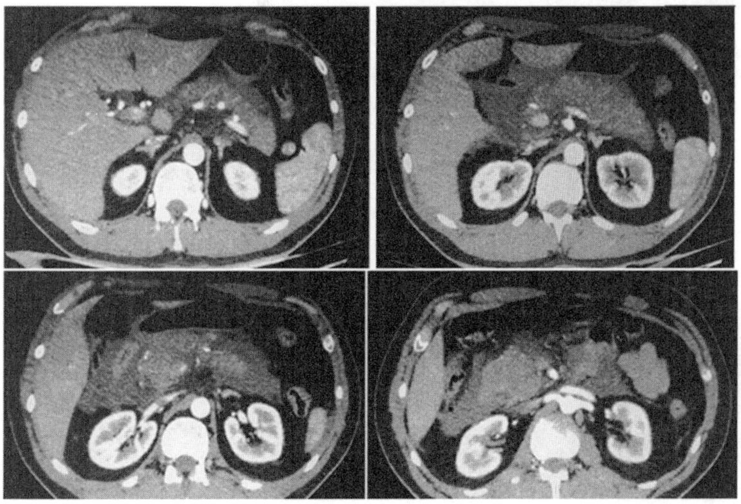

Dossier 5 – Question 5

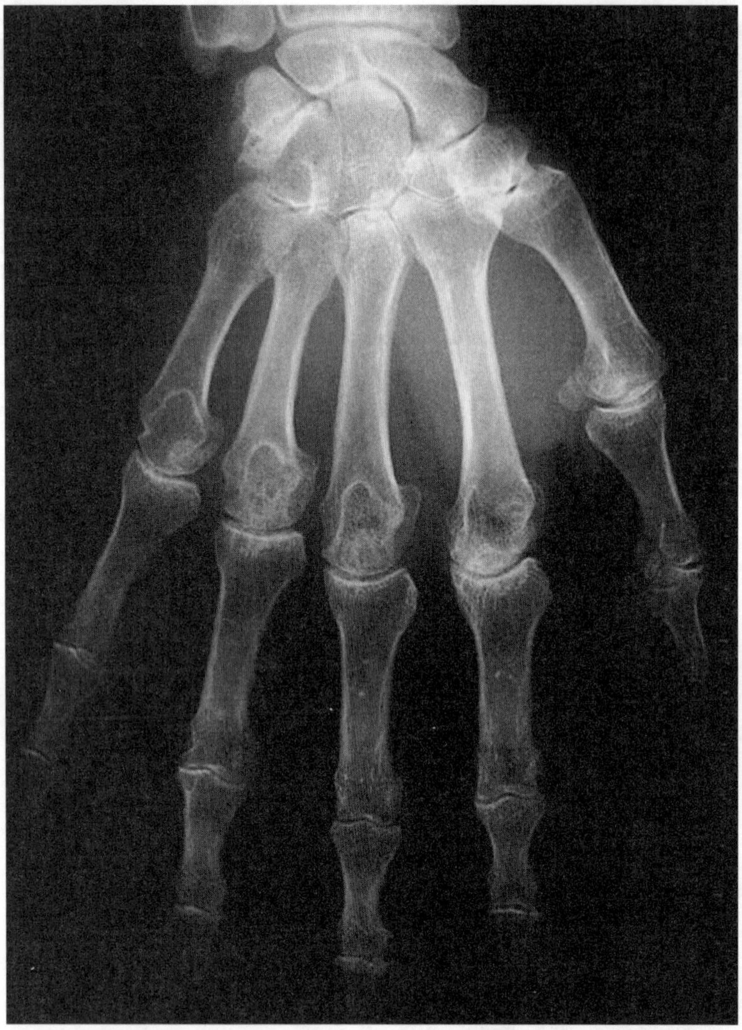

Dossier 32 – Énoncé

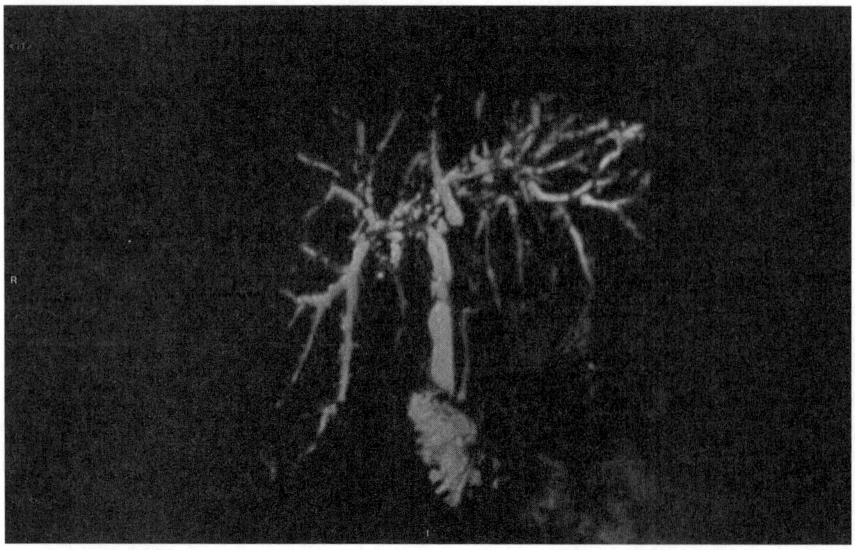

remerciements au Pr. E. Frampas.

Dossier 24 – Question 7

items traités

N° d'item	Titre de l'item	N° du dossier										
		1	2	3	4	5	6	7	8	9	10	11
4	La sécurité du patient. La gestion des risques. Les événements indésirables associés aux soins (EIAS)						x					
5	« La gestion des erreurs et des plaintes ; l'aléa thérapeutique »						x					
8	Éthique médicale											
74	Addiction à l'alcool					x			x			x
94	Neuropathie périphérique											
103	Épilepsie de l'adulte et de l'enfant											
122	Troubles de l'érection											
132	Thérapeutiques antalgiques, médicamenteuses et non médicamenteuses									x		
136	Soins palliatifs pluridisciplinaires chez un malade en phase palliative ou terminale d'une maladie grave, chronique ou létale.											
137	Soins palliatifs pluridisciplinaires chez un malade en phase palliative ou terminale d'une maladie grave, chronique ou létale.											
138	Soins palliatifs pluridisciplinaires chez un malade en phase palliative ou terminale d'une maladie grave, chronique ou létale.											
151	Infection broncho-pulmonaires communautaires de l'adulte et de l'enfant											
153	Infections ostéo articulaires (IOA) de l'enfant et de l'adulte											
154	Septicémie/Bactériémie/Fongémie de l'adulte et de l'enfant											x
163	Hépatites virales								x			
168	Parasitoses digestives : giardiose, amoebose, teniasis, ascardiose, oxyurose									x		
171	Voyage en pays tropical de l'adulte et de l'enfant : conseils avant le départ, pathologies du retour											
172	Diarrhées infectieuses de l'adulte et de l'enfant											
175	Risques sanitaires liés à l'eau et à l'alimentation, Toxi-infections alimentaires									x		
181	Réaction inflammatoire : aspects biologiques et cliniques. Conduite à tenir											
188	Pathologies auto-immunes : aspects épidémiologiques, diagnostiques et principes de traitement											
194	Arthropathie microcristalline.											
196	Douleur et épanchement articulaire Arthrite d'évolution récente											
198	Biothérapies et thérapies ciblées											
199	Dyspnée aiguë et chronique					x						
200	Toux chez l'enfant et chez l'adulte (avec le traitement)		x									
208	Hémogramme chez l'adulte et l'enfant											
209	Anémie chez l'adulte et l'enfant											
215	Pathologie du fer chez l'adulte et l'enfant				x							
224	Thrombose veineuse profonde et embolie pulmonaire											
228	Douleur thoracique aiguë et chronique											
229	Électrocardiogramme : indications et interprétations											
231	Valvulopathies											
232	Insuffisance cardiaque de l'adulte											

N° du dossier																								
12	13	14	15	16	17	18	19	20	21	22	23	24	25	26	27	28	29	30	31	32	33	34	35	36
																							X	
	X		X					X											X					
								X																
								X																
																				X				
																							X	
																							X	
																							X	
					X																			
																	X							
		X			X						X	X									X			
	X			X	X		X					X												
																X								
				X																				
						X			X	X														
						X			X	X														
						X			X	X					X									
																	X			X				
																	X			X				
						X			X	X														
											X									X	X			
												X								X				
														X	X									
														X	X		X			X				
		X																			X			
																					X			X
																								X
		X																						
																			X	X				

N° d'item	Titre de l'item	N° du dossier										
		1	2	3	4	5	6	7	8	9	10	11
233	« Artériopathie oblitérante de l'aorte, des artères viscérales et des membres inférieurs ; anévrysmes »								x			
245	Diabète sucré de types 1 et 2 de l'enfant et de l'adulte											
248	Dénutrition chez l'adulte										x	
249	Amaigrissement à tous les âges											
258	Néphropathies glomérulaires											
267	Douleurs abdominales et lombaires aiguës chez l'enfant et chez l'adulte					x	x			x	x	
268	RGO chez le nourrisson chez l'enfannt et chez l'adulte. Hernie hiatale		x								x	
269	Ulcère gastrique et duodénal Gastrite											
270	Dysphagie										x	
271	Vomissements du nourrison, de l'enfant et de l'adulte									x		
272	Splénomégalie											
273	Hépatomégalie et masse abdominale.											
274	Lithiase biliaire et complications.											x
275	Ictère									x		x
276	Cirrhose et complications											
277	Ascite											
278	Pancréatite chronique					x						
279	Maladies inflammatoires chroniques de l'intestin chez l'adulte et l'enfant							x				
281	Colopathie fonctionnelle - Syndrome de l'intestin irritable			x								
282	Diarrhée chronique chez l'enfant et chez l'adulte			x		x				x		
283	Diarrhée aiguë et déshydratation chez le nourrisson, l'enfant et l'adulte									x		
284	Diverticulose colique et diverticulite aiguë du sigmoïde	x										
285	Pathologie hémorroïdaire			x								
287	Épidémiologie, facteurs de risque, prévention et dépistage des cancers				x				x			
288	Cancer : cancérogénèse, oncogénétique				x							
289	Diagnostic des cancers : signes d'appel et investigations para-cliniques				x					x	x	
291	Traitements des cancers											
292	Prise en charge et accompagnement d'un malade cancéreux à tous les stades									x		
298	Tumeurs du côlon et du rectum	x		x	x							
300	Tumeurs de l'estomac											
301	Tumeurs du foie, primitives et secondaires				x			x	x	x		
302	Tumeurs de l'œsophage		x								x	
305	Tumeurs du pancréas					x				x		
318	Principe du bon usage du médicament et des thérapeutiques non médicamenteuses					x						x
319	La décision thérapeutique personnalisée : bon usage dans des situations à risque					x	x					x
322	Identification/gestion des risques liés aux médicaments/ biomatériaux, risque iatrogène, erreur médicamenteuse									x		
325	Transfusion sanguine et produits dérivés du sang : indications, complications Hémovigilance											
326	Prescription et surveillance des classes de médicaments les plus courantes chez l'adulte et chez l'enfant »					x	x					x

N° du dossier																								
12	13	14	15	16	17	18	19	20	21	22	23	24	25	26	27	28	29	30	31	32	33	34	35	36
											X											X		
			X																			X		X
															X									
					X																			
		X				X			X	X	X	X				X		X			X			X
														X								X		
														X										X
								X														X		
																					X	X		
	X																X							
	X				X											X	X	X						
X											X										X			
	X		X									X					X							
				X	X		X				X		X				X		X	X				
					X		X				X		X				X			X				
			X								X													
						X			X			X												
						X			X	X	X				X							X		
X																								
		X																						
		X																			X		X	X
																					X			X
																					X			
																		X						
																		X					X	
																X		X					X	
														X										X
																							X	
								X																
			X																					
	X						X							X									X	
	X					X				X				X									X	
				X																				
	X					X	X			X				X									X	

N° d'item	Titre de l'item	N° du dossier										
		1	2	3	4	5	6	7	8	9	10	11
328	État de choc. Principales étiologies : hypovolémique, septique (voir item 154), cardiogénique, anaphylactique											x
331	Coma non traumatique chez l'enfant et l'adulte											
332	Principales intoxications aiguës											
334	Syndromes coronariens aigus											
338	État confusionnel et trouble de conscience chez l'adulte et chez l'enfant											
342	Rétention aiguë d'urine			x								
343	Insuffisance rénale aiguë											
349	Syndrome occlusif de l'enfant et de l'adulte									x		
350	Hémorragie digestive					x						
351	Appendicite de l'enfant et de l'adulte.						x	x				
352	Péritonite aiguë chez l'enfant et l'adulte.						x					
353	Pancréatite aiguë					x						
354	Détresse respiratoire aigüe du nourrisson, de l'enfant et de l'adulte											
355	Insuffisance respiratoire aiguë											

N° du dossier																								
12	**13**	**14**	**15**	**16**	**17**	**18**	**19**	**20**	**21**	**22**	**23**	**24**	**25**	**26**	**27**	**28**	**29**	**30**	**31**	**32**	**33**	**34**	**35**	**36**
					X																			
					X																			
					X																			
																								X
																				X				
													X											
																					X			
	X	X															X	X						X
										X														
										X		X												
										X											X			
					X																			

Imprimé en Italie par «La Tipografica Varese Srl» Varese